Gerd Rudolf

W0381525

Wie Menschen sind

Lieber Pascal!

Sich mit Menschen zu beschäftigen ist interessanteste Tätigkeit, auch schwierigste, weil bewustes und unbewustes, evolutionäres, persönliche Entwicklung, kulturelles .... und, und zu einem Konglomerat verbunden ist, nicht Größe des Einzelnen sagt etwas aus über deren Wichtigkeit.

Ein Lebenlang nachdenken, sich damit beschäftigen heißt nicht dahinterkommen, aber es ist sinnvoll.

Alles Gute zu Deinem 30. Geburtstag.

Papa

Wissen & Leben

herausgegeben von Wulf Bertram

Zum Herausgeber von „Wissen & Leben":

Wulf Bertram, Dipl.-Psych. Dr. med., geb. in Soest/Westfalen. Studium der Psychologie und Soziologie in Hamburg. War nach einer Vorlesung über Neurophysiologie von der Hirnforschung so fasziniert, dass er spontan zusätzlich ein Medizinstudium begann. Zunächst Klinischer Psychologe im Univ.-Krankenhaus Hamburg-Eppendorf, nach dem Staatsexamen und der Promotion in Medizin psychiatrischer Assistenzarzt in der Provinz Arezzo/Italien und in Kaufbeuren. 1985 Lektor für medizinische Lehrbücher in einem Münchener Fachverlag, ab 1988 wissenschaftlicher Leiter des Schattauer Verlags, seit 1992 dessen verlegerischer Geschäftsführer. Ist überzeugt, dass Lernen ein Minimum an Spaß machen muss, wenn es effektiv sein soll. Aus dieser Einsicht gründete er 2009 auch die Taschenbuchreihe „Wissen & Leben", in der wissenschaftlich renommierte Autoren anspruchsvolle Themen auf unterhaltsame Weise präsentieren. Bertram hat eine Ausbildung in Gesprächs- und Verhaltenstherapie sowie in Tiefenpsychologischer Psychotherapie und ist neben seiner Verlagstätigkeit als Psychotherapeut und Coach in eigener Praxis tätig.

Gerd Rudolf

Wie Menschen sind

Eine Anthropologie aus psychotherapeutischer Sicht

Schattauer BALANCE

Prof. Dr. med. Gerd Rudolf
E-Mail: gerd.rudolf@med.uni-heidelberg.de
www.rudolf-psychotherapie.de

Bibliografische Information der Deutschen Nationalbibliothek
Die Deutsche Nationalbibliothek verzeichnet diese Publikation in der Deutschen Nationalbibliografie; detaillierte bibliografische Daten sind im Internet über http://dnb.d-nb.de abrufbar.

E-Mail: info@schattauer.de
Internet: www.schattauer.de
Printed in Germany

Umschlagabbildungen (im Uhrzeigersinn): Ausschnitt aus: Tizian, Venus von Urbino, 1530; © grafikplusfoto, www.fotolia.com; Ausschnitt aus: Jacob Cornelisz van Amsterdam, Graf Edzard I., um 1520/30; Kykladenidol, ca. 2600 v. Chr.
Satz: am-productions GmbH, Wiesloch
Druck und Einband: CPI – Ebner & Spiegel, Ulm

Auch als eBook erhältlich:
978-3-7945-6951-9

ISBN 978-3-86739-108-5 (BALANCE buch + medien verlag)
ISBN 978-3-7945-3127-1 (Schattauer)

Für T. und H.,
die mir gezeigt haben, wie Menschen sind

Vorwort

Aussagen über den Menschen finden sich in allen psychologischen, philosophischen, kulturwissenschaftlichen und implizit in medizinischen Abhandlungen. Auch alle Romane, Novellen, Theaterstücke und Filme beschreiben Menschen in für sie typischen Situationen. Lesefreudige finden in ihrem Bücherschrank Titel wie „Beschreibung des Menschen" (Blumenberg), „Modelle vom Menschen" (Hampden-Turner), „Dialog über den Menschen" (Bitter), „Annahmen über den Menschen" (Fahrenberg), „Wer erklärt den Menschen?" (Könnecker) und andere mehr. Wieso kann die Frage nach dem Menschen nicht abschließend beantwortet werden? Weil offenbar jede Antwort neue Fragen entstehen lässt; weil jede neue Erfahrung in anderen Lebensabschnitten neue Aspekte des Themas in den Vordergrund rückt; weil das Jetzt der gesellschaftlichen Entwicklung, des angehäuften Wissens, der technologischen Möglichkeiten immer wieder „neue Menschen" hervorbringt, die sich von dem alten Adam und der früheren Eva merklich unterscheiden und zugleich „das Ende des Menschen" (Fukuyama) befürchten lässt.

Als Psychotherapeut, der über knapp fünf Jahrzehnte hinweg Menschen zugehört hat, habe ich zunehmend gelernt, das Gehörte erst einmal aufzubewahren und wirken zu lassen, ohne es gleich zu verstehen, erklären und bewerten zu müssen. Aus solchen Eindrücken werden im Laufe der Zeit Zusammenhänge deutlich und die Konturen und Entwicklungslinien eines menschlichen Lebens treten hervor. Vor diesem Erfahrungshintergrund habe ich ein Berufsleben hindurch versucht, Krankheitsbilder zu konzeptualisieren, diagnostische Verfahren zu verbessern, Therapievorgänge zu beforschen und diese Themen in Büchern so allgemeinverständlich wie möglich und so wissenschaftlich wie nötig darzustellen.

In dem vorliegenden Buch sollen möglichst viele Bilder von Menschen betrachtet werden, wobei psychotherapeutische Erfahrungen einfließen, aber nicht das eigentliche Thema sind. Ich möchte versuchen, ein allgemein menschliches oder auch therapeutisches Verstehen mit spezifisch humanwissenschaftlichen Erklärungen zu verknüpfen. Damit wird ein Thema aufgegriffen, das in meiner Abschiedsvorlesung (Rudolf 2004) unter dem Titel „Modelle vom Menschen" angesprochen wurde. Dabei ging es um die Frage, auf welche Menschenbildmodelle sich die moderne Medizin bezieht und welchen Beitrag die Psychosomatik dazu leisten kann. Das Thema wurde später (Rudolf 2010) unter dem Begriff „Menschenbildannahmen" aufgegriffen und ansatzweise systematisiert.

Ziel der Menschenbildbetrachtung ist kein Expertenwissen, sondern ein selbstreflexives Wissen, das zum Selbstverständnis ebenso wie zum Verstehen des anderen beiträgt. Psychotherapeuten kann dies zum Aufbau der „therapeutischen Haltung" verhelfen, die für das Gelingen einer Behandlung mindestens so wichtig ist, wie die therapeutischen Techniken.

Ein hochgestecktes Ziel könnte es sein, Stücke einer Anthropologie zusammenzutragen, die auch für Psychotherapeuten brauchbar ist. Der Hinweis auf „das Versuchen" legt es nahe, den Text als Essay zu verstehen und nicht als methodisch-wissenschaftliche Abhandlung. Dazu gehört auch, dass man sich, wie Enzensberger sagt, „der Gedanken der anderen bedienen muss, weil die eigenen sich sonst im Kreise drehen". Die Gedanken der anderen sind häufig in Büchern niedergelegt, in glücklichen Momenten können sie auch in Gesprächen auftauchen. Alles Wichtige zu würdigen, was schriftlich zum Thema vorliegt, ist unmöglich. Ich beziehe mich auf solche Bücher, die mich auf jene geheimnisvolle Art, wie Bücher das tun, als Leser gesucht und mir geholfen haben, festgefahrene Gedanken in

Gang zu bringen, einen Überblick zu versuchen und im Schlusskapitel zu einem ernst gemeinten Fazit zu kommen, das hoffentlich nicht zu pathetisch klingt.

Noch schwerer zu würdigen sind jene, die nicht mit ihren Schriften, sondern mit persönlichen Äußerungen Einfluss genommen und Unterstützung gegeben haben, so danke ich Freunden, Kolleginnen und Kollegen, Angehörigen und Patienten. Sie bilden eine lange Reihe der mir wichtigen Menschen, die bei meinen erstaunlichen kleinen Enkeln beginnt und im Vergangenen bis zu den ebenso bewunderten Vorsokratikern fortgeführt werden kann. Eine Ausnahme der persönlichen Nennung sei erlaubt, sie betrifft H. Horn, mit der ich seit vielen Jahren alles Wichtige gemeinsam bedenken darf. G. Rehwinkel hat wie schon in früheren Projekten beim Schreiben immer neuer Entwürfe Geduld bewahrt und Kompetenz bewiesen, wofür ich auch ihr herzlich danke. Mein besonderer Dank gilt Herrn Dr. Bertram und Frau Becker vom Schattauer Verlag, die nach mehreren Fachbüchern nun auch diese Schrift freundlich aufgenommen und kompetent gestaltet haben.

Heidelberg, im Februar 2015 Gerd Rudolf

Inhalt

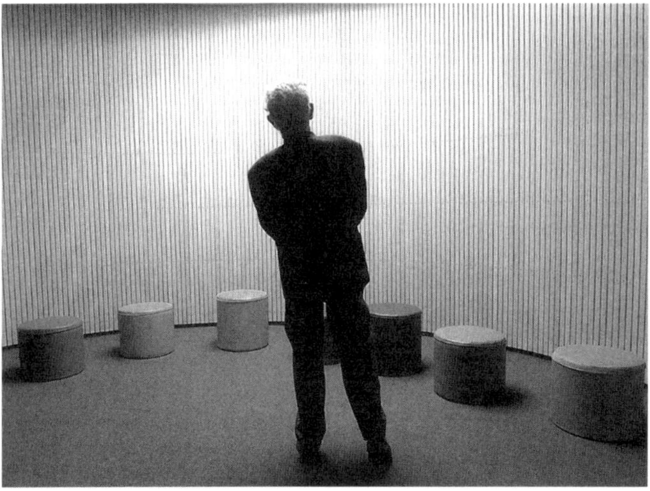

1 Einleitung: Bilder vom Menschen

„Wir tragen Bilder vom Menschen in uns und wissen von Bildern,
die in der Geschichte gegolten und geführt haben.
Der Kampf der Menschenbilder geht in uns um uns selbst.
Wir haben Abneigung gegen und Neigung zu Bildern, die uns
in einem Menschen begegnen. An ihnen orientieren wir uns
wie an Vorbildern und Gegenbildern."

K. Jaspers (1974)

Menschen haben ein großes Interesse an Bildern, auf denen Menschen zu sehen sind. Jeder Besuch im Museum bestätigt dieses Interesse. Seit es eine darstellende Kunst gibt, das heißt seit einigen Tausend Jahren, spielen Menschendarstellungen eine wichtige Rolle. Sie faszinieren ihre Beschauer, die merkwürdig versonnen vor steinzeitlichen Idolen, vor mittelalterlichen Gemälden oder vor Picassos

Frauenportraits stehen. Jedes Bild erscheint wie eine eingefrorene Handlung, eine Geschichte, die im Kopf des Betrachters vollendet werden muss. Man denkt dabei auch an den, der die Geschichte erzählt hat, indem er das Bild malte, denn Bilder sind zugleich auch Portraits ihrer Schöpfer, wie Gauguin sagt. Das von uns betrachtete Portrait verknüpft sich für uns mit dem des Malers. Darüber hinaus sehen wir darin Züge von uns vertrauten Menschen, wir suchen und finden Ähnlichkeiten mit denen, die wir gut zu kennen glauben. Auf älteren Bildern erscheinen die Menschen manchmal fremd, rollenhaft, verkleidet, sodass der Beschauer sich fragt, welche wirklichen Menschen sich dahinter verbergen. Auch das kennzeichnet das Bild von Menschen, dass sie als etwas erscheinen, etwas darstellen oder vorspielen können und doch jemand anderes sind. Generell sehen wir, wenn wir jede Art von Bildern betrachten, nicht nur eine konkret abgebildete Person, sondern etwas von der menschlichen Natur an sich, vom menschlichen Sein, wie der Maler Lucian Freud sagt (Gayford 2011). Schließlich sehen wir stets auch etwas, das uns gefällt, gleichgültig lässt oder abstößt, das heißt, wir begegnen unseren Wertungen.

Auch wenn reale Menschen einander begegnen, stellt sich die Frage: Wer ist dieser andere, der mir gegenübertritt? Die spontane Einschätzung erfolgt innerhalb von Millisekunden. „Ist der andere mir vertraut oder fremd, attraktiv oder abstoßend, wohlwollend oder bedrohlich?" Die Antwort entscheidet über grundsätzliche Reaktionen wie erfreute Annäherung oder vorsichtige Distanzierung, neugieriges Interesse oder Mobilisierung von defensiver Aggression. Dort, wo es um den ersten Eindruck geht, wird das animalische Erbe wirksam. Alle Lebewesen müssen aus Überlebensgründen sehr rasch entscheiden, ob bei Begegnungen Annäherung, Kampf oder Flucht angemessen ist. Dabei stützen sie sich auf lebensgeschichtliche Erfahrungen, aber auch auf angeborene biologische Reaktionsmuster. Die Faszination des Gesichts ist dem Menschen biologisch eingeprägt. Bereits das Neugeborene schaut gespannt auf das mimische Dreieck, das aus Augen Nase und Mund gebildet wird. Eric Kandel (2012) verweist auf neurobiologische Untersuchungen, die nachweisen, dass bestimmte Hirnareale auf die Wahrnehmung dieser, für den emotionalen Ausdruck eines Menschen so bedeutsamen Bereich spezialisiert sind und dass diese bereits früh im Leben aktiviert werden.

Ein Weiteres kommt hinzu. Wer den anderen ansieht und versucht, sich ein Bild von ihm zu machen, wird zugleich auch selbst gesehen. Er kann sich fragen, wer bin ich in den Augen des anderen, welches Bild gebe ich ab? Das fragen sich womöglich die Jugendlichen, die sich in der U-Bahn pausenlos selbst und gegenseitig fotografieren und die Bilder einander zumailen. Das wirkt wie Selbstverliebtheit, dient aber wohl eher der Selbstvergewisserung: „Wer bin ich in meiner äußeren Erscheinung und meinem inneren Wesen? Sehen die anderen mich, wie ich gerne wäre oder wie ich wirklich bin?“. Wer auf den anderen schaut, sieht immer auch auf sich selbst. Das Sehen und Gesehenwerden spielen ineinander. Die Wahrnehmung des Menschen durch Menschen ist zwangsläufig ein intersubjektives Geschehen. Für den Philosophen Hans Blumenberg (2006) ist es ein Wesensmerkmal des Menschen, sichtbar zu sein. Wer sich dessen bewusst wird, dass er gesehen werden kann, gelangt zwangsläufig zur Selbstsicht, zur Reflexion. Sich ein Bild zu machen von Menschen und ein Bild von sich selbst, gehört zu den humanspezifischen Eigenschaften. Im Versuch, den anderen zu verstehen, macht man sich zwangsläufig ein Bild von ihm. So ist die Welt zu allen Zeiten voll von Menschenbildern, seien sie konkret, gezeichnet, gemalt oder fotografiert oder seien es im übertragenen Sinne Vorstellungsbilder in den Köpfen der Menschen.

Der Begriff „Menschenbild“ wird meist im übertragenen Sinne verwendet. Er meint nicht nur einen Eindruck von dem Gegenüber, das mir real begegnet, dessen Bild ich anschaue oder dessen Anamnese ich erhoben habe. Es schließt auch all die vielfältigen Vorannahmen ein, die man sich bis dahin vom Wesen des Menschen gemacht hat: So sind Menschen beschaffen; das sind ihre Eigenschaften und Fähigkeiten; das sind ihre typischen Erfahrungen in bestimmten Lebensabschnitten; so stellen sich ihre häufigen Schwierigkeiten dar; dies sind ihre Umgangsweisen mit Lebensproblemen.

Menschenbilder sind in hohem Maße Ausdruck von Grundüberzeugungen und damit weltanschaulich begründet. Der Terminus Weltanschauung, so wie er in Kants „Kritik der Urteilskraft“ erwähnt ist, bezeichnet das, was der Einzelne durch seine Sinne von der Welt zu fassen vermag und wie er diese Eindrücke für sich persönlich sinnhaft zusammenfasst. Mittlerweile ist der Begriff sehr viel weiter gefasst und umgreift letztlich alle ethischen, politischen, religiösen Leitauffassungen vom Leben und vom Menschen und von der Welt als einem Sinnganzen, so heißt es im Brockhaus Philosophie (2009). Insofern kommt in der Weltanschauung auch das jeweils eigene Wertesystem zum Ausdruck. Sich weltanschaulich zu verorten, entspricht einem menschlichen Bedürfnis nach Sicherheit und Orientierung.

Am leichtesten gelingt uns ein Zugang zum Bild des anderen für solche Menschen und Lebensbedingungen, die wir aus eigener unmittelbarer Erfahrung kennen. Wenn es sich dagegen um Menschen aus fremden Regionen oder fernen Zeiten handelt, können wir eine sichere Vorstellung nur von einigen, grundsätzlichen Aspekten des Menschen gewinnen: Menschen wachsen heran, sie sammeln Erfahrungen, sind emotional auf andere bezogen und von Leidenschaften bewegt, sie können lieben und hassen, schöpferisch tätig sein, sie müssen sich mit ihrem Tod abfinden und versuchen, dem Geschehen ihres Lebens einen Sinn zu geben. Was sich darüber hinaus in Menschen unter fremdartigen Lebensbedingungen ereignet, dort wo sie in uns unbekannten klimatischen, politischen, religiösen Bedingungen existieren, bleibt uns notwendigerweise fremd. So gehört es zu unseren Menschenbildern, dass wir sie zum Teil aus der allgemeinen Vertrautheit mit Menschen ableiten, zum anderen Teil aber trotz weitgehender Unvertrautheit mit ihrer Lebenswirklichkeit nach unseren Vorstellungen konstruieren. Wir haben nur eine vage Vorstellung davon, was es bedeutet, in einer asiatischen Großstadt oder als Indianer im Amazonasgebiet zu leben. Das Gleiche gilt für zurückliegende Epochen. Es ist schon schwierig, sich in das Leben unserer Großeltern vor dem Ersten Weltkrieg hineinzudenken, obgleich wir davon persönliche Berichte haben und Darstellungen der Literatur und Kunst kennen. Was es aber bedeutet, in der Renaissance zu leben oder in einem mittelalterlichen Kloster oder als römischer Bürger, entzieht sich unserer Vorstellung weitgehend, da wir das Lebensgefühl jener Zeit, die Weltanschauung, das Körpererleben, die Selbstvorstellungen, die Zukunftserwartungen nicht aus unmittelbarem Erleben kennen. Darüber hinaus können wir beobachten, dass z.B. die Vorstellungen, die man sich im 19. Jahrhundert vom Mittelalter oder von der Antike gemacht hatte, stark von Wunschvorstellungen der Epoche mitbestimmt waren und aus heutiger Sicht fragwürdig erscheinen. Das heißt, dass unsere Bilder von fernen, fremden Menschen notwendigerweise aus unserem eigenen Erleben heraus konstruiert sind. Wir sollten also unsere Erkenntnismöglichkeit nicht überschätzen.

Ferner muss man annehmen, dass Menschenbilder stark durch die Lebenserfahrung des Einzelnen, z.B. durch seine soziale und speziell berufliche Situation gefärbt sind. Vermutlich entwerfen Menschen, die in der Wirtschaft tätig sind, andere Menschenbilder als solche, die in sozialen Bereichen arbeiten, Studenten haben vermutlich andere Vorstellungen als Langzeitarbeitslose, wahrscheinlich auch Frauen tendenziell andere als Männer.

Ein einzelner Autor hat keine andere Möglichkeit, als die Dinge aus seiner Perspektive und Erfahrung zu untersuchen. Es ist die Sichtweise eines älter Gewordenen, der von jungen Jahren bis heute in einem sozialen Feld praktisch und wissenschaftlich tätig war, als Psychiater, Psychosomatiker, Psychotherapeut. Das engt den Blick ein auf Menschen, die als Patienten Hilfe suchen und eine therapeutische Unterstützung benötigen. Gleichwohl ist das kein uninteressanter Ausschnitt aus der Gesellschaft, denn deren aktuelle Spannungen und Widersprüche sowie die in der zurückliegenden Geschichte erlittenen Verletzungen kommen in den psychischen Störungen der Patienten besonders deutlich zum Ausdruck. Von da ausgehend stellt sich den im psychosozialen Bereich Tätigen stets auch die Frage, welches die wünschenswerte Richtung einer therapeutischen Entwicklung sein könnte.

Psychotherapeuten brauchen Menschenbilder als Landkarten des Psychischen, um auf ihrem Weg durch die innere Welt ihrer Patienten eine Orientierung zu haben. Natürlich besitzen und verwenden sie bereits solche Karten, sie werden ihnen in ihrer Ausbildung oder Fortbildung zur Verfügung gestellt. Diese Karten sind mehr als nur Orientierungshilfen, meist handelt es sich um umfangreiche Weltmodelle, entnommen aus den gesammelten Werken der jeweiligen Gründerpersönlichkeiten, dadurch ehrfurchtgebietend und glaubwürdig und in besonderer Weise haltgebend für den, der sie gläubig akzeptiert. Wenn man die verschiedenen psychotherapeutischen Landkarten des Menschlichen vergleicht, werden freilich rasch auch ihre Unterschiede erkennbar. Es liegen verschiedene Überzeugungen von dem zugrunde, was den Menschen ausmacht, das heißt, sie basieren auf unterschiedlichen Anschauungen der Welt und des Menschen.

Wir werden uns zunächst darauf beschränken, Bilder vom Menschen zu sammeln und anzuschauen und uns später vergleichend mit diesen Entwürfen beschäftigen. Wir tun das in dem Bewusstsein, dass die Bilder zunächst flächig zweidimensional, also vereinfacht erscheinen. Aber, wie der Philosoph Tugendhat (2010) sagt, verweisen sie zugleich auf eine darunterliegende Tiefe. Diese Tiefendimension der Bilder ist es, die uns zunehmend beschäftigen wird.

Wenn man solche Bilder betrachtet, wird man spontan einen bestimmten „Sinn" erschließen. Gabriel (2013) spricht von Sinnfeldern, er hält das Erschließen eines Sinns für eine menschentypische, gleichsam ontologische Kategorie, wobei der Vorgang des Erschließens prinzipiell nie abgeschlossen ist. Nach der Wahrnehmung der Bilder und der Annahme ihrer Sinnhaftigkeit wird es erforderlich sein, das anzuschließen, was Tugendhat (2007) das „für Menschen so charakteristische Phänomen der Überlegung" nennt. Es beinhaltet die Fähigkeit, nach Gründen (rationes) zu fragen und damit Vernunft und Rationalität zur Erklärung des Geschehens einzusetzen. Menschen verfolgen damit das Ziel, sich das Wesen eines Phänomens denkend zu vergegenständlichen. Das heißt zugleich, es in der Sprache der Worte zu fassen. Es wird die anmutungshafte vieldeutige Sprache der Bilder in die eindeutigere Begriffssprache übertragen. Auf dieser Grundlage können Wissenschaftler jeglicher Disziplin die sprachlich definierten Phänomene gewissermaßen gegen den Strich der sinnhaften Anmutung bürsten und sie unter Verwendung ihrer speziellen Methodik untersuchen. Als Ergebnis solcher Bemühungen entwickeln Wissenschaftlicher unter Umständen neue, abstraktere Bilder, komplexe Modelle von Funktionen, Strukturen, Entwicklungslinien, Systemen, Dynamiken etc. Damit wäre der Schritt getan von den unmittelbar einleuchtenden Bildern menschlichen Erlebens (Bilder, die eine naive Sinninterpretation enthalten) zu deren rationalen Hintergründen, für die der Wissenschaftler Erklärungsmodelle entwickelt.

Auf einer nochmals darunter liegenden Ebene lassen sich die rational bedenkbaren Bereiche zu größeren Komplexen verweben, die in Begriffen wie „das Wesen des Menschen", „das menschliche Dasein", „die Natur des Menschen", „die menschliche Existenz" gefasst und nun philosophisch reflektiert werden können. Damit wäre im Sinne Tugendhats die Tiefendimension der Bilder angesprochen.

Wir würden unser Verständnis des Menschen sehr einengen, wenn wir auf einen dieser drei Aspekte verzichten würden: Die oberflächliche, Sinn zuschreibende Wahrnehmung vermittelt uns vorläufige evidente Vorstellungen und Einstellungen. Sie erscheinen uns gerade deshalb so evident, weil wir sie selbst aus unserer Anschauung der Welt heraus gestaltet haben. Diese vorgestellten Bilder sind immer auch Teil unserer Weltvorstellung und Wertvorstellung.

Die Ebene der rationalen Erklärungen, die nach den Regeln unterschiedlicher Humanwissenschaften erfolgen, ist in der Lage, Gründe, Ursprünge, regelhafte Zusammenhänge und Erklärungsmodelle zu entwickeln. Die folgende philosophische Ebene ist keineswegs so nebulös, wie sie manchen scheint, auch sie bietet sehr konkrete Verständnishilfen an, wie später gezeigt werden soll. Es genügt jedoch nicht, sich die Welt vordergründig evident zu machen und sie rational zu erklären und philosophisch zu reflektieren, es ist abschließend auch notwendig, sich dazu wertend einzustellen, das heißt, moralische Konsequenzen zu ziehen.

Ein Philosoph, der mein Verständnis des Themas besonders befördert hat, ist Karl Jaspers. Vielleicht habe ich ihn aus lokalpatriotischen Gründen gewählt, weil er, 70 Jahre vor meiner Tätigkeit in der Heidelberger Universitätsklinik, ein Haus weiter in der Psychiatrie gearbeitet hat. Er war ursprünglich kein studierter Philosoph, sondern Mediziner und Psychiater, dann einige Jahre Lehrstuhlinhaber für Psychologie, ehe er in die Philosophie berufen wurde. Vielleicht ist dieser Werdegang eine Erklärung dafür, dass seine philosophischen Schriften immer auch die psychologische Seite des Menschen einbeziehen und daher die Verbindung dieser beiden Disziplinen verdeutlichen. Darüber hinaus ist seine persönliche Haltung in den wechselvollen Zeiten der Naziherrschaft, der Nachkriegszeit und der jungen Bundesrepublik außerordentlich eindrucksvoll in ihrer Bereitschaft, aktuelle Themen nicht nur wissenschaftlich und philosophisch zu bearbeiten, sondern in der jeweiligen gesellschaftlichen Situation auch persönliche und politische Verantwortung zu übernehmen. Sein Philosophieren erfolgt nicht in einer kontemplativen Weltferne, es ist immer auch konkret psychologisch auf die Situation des Menschen bezogen und gelangt letztlich zu ethischen Einstellungen und politischen Handlungskonsequenzen.

Abschließend sei kurz skizziert, welche thematische Ordnung sich beim Sammeln der Menschenbilder ergeben hat. Wir beginnen auf der biologisch-animalischen Seite mit dem einzelnen Menschen und seinen Motiven, Bedürfnissen und Triebimpulsen (Kap. 2). Hier genügt zunächst eine Ein-Personen-Psychologie. Mit der Einführung der Emotionalität (Kap. 3) treten kommunikative Aspekte hinzu und damit die wechselseitigen interpersonellen Verflechtungen; sie erfordern zu ihrer Beschreibung eine Zwei-Personen-Psychologie. Später (in Kap. 8) wird betont werden, dass Menschen nicht nur in Dyaden leben, sondern in sozialen Gemeinschaften. Das erfordert, über das Bisherige hinaus, eine sozialpsychologische Betrachtung der Wechselbeziehungen zwischen dem Einzelnen und dem sozialen Ganzen, wobei auch hier emotionale Prozesse eine zentrale

Rolle spielen. Zum Thema des Einzelnen und seines Bezugs zur äußeren Welt gehört auch das erklärende Denken (Kap. 4). Zugleich eröffnet sich an dieser Stelle der Zugang zu einer ganz andersgearteten weiteren Dimension, sie betrifft nicht mehr die äußere, sondern die innere Welt, die durch das selbstreflexive Denken zugänglich wird (Kap. 5). Diesem Punkt wird besondere Aufmerksamkeit zuteil, sowohl was seine Entwicklung in der jüngeren Menschheitsgeschichte betrifft, als auch was die Konsequenzen für das nunmehr selbstreflexive menschliche Subjekt angeht. Es entwickelt Sinnstrukturen philosophischer oder religiöser Art (Kap. 6) und moralische Normen des Handelns (Kap. 7). Es bewältigt die Spannung zwischen seinen triebhaften, emotionalen und beziehungsgerichteten Bedürfnissen einerseits und seinen wertbesetzten Sinnkonstruktionen andererseits, indem es Kultur schafft (Kap. 9). An dieser Stelle werden die Beispiele von Schriftstellern betrachtet und dabei untersucht, wie das Menschenbild in ihrer künstlerischen Produktion mit der eigenen grundlegenden menschlichen Erfahrung zusammenhängt. Da vieles von dem bisher Diskutierten aus psychotherapeutischen Erfahrungen stammt, wird in Kapitel 10 das Thema des Menschenbildes in der Psychotherapie in den Mittelpunkt gestellt. In Kapitel 11 folgt der Versuch, psychotherapeutische und philosophisch-anthropologische Konzepte einander anzunähern. Ein Vorschlag zum möglichen Verständnis heutiger Menschen beschließt die Sammlung in Kapitel 12.

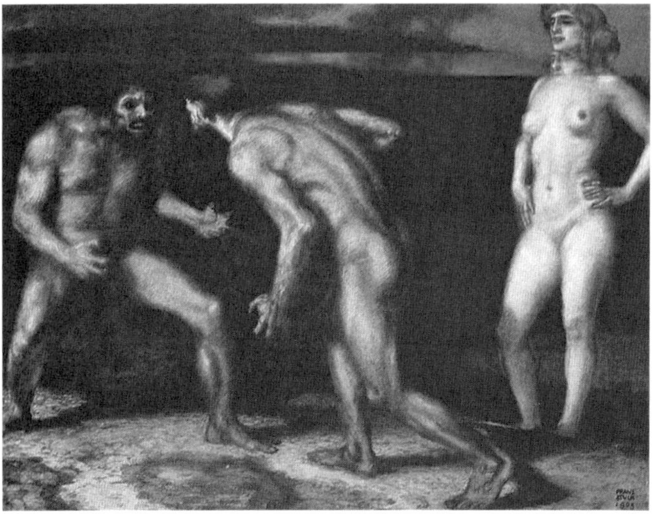

2 Der animalische Mensch

„Nun, dann möchte ich den Einfallsreichtum des Schöpfers oder wahlweise der Evolution loben; denn der Idee, gleich mehrere Geschlechter zu erfinden, verdanken wir doch erstaunliche An- und Aufregungen."

H. M. Enzensberger (2013)

Wir beginnen die Betrachtung der Menschenbildaspekte auf der biologischen Seite. Sie ist dem Menschen, ähnlich wie allen anderen Lebewesen faktisch vorgegeben. Die körperliche und neurobiologische Grundausstattung garantiert dem Einzelnen zahllose Fertigkeiten, das Erleben von Lebendigkeit und Funktionslust, aber auch die Erfahrung von Entbehrung und Schmerz. Darüber hinaus sind Menschen als soziale und kulturelle Wesen eingebunden in Normen, Regeln, Gebote, Verbote und Idealvorstellungen, die ihr biologisches Wesen in kulturelle Formen gießen. Die reflexive Fähigkeit des Menschen lässt ihn alles das bewusst erleben. So ist die biologische „Natur" des Menschen kaum je allein zu fassen, sie wird immer erfahren im Kontext selbstreflexiven und soziokulturellen Bewertens.

Damit öffnet sich für den Menschen eine Welt der unüberbrückbaren Widersprüche und unlösbaren Konflikte. Es entsteht eine Spannung zwischen dem vitalen Verlagen nach körpernaher Lebensfreude auf der einen Seite und unvermeidbaren Erfahrungen von Enttäuschung, Leid und schwierigen Lebenssituationen. In einem späteren Abschnitt (Kap. 8) wird zu diskutieren sein, wie diese Thematik von den gegenwärtigen Menschen unserer Soziokultur erlebt und verarbeitet wird.

In vielen Kulturen herrschte die Überzeugung, dass der Mensch von den Göttern abstamme oder zumindest von diesen erschaffen wurde. Auch in der jüdisch-christlichen Kultur, die unsere abendländische Welt nachhaltig geprägt hat, galt der Mensch als von Gott nach seinem Ebenbild geschaffen und damit als die Krone seiner Schöpfung. Da diese Schöpfungsmythen letztlich von Menschen erzählt und aufgeschrieben wurden, darf die Einschätzung, der Mensch sei Gott ähnlich, als eine Selbstidealisierung oder Wunschvorstellung verstanden werden. Wenn die Erschaffung des Menschen nicht, wie die Kreationisten glauben, vor wenigen tausend Jahren stattgefunden hat, sodass der Mensch sich seither kaum verändert hat, sondern wenn er sich im Laufe von Millionen Jahren allmählich aus der verwandten Tierwelt heraus entwickelte, dann fällt zunächst weniger seine göttliche als seine animalische Natur ins Auge.

Menschen sind animalisch im Blick auf ihre evolutionäre Entwicklung aus der Gattungsgruppe der Prähominiden und Hominiden heraus, die mit den tierischen Primaten große genetische Übereinstimmung aufweisen. Auf das

Ganze der Entwicklung des Lebendigen gesehen, sind Menschen relativ neu auf der Welt und sie teilen ein biologisches Erbe mit vielen Tiergattungen, aus denen heraus sich im Laufe von einigen Millionen Jahren etwa 20 hominide Gattungen entwickelt haben, die außer der zuletzt vor 200.000 Jahren erschienenen Gattung Homo sapiens alle ausgestorben sind.

Was heißt das für das Menschenbild? Es bedeutet, dass der Mensch im Grunde eine kognitiv und motorisch weiterentwickelte Tierspezies ist, sodass ein populärer Buchtitel, wie „Der Affe in uns“ durchaus ergänzt werden könnte („das Pferd, der Vogel, das Reptil, die Fruchtfliege in uns“). Das biologische System Mensch mit seinen Stoffwechselvorgängen, neuronalen Prozessen, seiner Motorik, seinen Sinnesorganen, seiner Fortpflanzung weist weitgehende Übereinstimmungen mit vielen Tierarten auf. Deshalb wird auch ein Großteil der medizinischen Forschung an Tieren vollzogen. Eine Poliklinik für Haustiere ist nicht viel anders eingerichtet als eine für Menschen; die benutzten Geräte und verabreichten Medikamente sind weitgehend vergleichbar. Wer an der Geburt eines Säugetiers teilnimmt, registriert die Parallele zu einer menschlichen Geburt. Es handelt sich um ein sehr animalisch anmutendes Geschehen, voll von körperlicher Anstrengung, Schreien, Blutungen, Abgang von Kot und Urin, aber gerade dadurch auch voll von wilder Lebendigkeit und emotionaler Bewegung. Ebenso ist das Ende des Lebens, der Tod eines Verunglückten oder schwer erkrankten oder alten Menschen häufig von diesem animalischen Ringen geprägt. Die Existenz des Menschen vom Eintritt in das Leben bis zu seinem Ende ist durch die animalische Körperlichkeit determiniert. Lediglich das Ausmaß der selbstreflexiven Bewusstheit des Menschen für diese Vorgänge macht den Unterschied zum Tier aus. Freilich wissen wir über die Bewusstheit tierischen Erlebens wenig Genaues.

2.1 Leiblichkeit

Beim Menschen bestimmt die biologische Ausgestaltung des Körperlichen die menschliche Lebendigkeit, die verspielte Körperlichkeit eines Kindes, die ungebärdige körperliche Vitalität von Jugendlichen, die jederzeit erotisierbare Körperlichkeit von jungen Erwachsenen, die Suche nach körperlicher Nähe zwischen Eltern und Kindern oder die sexuelle Faszination bei Paaren, die körperlichen Einschränkungen des Älterwerdens, die oft schmerzerfüllte körperliche Hinfälligkeit von Kranken. Alles dies ist freilich verknüpft mit der menschentypischen Selbstwahrnehmung, dem Blick auf die eigene Person und den eigenen Körper und dem bewussten Erleben der eigenen Leiblichkeit, was bekanntlich bedeutet, zugleich einen Körper zu haben und leiblich zu sein.

Was tut der Körper, wonach verlangt es ihn? Leiblichkeit ist von Anbeginn des Lebens auf Intersubjektivität angelegt, auf Annäherung und Abgrenzung, auf Kommunikation und emotionales Erleben. So ist umgekehrt die frühe Beziehungserfahrung eine vorwiegend leibliche; Merleau-Ponty spricht von „Zwischenleiblichkeit". Die Dichotomie von leiblicher und psychischer Person hat eine gewisse Künstlichkeit; ein Begriff wie „embodied self" soll die Integration betonen.

Wenn das anfangs auf Nähe und Interaktion ausgerichtete Kind größer wird, verlangt es vor allem nach Bewegung, sei es mit den Händen (Handlung), sei es Fortbewegung über die engeren Grenzen hinweg, seien es spielerisch-lustvolle Bewegungen. Der spezifische Bewegungsdrang hat die frühen Menschen veranlasst, sich über die ganze Erde auszubreiten, von Afrika über Asien bis nach Amerika. Auf vergleichsweise simplen Wasserfahrzeugen haben sie alle Meere durchfahren und Australien, Hawaii, die Osterinseln besiedelt. Unterwegs zu sein, auf der Suche nach dem Unbekannten, womöglich Besseren, gehört zu der animalischen Seite des Menschen. Heute werben Fitness-Center mit dem Slogan „Leben ist Bewegung" und bieten den bewegungseingeschränkten Stadtmenschen ihre Laufbänder an. Sportlichkeit, Fitness und Wellness sind Aspekte animalischer Körperlichkeit heute, während eine „Körperkultur" die Ausgestaltung des Körpers durch spezielles Training, operative Eingriffe, Piercing, Mode zum Gegenstand hat. Hier geht es weniger um das animalische Erleben der Körperlichkeit als vielmehr um die kulturtypische körperliche Ausgestaltung von körperlicher Identität und um das Beziehungsangebot an andere Menschen. Fortbewegung ist nicht das einzige motorische Bedürfnis des Menschen, ebenso intensiv ist der Antrieb, die Hände zu benutzen, das heißt zu handeln, vorhandene Objekte zu behandeln, neue Objekte herzustellen, sie spielerisch und instrumentell zu verwenden. Das erscheint schon weniger animalisch, weil es außer den Primaten nur wenige Tiere gibt, die dieses Interesse und die Fähigkeit weiterentwickelt haben.

2.2 Der triebhafte Mensch

Die biologische Nähe des Menschen zu den Säugetieren oder Wirbeltieren ist unübersehbar, auch mit allen anderen Tierklassen gibt es Übereinstimmungen was die Muskulatur, den Kreislauf, die Haut, das Verdauungssystem, die Hormone, die Fortpflanzung, vor allem aber das neuropsychologische System betrifft. Um die biologische Nähe von Mensch und Tier zu verdeutlichen, wird immer wieder zitiert, dass die genetische Ausstattung von Menschen und höheren Affen fast identisch ist (zu 98,7 %). Das Menschenspezifische wird dadurch nicht infrage gestellt, aber unübersehbar trägt der Mensch speziell in seiner körperlich-vitalen Seite viel Tierähnliches in sich. Dieses ist allerdings unter dem Einfluss des reflexiven Bewusstseins und der kulturellen Normen einer mehr oder weniger erfolgreichen Steuerung zugänglich. Das Animalische liegt unter einer vergleichsweise dünnen Decke des kultivierten Verhaltens, von dort bricht es leicht durch und muss dann immer wieder gesteuert, notfalls verdrängt werden. Im bürgerlich konservativen Wien am Ende des 19. Jahrhunderts hat Freud auf diesen skandalösen Punkt aufmerksam gemacht. Wie das Kind in „des Kaisers neue Kleider" hat er offen ausgesprochen, dass die vermeintlichen Prunkgewänder des Kaisers nicht verbergen können, dass er darunter animalisch nackt ist. Freud war nicht der einzige, der zu jener Zeit diese Feststellung traf, in Schnitzlers Novellen und Theaterstücken wird das zerstörerisch Sexuelle offen zum Thema, ebenso wie in den Gemälden von Klimt oder Schiele (Kandel 2012).

Innerhalb des Animalisch-Körperlichen hat die psychoanalytische Konzeption eine Reihe von bedürfnisgeleiteten Aktivitäten hervorgehoben, die für das Verständnis psychischer Entwicklung und psychischer Problematik von besonderer Bedeutung sind. Es sind die großen Motivationssysteme der Oralität, der Aggressivität und der Sexualität. Dabei handelt es sich um weitgehend durch Stoffwechselprozesse bzw. durch Hormone gesteuerte, biologische Abläufe, die im subjektiven Erleben als Triebwunsch, als körperliches Bedürfnis oder Begehren erfahren werden.

Mit Freud und der Psychoanalyse wurde zunächst das Thema der sexuellen Triebnatur des Menschen in die öffentliche Diskussion gebracht. Darüber hinaus hat die Barbarei des Ersten Weltkriegs die potenzielle Aggressivität und Destruktivität des Menschen erneut deutlich gemacht. Die beiden großen Themen Sexualität und Aggression waren zu allen Zeiten starke Motive menschlichen Handelns, allerdings meist verborgen hinter ideologischen Rationalisierungen, Rechtfertigungen und Verleugnungen. Im psychoanalytischen Kontext wurden sie in ihrer Triebnatur interpretiert. Dadurch wurde die bis dahin auf das Geistige und Seelische zentrierte und idealisierte Menschennatur und die damit verbundenen Wertvorstellungen infrage gestellt.

Das Angedeutete lässt schon erkennen, dass das Animalische im Menschen nicht triebhaft hervorbricht, so wie eine Katze die Maus frisst oder ein Hund einen anderen begattet oder ein Affe den Nachwuchs des Nebenbuhlers totbeißt. Das Animalische wird für den Menschen dadurch zum Problem, dass es mit seinen kulturellen Wertüberzeugungen kollidiert oder sich mit ihnen auf komplizierte Weise verbindet. Der Mensch begegnet nicht einfach dem Tier in sich, er wird durch das andrängende Animalische in seinem Anspruch, den er als Mensch an sich hat, massiv irritiert. Er erlebt Dr. Jekyll und Mr. Hyde gleichzeitig in sich. Die Entwicklungsaufgabe, diese Seiten in sich zu integrieren, war Menschen zu allen Zeiten bewusst. Der psychoanalytische Erklärungsansatz hat besser zu verstehen gelehrt, was es mit den verschiedenen Triebaspekten auf sich hat, wie sie entwicklungsgeschichtlich entstehen, wie sie sich das Leben hindurch entfalten, welche Rolle sie in der innerseelischen Dynamik spielen. Bei der Betrachtung der animalischen menschlichen Natur stößt man immer wieder auf die historischen Gegebenheiten der Soziokultur, die dem Menschen eine zweite Natur geworden sind. Biologische und sozialpsychologische Einflüsse sind stets verwoben und können nur künstlich voneinander getrennt betrachtet werden. Daher bekommt man die menschliche Natur nicht unverfälscht zu Gesicht, weil wir das, was wir wahrnehmen, notwendigerweise durch die Brille der Soziokultur sehen.

Das Bild vom Menschen ist geprägt von idealisierenden Vorstellungen, wie er sei oder wie er zumindest zu sein habe, nämlich edel, hilfreich und gut, gottesebenbildlich, von Verstand und Vernunft geleitet, mitmenschlich, solidarisch, verantwortungsbewusst etc. Die animalisch-körperliche Seite als solche tut dem keinen Abbruch, das Tierisch-Biologische ist selten das wirklich Böse. Diese Seite wird in unserer Gesellschaft sogar als das Natürliche, das Gesunde gesehen und ansatzweise idealisiert (Bio!), während die aktuellen kulturellen Bedingungen des Zusammenlebens, der Arbeitswelt, der Technik, des Zeitmanagements als potenziell krankmachend eingeschätzt werden. Diagnostische Selbstzuschreibungen wie Mobbing oder Burnout bringen zum Ausdruck, dass die individuelle Leistungsfähigkeit und Funktionsfähigkeit von Menschen durch kulturtypische Bedingungen überfordert werden und zu körperlichen oder emotionalen Zusammenbrüchen führen können. Dass man den biologisch-körperlichen Gegebenheiten unter den aktuellen Zivilisationsbedingungen schwer gerecht werden kann, zeigen unter anderem die Quoten der Essstörungen mit massivem Übergewicht, die in allen westlichen Ländern explosionsartig angestiegen sind und vielfältige körperliche Erkrankungen nach sich ziehen.

Andererseits haben es die kulturellen Errungenschaften der Hygiene, der modernen Medizin, der guten Ernährung bewirkt, dass die Sterblichkeitsrate in allen Altersstufen drastisch reduziert wurde, sodass das Gros der Menschen ein hohes Alter in relativ guter Gesundheit erlebt.

2.3 Oralität

Der traditionelle psychoanalytische Blick richtet sich bevorzugt auf die Triebproblematik der Sexualität und Aggressivität, das Thema der Oralität war stets in Gefahr, übersehen zu werden. Dabei ist das Thema biologisch fundamental. Die Stoffwechselsituation der meisten Tiere und des Menschen ist so, dass sie mehrmals täglich trinken und essen müssen. Bei fehlender Nahrung können vorübergehend Körpersubstanzen, z. B. Muskulatur und Fettdepots abgebaut werden, ehe das Stoffwechselsystem zusammenbricht. Bei fehlender Flüssigkeitszufuhr tritt bereits nach wenigen Tagen der Tod ein. Regelmäßig Nahrung zu finden für sich selbst, für die eigene Gruppe und speziell für die eigenen Nachkommen, war bis zum Beginn der industriellen Nahrungsproduktion ein zentrales Motiv aller Menschen, geleitet von dem Hungergefühl, das rasch quälend werden kann. Regelmäßig satt zu werden war seit jeher ein Privileg für wenige. Die Übrigen mussten das essen, was sie gejagt, angebaut, an Vorräten angelegt oder im Tauschhandel erworben hatten oder sie mussten hungern. Klimawechsel verursachten immer wieder Missernten und aus diesen resultierten Hungersnöte. So war der Mensch die meiste Zeit hindurch das hungrige Tier, das einen großen Teil seiner Zeit damit verbrachte, Essbares zu gewinnen und es zuzubereiten. Das bedeutete mitunter auch, dass um die vorhandenen Nahrungsmittel und Futterplätze gekämpft werden musste, und dass andere um das, was sie haben, beneidet werden konnten. Die orale Triebdynamik ist also geprägt vom hungrigen Habenwollen, vom Neid auf das, was andere haben und von der Gier der Einverleibung im wörtlichen und übertragenen Sinne.

Suchttendenzen

Es kann im Sinne einer neurotischen Entwicklung geschehen, dass das Sichaneignen und Sicheinverleiben keine satte Zufriedenheit, kein Genughaben erzeugt, sondern die Gier verstärkt, sodass immer mehr erstrebt und verschlungen werden muss. Orale Bedürfnisse können Ersatz werden für fehlende Zufriedenheit, Selbstbewusstsein und Gefühl des Geliebtwerdens. Das gierige Essen steht für das Auffüllen der Leere, für die Beruhigung der Affektspannung, wie es z.B. bei der Bulimie der Fall ist. Dadurch gewinnt das Geschehen suchtartige, selbststimulierende und selbstschädigende Züge. Oralität hat auch eine explizit aggressive Komponente. Im menschlichen Zusammenleben wurde dieser Aspekt von Gefräßigkeit mehr und mehr durch kulturelle Regeln überformt, die das Essverhalten bestimmen. N. Elias (1976) beschreibt, wie dieser Zivilisationsprozess hierzulande im späten Mittelalter einsetzt, also erst vor vergleichsweise kurzer Zeit in Kraft gesetzt wurde.

Hier und heute geht es in den westlichen Ländern nicht mehr primär um die Nahrungssuche im wörtlichen Sinne, aber nach wie vor ist Oralität ein zentrales Motiv. Im gesellschaftlichen Zusammenhang ist die Rede von der „Gier der Märkte". Hier hat der Hunger nach immer größeren Gewinnen zu krisenhaften Entwicklungen und massiven Einbrüchen des wirtschaftlichen und sozialen Systems geführt. Da das Konsumieren, speziell das sich steigernde Konsumverhalten der Bevölkerung einen Motor unserer wirtschaftlichen Entwicklung darstellt, muss die Werbung das ständige Gefühl des Habenwollens stimulieren. Sie suggeriert dem potenziellen Kunden: „Das will ich haben, das hole ich mir." Die Möglichkeit, jederzeit Kredit zu haben, um orale Wünsche zu befriedigen, wurde durch die Einführung der Scheckkarte eröffnet. Das führte bekanntlich dazu, dass viele Menschen ständig Dinge für Geld erwerben, das sie gar nicht haben, und dass sie nach ihrer Insolvenz wieder dort ankommen, wo die orale Dynamik ihren Ausgang nahm. Maaz (2013) sieht in dieser Tendenz, über die eigenen Verhältnisse zu leben und Schulden zu machen, den Ausdruck einer die Gesellschaft beherrschenden narzisstischen Gier. Hier wird die Oralität, wie bei allen Arten der Sucht, missbraucht, um andere Bedürfnisse zu stillen.

Mittlerweile ist das gesellschaftliche Leben untergründig stark durch orale Kategorien determiniert, Gewinn und Verlust werden ständig gegengerechnet: Was kostet Genuss, was kostet Gesundheit, was kostet Mobilität, was kostet Altersbetreuung? Alles soll möglichst wenig kosten und denen, die dort investieren, möglichst viel Gewinn einbringen.

Die orale Dynamik wird oft als solche nicht gesehen, sie ist weniger spektakulär als die offene Aggressivität, aber ihre langfristige Destruktivität ist erheblich. Letztlich führt die gierige Haltung des „Je mehr desto besser", das heißt die Maßlosigkeit bei einzelnen Menschen und Gesellschaften, zu selbstdestruktiven Prozessen. Eigentlich würde der Umgang mit oralen Bedürfnissen die Fähigkeit des Maßhaltens, der vorausschauenden Planung und des Einteilens erfordern, nicht selten auch die Notwendigkeit des Verzichtens, aber diese Vorstellungen sind in der aktuellen Wertewelt kaum repräsentiert.

Aus Anlass einer der vielen Lebensmittelskandale, der letztlich auch wieder auf betrügerische Gewinnmaximierung in der industrialisierten Lebensmittelwirtschaft zurückgeht, verweist eine Glosse in der FAZ auf den Wunschtraum nach oraler Unmittelbarkeit (R. Bingener, FAZ 23.02.13): „In einer Zeit, da weder die Erlösung noch künftige Rentenzahlungen sicher scheinen und sich auch das Denken als fehlbar und manipulierbar erwiesen hat, besinnt sich der Mensch auf das Naheliegendste: auf sein Essen … Scheint es doch mittlerweile für viele Menschen kaum Erfüllenderes zu geben, als hingebungsvoll zu dünsten, zu blanchieren und zu karamellisieren … mit der Evidenz einer Mousse au Chocolat, kann es selbst der Satz des Pythagoras nicht aufnehmen … Die Küche ist ein warmer Kachelofen für die Seele." Freilich ist, so zeigt der Autor auf, die regressive Sehnsucht nach einer guten, unverfälschten Oralität des Essens unerfüllbar unter den Bedingungen einer globalisierten Nahrungsmittelindustrie, in deren schwer überschaubaren Ablaufketten sich immer wieder einzelne Produzenten finden, die ihren Hunger nach überhöhten Gewinnen dadurch stillen, dass sie den Verbrauchern billige, schlechte, manchmal auch gefährliche Substanzen in die Nahrung mogeln (z. B. Hormone und Antibiotika ins Fleisch, Chemikalien ins Milchpulver, Glykol in den Wein, Industrieöl in das Speiseöl). Verglichen damit ist die Lasagne vom gedopten Reitpferd noch relativ harmlos.

Das Geschenk

Oralität bezeichnet im passiven Sinne den Wunsch, etwas zu bekommen, vorzugsweise als Geschenk, das überrascht und erfreut. In unserer Kultur gilt Weihnachten als ein Fest, bei dem einer versucht, dem anderen etwas zu schenken, das ihm Freude macht. Das zu realisieren war zu Zeiten des allgemeinen Mangels leichter als in der Gegenwart des Konsumzwangs. Die Winterzeit um Weihnachten herum markierte früher eine Zeit des Mangels; in der dunklen Jahreszeit fehlte es an Licht, ebenso an frischen Nahrungsmitteln und an ausreichender Wärme. Die vorchristlichen Feste und das christliche Weihnachten inszenierten die Hoffnung auf ein neues Leben. Die Weihnachtsgeschichte versinnbildlicht, wie auch unter kärglichen Bedingungen neues Leben zustande kommt, wie die Kräfte der Natur – Ochs und Esel – die einfachen Menschen – die Hirten – sowie die übernatürlichen Kräfte – die Sterne, die Magier – zusammenwirken und das bedrohte Leben des Neugeborenen schützen. Das ist der Hintergrund, vor dem sich Familien an Weihnachten zu einem Ritual zusammenfinden. Sie zünden Lichter an, versichern sich ihres Zusammengehörigkeitsgefühls, indem sie versuchen, sich wechselseitig zu beschenken. Sie tun das oft in einem zeremoniellen Rahmen, der von früheren Generationen übernommen ist, in einer bestimmten Abfolge von Liedern, Speisen, Getränken, Ansprachen, Gebeten, Erinnerungen an verstorbene Mitglieder. Eigentlich haben die Geschenke symbolischen Charakter, sie sollen ausdrücken, dass dem Beschenkten etwas zuliebe getan wird. So ist Weihnachten für viele ein schönes Familienfest, aber es ist deutlich störanfällig. In der konsumorientierten Gegenwart ist aus der symbolischen Geste des kleinen Geschenks eine Verpflichtung zu umfangreichen teuren Transaktionen geworden, insbesondere werden die wenigen Kinder durch zahlreiche Erwachsene mit Bergen von Geschenken versehen. Das eigentliche Ritual der Bewältigung einer kargen Zeit hat seinen Sinn verloren. Licht ist reichlich da, Essen und Trinken steht immer zur Verfügung, Kleidung ebenfalls. Es ist kaum möglich, eine Inszenierung zu schaffen, die deutlich über das Übliche hinausgeht. Mit dem Wegfall der christlichen Tradition ist auch der Bezug zum Sinn des Festes verloren gegangen, sodass das Ritual leerläuft. Es ist eines von vielen Festessen im Laufe des Jahres, schlimmstenfalls sogar eine von zahlreichen Weihnachtsfeiern, die zwischen Oktober und Dezember verpflichtend abgehalten werden. Die ursprüngliche symbolische Bedeutung des neugeborenen Kindes und der Wunscherfüllung der Kinder in der Geborgenheit der Familie gibt dem Fest freilich einen regressiven Sog, der die Kindlichkeit in jedem Menschen, oft auch in den Erwachsenen anspricht, seine Bedürftigkeit, seine unerfüllten Sehnsüchte, bezogen auf familiäre Geborgenheit weckt. Das Unerledigte, das hier bereitliegt, wird gerade durch die Massen der Konsumartikel nicht besänftigt, sondern verstärkt wachgerufen. Kaum ein Fest ist so anfällig für Familienstreitigkeiten wie Weihnachten mit seinem Anspruch auf familiäre Harmonie. Keine andere Jahreszeit ist für Psychotherapeuten so anstrengend wie die Vorweihnachtszeit mit ihrer Häufung von depressiven Enttäuschungsreaktionen. Zufriedenheit erlangt am ehesten der Einzelhandel, der einen wichtigen Teil seines Jahresumsatzes bei dieser Gelegenheit erzielt.

2.4 Analität

Ein heute ebenfalls weniger beachtetes Thema, das als Triebmotiv in der klassisch analytischen Literatur eine große Rolle spielte, betrifft die Analität. Ähnlich wie das Konzept der Oralität bezieht es sich auf eine kindliche Entwicklungsstufe und zwar auf jene, in der das zwei- bis dreijährige Kind beginnt, die motorische Kontrolle über Blasen- und Darmentleerung zu gewinnen. In der Pädagogik vergangener Zeiten spielte dieser Schritt eine wichtige Rolle im Sinne der „Sauberkeitserziehung“. Es wurde gewissermaßen als Kampf verstanden zwischen den analen Willkürimpulsen des Kindes und den durch die Erzieher vermittelten Forderungen der Gesellschaft, sauber zu werden. Die Einstellung der Erziehung hat sich heute grundlegend gewandelt, meist macht das Kind so lange in seine Wegwerfwindeln, bis es damit aufhört, was in der Regel im Laufe der Kindergartenzeit erfolgt und vor der Einschulung abgeschlossen ist. Freilich sind die Kämpfe der Eltern mit dem Kind geblieben. Sie sind unvermeidlich, weil in diesem Entwicklungsabschnitt beim Kind das eigenen Wollen, noch mehr das eigene Nicht-Wollen in den Vordergrund seiner Entwicklung tritt, die zu einer ersten Verselbstständigung aus der frühen Bindung heraus führt. Das Kind ringt um seine Autonomie und es kämpft mit seinen heftig herausbrechenden Affekten; es muss beides steuern lernen und schwankt zunächst zwischen Übersteuerung hier und Durchbrüchen dort, die oft in lautstarken „Systemzusammenbrüchen“ münden.

Der anale Charakter

Der Begriff Analität ist eine Metapher für dieses Erleben und Verhalten, wobei die Zurückhaltung der Affekte und Verweigerung des Handelns, die Haltung der Retentivität, analog zum Zurückhalten des Stuhlgangs bis zur Verstopfung gesehen wird. Auf der Gegenseite werden die Durchbrüche der Affekte und Willkürhandlungen mit der Stuhlentleerung verglichen im Sinne z. B. des aggressiv-willkürlichen Anscheißens. Die frühen analytischen Studien zur Charakterentwicklung beschreiben anschaulich einen Typus des analen Charakters, der durch diese beiden Pole gekennzeichnet ist: Das Zurückhalten, Verstecken, Sammeln, Horten und Ordnen auf der einen Seite und andererseits ein durch Verlustängste getragenes Nicht-Hergeben, ein Für-sich-alleine-Behalten. Darin zeigt sich auch etwas Sparsames, Geiziges, nicht nur in Bezug auf Geld und Besitz, sondern z. B. auch im Ausdruck von Gefühlen oder Zärtlichkeit. Auf der Gegenseite dieser Übersteuerung steht die latent aggressive Gespanntheit und das rechthaberische Beharren auf Prinzipien und Regeln. Wenn die Aggressivität zum Ausdruck kommt, hat auch sie den spezifisch anal-sadistischen Charakter, der sich nicht als aggressiver Ausbruch, sondern eher als gut rationalisierte Quälerei zeigt. Gerade die Mischung von aggressiven Handlungen und Drohungen in Verbindung mit weit hergeholten Begründungen macht das Geschehen schwer erträglich. Der Stiefvater eines Patienten beispielsweise, so beschreibt dieser, beschloss, aus dem Muttersöhnchen einen harten Kerl zu machen und forderte ihn regelmäßig auf, mit ihm zu boxen, wobei er selbst nasse Lederhandschuhe anzog, deren Schläge besonders schmerzhaft waren und die Haut aufplatzen ließen. Ein anderer trichterte seinem Sohn übel versalzenes Essen ein und äußerte, nach dieser Henkersmahlzeit werde er mit ihm zum Fluss gehen, ihn dort mit dem Hammer den Schädel einschlagen und ihn ertränken, sodass es wie ein selbstverschuldeter Unfall aussähe. Es hat den Anschein, dass dieses quälerisch-aggressive Potenzial menschenspezifisch ist. Es kommt bei Tieren nicht vor, dass die rechthaberische Macht über ein hilfloses Gegenüber derart quälerische Handlungen auslöst, wie sie immer wieder aus militärischen Situationen oder aus dem Umgang mit politischen Gefangenen in totalitären Regimen, aber auch in familiären Situationen berichtet werden. Es verwundert nicht, dass dieser Typus in seiner extremen Ausprägung herangezogen wurde, um die „Banalität des Bösen“ zu charakterisieren, das Hanna Arendt bei Adolf Eichmann wahrnahm oder was Erich Fromm als „autoritären Charakter“ (1941) beschrieben hat.

Das Merkmal der Analität zeigt eine große Bandbreite, die vom versachlichenden Ordnen und Sammeln bis zum sadistischen Quälen reichen kann. Analität als Entwicklungsaufgabe eines jeden Menschen beinhaltet den Umgang mit Eigeninteressen und Handlungsimpulsen, während auf der Gegenseite die steuernde Zurücknahme der Impulse und Affekte erforderlich wird. Es versteht sich von selbst, dass damit zugleich der Aufbau der normativen Instanzen, des Gewissens verbunden ist. In diesem Über-Ich-Aspekt wird verinnerlicht, was „man“ tut oder nicht tun darf, was richtig oder falsch ist, was sich gehört. Er vertritt den gesellschaftlich-normativen Bereich der Moral, so wie er durch Übernahme der familiären Regeln verinnerlicht wird. Wir werden später zu diskutieren haben, dass neben dieser Über-Ich-Entwicklung auch andere Grundlagen für den Aufbau ethischer Überzeugungen maßgeblich sind.

2.5 Der aggressive Mensch

Die Fähigkeit, aggressive Impulse zu erleben, sie mimisch, gestisch und sprachlich zum Ausdruck zu bringen, sie in aggressive Handlungen gegenüber Menschen, Tieren oder Sachen umzusetzen, ist ein bedeutsamer Teil des animalischen Erbes.

Defensive Aggressivität

Aggressivität bedeutet nicht ein blindes Bedürfnis zu zerstören oder zu vernichten, vielmehr handelt es sich um ein biologisch zweckmäßiges Verhaltensmuster. Es dient zum einen dem Schutz der eigenen Person bzw. der eigenen Gruppe und speziell des eigenen Nachwuchses, die dadurch vor Angriffen von außen geschützt werden können. Es gilt, Angreifer, die in das eigene Revier eindringen, die eigenen Nahrungsquellen/Futterplätze beanspruchen, ggf. schwache Mitglieder der Gemeinschaft bedrohen, defensiv-aggressiv abzuwehren. Der erste Ansatz der aggressiven Reaktion beschränkt sich im Tierreich häufig auf Drohgebärden, wodurch nicht nur Feinde abgewehrt, sondern auch Rangordnungen hergestellt und behauptet werden; dadurch wird speziell innerartlich Blutvergießen vermieden. In diesem Muster liegen die Wurzeln des sich wehren und behaupten Könnens, was freilich unter den kulturellen Bedingungen des menschlichen Zusammenlebens nicht mehr mit Zähnen und Klauen und unter Gebrüll realisiert werden muss, aber immer noch die gleichen vegetativ-sympathikotonen und hormonalen Erregungsmuster aktiviert. Der humanspezifische Modus des Umgangs mit defensiv-aggressiven Impulsen ist darin zu sehen, dass die emotionale, körperlich-vegetative und motorische Anflutung der aggressiven Reaktion als objektgerichtete Ärger-, Wutstimmung wahrgenommen werden kann („Ich könnte den Kerl umbringen"), sodann aber über mimisch-gestische Signale hinaus aber auch sprachlich zum Ausdruck gebracht werden kann, sodass das bedrohende Gegenüber dadurch beeindruckt wird und ggf. sein Handeln korrigiert. Freilich ist es kein großer Schritt von der defensiv-aggressiven Drohgebärde, die mit der Bereitstellung des endokrinen und motorischen Aggressionssystems gewissermaßen die Waffen zeigt, ohne sie gleich einzusetzen, bis zu einer aggressiven Handlung. Psychotherapeuten kennen umgekehrt die Situation von Patienten, bei denen dieses protektive System ausgefallen ist, sodass diese in Auseinandersetzungen keinerlei Eindruck auf andere machen und sich regelhaft in der Position des Opfers wieder finden, das den Angriffen anderer hilflos ausgeliefert ist. Voraussetzung für eine solche Entwicklung findet sich z. B. in familiären Situationen, in denen jede Selbstbehauptung des kleinen Kindes als „Du bist böse" missbilligt und sanktioniert wird, während die Forderung lautet, „Sei wieder lieb". Wer als Jugendlicher und Erwachsener in jeder Situation versucht, lieb zu sein und über nichts, was ihm widerfährt wirklich böse werden kann, trägt das Risiko, in eine soziale Außenseiterposition zu geraten, die z. B. das Erleben von „Gemobbtwerden" nahelegt.

Offensive Aggressivität

Freilich ist nicht jede Aggression defensiv, wenngleich die aggressiv Handelnden nur zu gerne behaupten, sie versuchten lediglich, sich rechtzeitig gegen drohende Angriffe zur Wehr zu setzen. Das ist freilich nicht animalisch fundiert, sondern bereits humanspezifisch, wo das eigene bedürfnishaft impulsive Handeln zugleich mit rationalen (Schein-) Begründungen verknüpft werden kann. Die biologisch offensive Aggressivität richtet sich z. B. auf die Eroberung neuer Futterplätze bzw. die Abgrenzung des eigenen Reviers und bei fleischfressenden Tieren auf die Jagdbeute. Jene Tiere, die allein oder im Rudel andere Tiere verfolgen, töten und fressen, werden aus menschlicher Perspektive als „Raubtiere" gekennzeichnet. Hier ist eine spezifische Form der oralen Aggressivität angesprochen. Auch Menschen haben sich lange Zeit auf diese Weise als Jäger ernährt, ehe sie sesshaft wurden und begannen, essbare Pflanzen zu kultivieren. In diesem Zusammenhang haben sie auch gelernt, das essbare Wild zu domestizieren, das heißt Haustiere zu halten, um sie dann bei passender Gelegenheit töten und verzehren zu können. Diese Vorgänge werden heute fabrikmäßig absolviert und dadurch affektiv neutralisiert. Menschen, die auf dem Lande leben, kennen freilich die Situation, dass ein Haustier heute gefüttert und gestreichelt, morgen getötet und übermorgen als Mahlzeit verzehrt wird. Darüber geraten zunehmend mehr Menschen ins Grübeln und fragen sich, ob dieser Umgang mit Tieren – bei denen man mehr und mehr Ähnlichkeiten mit menschlichem Verhalten entdeckt – angemessen und ethisch vertretbar sei. Freilich zeigt sich dabei die Fähigkeit des Menschen, auf eine gespaltene Art mit Affekten umzugehen. Sie wären nie und nimmer imstande, mit einem Messer oder Beil das Tier zu töten, genießen aber gleichwohl mit oralem Behagen das blutig gebratene Steak.

Narzisstische Aggressivität

Das wirft erneut ein Licht auf den spezifisch menschlichen Umgang mit Aggressivität. Wahrscheinlich ist es nicht so, wie man zuweilen annahm, dass der Mensch seine Wolfsnatur recht und schlecht im Zaum hält und fürchten muss, dass diese jederzeit herausbrechen könnte. Es ist wohl mehr der bissige Schäferhund als der fressende Wolf, den Menschen in sich tragen und bei Gelegenheit loslassen. Die Überzeugung, selbst in Gefahr zu sein und sich wehren zu müssen, wurde schon erwähnt. Sie ist fast immer projektiv, das heißt, sie resultiert aus der Verleugnung der eigenen Aggressivität. Diese stammt meist nicht aus Dominanzstreben oder aus der Lust an der Auseinandersetzung und dem Kräftemessen. Sie hat vielmehr Tönungen oraler Aggressivität (d. h. es geht um Gier und Neid) und, was noch problematischer ist, von analer oder narzisstischer Aggressivität, das heißt von herabsetzenden, quälerischen und letztlich vernichtenden Tendenzen. Sie ist problematisch, weil sie weniger ein subjektives Erleben von eigener Aggressivität vermittelt und vielmehr mit der Überzeugung vom eigenen gerechtfertigten, notwendigen und zweckmäßigen Handeln einhergeht, ohne dass eigene Verantwortung oder Schuld erlebt würden. Das Erschrecken, das Grauen, die Abscheu bezogen auf solche Taten ist ganz auf der Seite der Außenstehenden, die, meist erst im Nachhinein, von dem Geschehen erfahren. Das fehlende Unrechtsbewusstsein der Täter, ihr Stolz auf das eigene Handeln zeigt sich nicht selten darin, dass sie Dokumentationen erstellen, z. B. Videos, die allgemein zugänglich gemacht werden. Dieser Aspekt der Aggressivität hat keine biologische Entsprechung in der Tierwelt. Er resultiert aus einer durch spezifische Abwehrvorgänge des psychischen Systems (Rationalisierung, Verleugnung, Projektion) deformierte Triebwelt, woraus eine gegen die eigene Art gerichtete Handlungsbereitschaft resultiert, die von anderen als zutiefst inhuman erlebt wird. Es ist bekannt, dass sich totalitär-gesellschaftliche Systeme zu allen Zeiten dieses Menschentypus bedient haben, um ihre Macht zu errichten oder zu sichern.

Erschreckend ist die rationalisierende Aggressivität auch als Gruppenphänomen, insofern als die empathische Rücksichtnahme auf die Mitglieder der eigenen Gruppe erhalten bleibt, aber für fremde, als feindlich erlebte Individuen oder Gruppen nicht zur Verfügung steht. Dies ist möglicherweise ein soziobiologisches Erbe des Gruppenverhaltens von sozial lebenden Tieren (und später von Menschen), die sich einerseits prosozial fürsorglich um die Mitglieder der eigenen Gruppe kümmern und andererseits mit aggressiver Härte gegen Angreifende verteidigen oder sie selbst angreifen. In den emotionalisierten Auseinandersetzungen von Fangruppen bei Fußballspielen, in diskreterer Form bei Mitgliederversammlungen von Vereinen und Parteien wird dieses widersprüchliche Verhalten nach innen und außen erkennbar.

2.6 Der sexuelle Mensch

Das Thema der sexuellen Triebhaftigkeit, das mehr oder weniger verdeckt das Erleben und Handeln beeinflusst, hat Menschen zu allen Zeiten bewegt und zu höchst unterschiedlichen Einstellungen geführt. Hierzulande liegen knapp zwei Jahrtausende christlicher Tradition hinter uns, die durch eine sehr spezielle Einstellung zur Sexualität geprägt waren. Auf der einen Seite stand der Auftrag, sich uneingeschränkt „zu mehren“, der freilich eine eheliche Verbindung voraussetze und entsprechend Empfängnisverhütung ausschloss und Abtreibung als schwere Verfehlung gelten ließ. Auf der anderen Seite wurde sexuelles Erleben und Verhalten immer in der Nähe des Sündigen gesehen. Schon sexuelle Gedanken und Fantasien galten als Sünde, umso mehr das auf einen bestimmten Menschen gerichtete sexuelle Verlangen und erst recht sexuelle Handlungen jeder Art, sofern sie sich nicht auf den Ehepartner richteten und dem Zweck der Fortpflanzung dienten. Auch wenn sich die Wertungen im letzten Jahrhundert grundlegend gewandelt haben, muss man doch davon ausgehen, dass das kulturelle Erbe unterschwellig weiterwirkt.

Die Verteufelung des Sexuellen bestand im Christentum nicht von Anfang an. Die frühen Christen knüpften in ihren Lebensformen an die Ideale der Antike an, Priester und Bischöfe waren meist verheiratet. Erst um 400 n. Chr. begann eine intensive Kontroverse um Fragen des christlichen Selbstverständnisses. Dabei erwies sich Augustinus als wortgewaltiger Redner und Autor, der seine Sichtweise letztlich kirchenpolitisch durchsetzte. Wie Flasch (2011) ausführt, argumentierte Augustinus, dass in dem sexuellen Drang (der Männer, ob es das bei Frauen gebe, wisse er nicht) Sünde und Teufel am Werk seinen und zwar seit Adam, der erste Mann, gegen Gottes Gebot verstoßen habe. Die Sünde werde seither von einer Generation zur nächsten weitergegeben („Erbsünde"), sodass jeder Mensch als Produkt einer sündhaft geschlechtlichen Erzeugung zunächst in der Hand des Teufels sei und dort auch bleibe, wenn er nicht getauft und erlöst werde. Das erklärt auch die Notwendigkeit des Dogmas, in dem behauptet wird, dass Jesus von einer Jungfrau, das heißt ohne Mitwirkung eines sexuell aktiven Mannes, geboren wurde. Augustinus weist darauf hin, dass das sexuelle Begehren eines Mannes sich unabhängig von seiner Vernunft und seinem Willen einstelle: „Es kommt, wenn es nicht kommen soll; es kommt nicht, wenn es kommen soll" (daher die Empfehlung des sexuellen Verzichts bzw. der Ehelosigkeit im Zölibat der Priester). Flasch zeigt auf, wie diese Sichtweise von Augustinus gegen heftigen Widerstand rhetorisch und kirchenpolitisch durchgesetzt wurde.

Seither werden in der christlichen Tradition zwei Themen in wechselnder Intensität bis heute weitergetragen: Das sexuelle Begehren des Mannes ist für die Fortpflanzung in der Ehe unerlässlich, aber doch mehr oder weniger des Teufels, wobei aber in den meisten Epochen hier eine gewisse Großzügigkeit waltete („Doppelmoral"), aus der heraus den Männern vieles nachgesehen wurde und z.B. das Zölibat als Gebot der Ehelosigkeit, nicht aber der Asexualität verstanden wurde. Bis in die Mitte des 20. Jahrhunderts hinein wurde jungen Männern von christlicher Seite die Sündhaftigkeit ihres sexuellen Begehrens vermittelt, bei gleichzeitigem gesellschaftlichen Konsens darüber, was „ein richtiger Mann" sexuell darf und soll.

Der christliche Umgang mit der Sexualität der Frau gestaltete sich noch problematischer. Die Frau sollte sich in der Ehe passiv-rezeptiv, ohne lustvolles Verlangen, in den Dienst der Fortpflanzung stellen. Das bedeutete, dass sie in der Regel zahlreiche Kinder bekam und nicht selten in einer der vielen Entbindungen verstarb. Einen Ausweg bot nur das Kloster (oder die Anorexie als das „Kloster im Kopf", wie von Braun [1993] es beschrieben hat). Der Generalverdacht, dass weibliche Aktivität allgemein und weibliche Sexualität speziell mit dem Teufel zu tun habe, steigerte sich in bestimmten Epochen, sodass vitale Frauen verdächtigt wurden, mit dem Teufel sexuell zu verkehren und Hexerei zu betreiben und zur Strafe und zur Reinigung ihrer Seelen verbrannt oder ertränkt wurden.

Die christliche Sexualmoral, die das Ziel hatte, die unberechenbare sexuelle Triebhaftigkeit von Männern und Frauen zu steuern und auf die Fortpflanzung in der Ehe einzugrenzen, hat mit der Unterdrückung weiblicher Sexualität und der Etablierung männlicher Doppelmoral problematische Auswirkungen gezeitigt, die zu Freuds Zeiten in den neurotischen Deformierungen der bürgerlichen Persönlichkeit deutlich erkennbar wurden.

Die Wende

In seinem Buch „Das Zeitalter der Erkenntnis“ beschreibt Eric Kandel (2012) anschaulich, wie um die Wende vom 19. zum 20. Jahrhundert Sexualität zum Thema der öffentlichen Diskussion wird. Er stellt dabei Freud in eine Reihe mit dem Dramatiker Schnitzler und den Malern Klimt und Schiele, die jeder auf seine Art Themen des sexuellen Erlebens, sexuellen Verhaltens und der sexuellen Identität zum Ausdruck bringen, die zuvor unter eine Decke der bürgerlichen Wohlanständigkeit verborgen waren. Freud betont die ubiquitäre Macht des sexuellen Begehrens, die ihre Vorläufer bereits im Kindesalter habe. Schnitzler veranschaulicht anhand seiner Novellen und Theaterstücke dieses machtvolle Streben in den menschlichen Beziehungen, die sich dadurch meist katastrophal unglücklich entwickeln. Schiele und Klimt gehen noch einen Schritt weiter. Während Freud und Schnitzler die sexuelle Situation vorrangig aus der Perspektive des Mannes darstellen, richten die genannten Maler den Blick auf die weibliche Sexualität und zeigen die Frau nun nicht mehr als Gegenstand männlicher Fantasie, sondern als Wesen mit eigener sexueller Identität. Über das Thema der Sexualität wird also die Frage nach dem Verhältnis der Geschlechter und nach den Rechten der Frau zur Diskussion gestellt. Freud vertritt in dieser Diskussion nachträglich gesehen eine relativ konservative Position, er formuliert das Sexualleben des Mannes und des männlichen Kindes, Weibliches bleibt ihm eher der „dunkle Kontinent“. Auch Schnitzler beschreibt die Situation seiner Epoche aus zeittypisch männlicher Perspektive. Wie so oft hat es den Anschein, dass die bildenden Künstler, in diesem Falle die erwähnten Maler Klimt und Schiele, ihrer Zeit vorausgehen und bereits die Themen deutlich werden lassen, die die Menschen der folgenden Epoche beschäftigen werden.

2.7 Die Einstellung zur Sexualität in der Gegenwart

Die entscheidende Veränderung in unserer Epoche brachte die pharmakologische Empfängnisverhütung in den 60er-Jahren des 20. Jahrhunderts. Durch die Entkopplung von sexueller Aktivität und Schwangerschaft vermochte sie eine Urangst beider Geschlechter – vor der ungewollten Schwangerschaft – aufzuheben. Eine antiautoritäre Bewegung stellte die gesellschaftlich verankerten Normvorstellungen – auch bezüglich sexuellen Verhaltens – zunehmend infrage. Die naive Anwendung psychoanalytischer Konzepte auf gesellschaftliche Vorgänge führte zu der Idee der Selbstverwirklichung durch die Befreiung von allen Zwängen. In dieser Zielrichtung sollte nicht nur die Sexualität der Erwachsenen „befreit" werden – sei es die Hetero- oder Homosexualität –, sondern auch die kindliche Sexualität und sexuelle Beziehungen zu Kindern – etwas, das die damaligen Protagonisten heute mit einiger Verlegenheit registrieren. Freilich haben nicht nur jugendliche Wirrköpfe, sondern auch prominente Denker wie Sartre oder de Beauvoir solche Forderungen gutgeheißen. Gesellschaftliche Entwicklungen können offenbar dazu führen, dass Überzeugungen und Wertvorstellungen formuliert werden, über die man sich ein bis zwei Generationen später wundert.

So hat sich bis zum Ende des 20. Jahrhunderts die Bedeutung der Sexualität grundlegend verändert. Die moderne Entwicklung nahm ihr viel von ihrer existenziellen Wichtigkeit, entschärfte und verharmloste sie, sodass sie letztlich nur noch etwas Funktionelles, Interessantes, Biologisches, Gesundes bedeutet, das auf immer den gleichen Partner bezogen schlimmstenfalls seinen Reiz verliert, sodass eine Tendenz zu zahlreichen wechselnden Partnerschaften oder, falls Kinder vorhanden sind, zu sequenziellen Lebenspartnerschaften entsteht. Zugleich zeigt sich in den Medien eine gegenläufige Entwicklung, hier ist die Darbietung sexueller Themen ubiquitär, das Angebot pornografischen Bild- und Filmmaterials ist selbstverständlich. So verwundert auch die Häufung der Diagnose Sexsucht nicht, weil keine andere Erregungsabfuhr so leicht zu haben ist.

Weibliche Sexualität

Während traditionelle Kulturen bemüht sind, sexuelle Aktivitäten der Frauen vor der Ehe strikt zu unterbinden, hat sich die Situation in den westlichen Ländern radikal verändert. Die präpubertären Mädchen sind sexuell neugierig, aber noch überwiegen die ängstlich-lustvollen Fantasien. Unter dem Druck der Ablöseimpulse von den Eltern beginnen die pubertären Mädchen sexuelle Beziehungen aufzunehmen, die zugleich von Bindungswünschen getragen sind. Die pubertären Jungen sind an Sexualität interessiert, aber nicht an Bindung. Sie verbleiben lange, länger als früher, in emotionalen Bindungen an ihre Familie und speziell in Vertrautheit mit ihren Müttern. Die sexuellen Kontakte der Jungen dienen eher der narzisstischen Selbstbestätigung, Mädchen fühlen sich dadurch leicht ausgenutzt. Es gibt relativ lange Phasen sexueller Aktivität, die von zeitweiligen Verliebtheiten abgesehen nicht in tragfähige emotionale Beziehungen eingebettet sind. Je fragiler die Struktur der Jugendlichen ist, desto stärker wird versucht, Selbstwert und Identität über sexuelle Eroberungen, durch immer neue „Lover" zu stabilisieren. Wenn emotionale Bindungen mit Anfang/Mitte 20 eher möglich werden, blicken viele auf eine lange Zeit wenig befriedigender sexueller Aktivität zurück, die nicht den Charakter von Intimität hat, sondern womöglich über die sozialen Netzwerke öffentlich gemacht wurde. Jugendliche, die sich daran nicht beteiligen können und wollen, fühlen sich als Versager und machen ihre fehlende Attraktivität dafür verantwortlich.

Hier knüpft das Thema der bulimischen Essstörungen, der Selbstverletzungen und des sozialphobischen Rückzugs an. In diesem Geschehen ist der ursprüngliche biologische Aspekt der Sexualität, die Fortpflanzung, gänzlich aus dem Blick geraten. Sie würde ja einigermaßen stabile emotionale Bindungen erfordern, die schwer zu erlangen sind.

Sexueller Missbrauch

Vor diesem Hintergrund der oft problematischen sexuellen Aktivitäten ohne stabile emotionale Beziehungen taucht, vor allem in Therapien überraschend ein Thema auf: die Vermutung des sexuellen Missbrauchs, meist in der weit zurückliegenden Vergangenheit, z. B. in der Kindheit, bezogen auf Stiefvater, Bruder, Großvater, befreundete Nachbarn. Nicht selten wird die Vermutung zum ersten Mal von einer Therapeutin oder Klinikmitarbeiterin geäußert, nicht von der Patientin selbst. Der Missbrauchsverdacht wird häufig durch die Hypothese der Traumatisierung ergänzt. Beide Vermutungen mögen in einzelnen Fällen begründet sein und durch Fakten, z. B. in Gerichtsverhandlungen, bestätigt werden. In vielen Fällen bleibt die Situation faktisch ungeklärt, aber die Überzeugung setzt sich fest, jemand sei sexuell missbraucht und traumatisiert worden. Als geradezu ehrenrührig gilt die differenzialdiagnostische Überlegung eher histrionischer Persönlichkeitsanteile. Sie sind in den aktuellen Psychotherapieberichten absolut unterrepräsentiert, auch eindeutig hysterische Entwicklungen werden als frühe depressive Störungen interpretiert. 2013 wurde eine Lehrerin zu Gefängnis verurteilt, weil sie einen Kollegen zu Unrecht beschuldigt hatte, er habe sie vergewaltigt. Dieser Mann war nach langer Gefängnisstrafe mittlerweile verstorben. Erst danach war allgemein aufgefallen, in welchem Maße die Frau die Realität manipulierte und dramatisierende Geschichten erzählte, sodass bei ihr gutachterlich eine Histrionische Persönlichkeitsstörung diagnostiziert und sie zu einer Gefängnisstrafe verurteilt wurde. Wenn ein Mann und eine Frau sich einige Zeit alleine in einem Raum aufhalten, weiß hinterher niemand genau, was geschehen ist und auf wessen Veranlassung. Auch lange Gerichtsverhandlungen erlauben oft keine Klärung der Vorwürfe. Das ist das Dilemma der sexuellen Intimität, die in der Regel keine Zeugen kennt. In einer afrikanischen Kultur gilt es deshalb als ein Delikt (des Mannes), wenn unverheiratete Männer und Frauen die Tür hinter sich schließen und alleine im Haus bleiben.

2.8 Der biologische Hintergrund

Mehr als jedes andere Verhalten und Erleben ist der sexuelle Bereich biologisch mitbestimmt, sodass ein Blick auf diesen biologischen Aspekt hilfreich sein kann.

Die meisten Tiere geraten unter dem Einfluss hormonaler Zyklen nur für bestimmte Zeit in den Zustand der Brunft, das heißt der Bereitschaft zu Sexualität und Fortpflanzung. Dieser Zustand teilt sich durch spezielles Verhalten oder Gerüche mit. In der Regel machen die Weibchen auf sich aufmerksam, sodann müssen die brünftigen Männchen untereinander auskämpfen, wer als der Stärksten den Zugang zu den Weibchen erhält. Das aufwendige Werbungsverhalten ist in der Regel Sache der Männchen, während die Weibchen den eindrucksvollsten Partner auswählen, von dem, biologisch gesehen, anzunehmen ist, dass er die besten Gene hat.

Die meisten dieser Vorgänge existieren beim Menschen nicht mehr. Die Männer sind mehr oder weniger immer fortpflanzungsbereit, die Frauen um die Zeit des Eisprungs herum empfängnisfähig. Der Geruchssinn als Orientierungsorgan ist beim Menschen weitgehend verkümmert. Dass die biologischen Rhythmen unterschwellig dennoch wirken, zeigt eine Studie an Diskothekenbesucherinnen, die man fotografiert und durch Bluttests auf ihren Hormonstatus untersucht hat. Das Ergebnis zeigt, dass das Ausmaß der nackten Haut positiv korreliert mit der zeitlichen Nähe zum Eisprung. Das heißt, die „empfangsbereiten" Mädchen zeigten sich am offenherzigsten, die nicht empfangsbereiten am verschlossensten. Das kann bedeuten, dass die biologischen Muster hormonaler Art sich unter Umständen über Signale vermitteln, deren Frauen und Männer sich nicht bewusst sind. Im Gegenteil widerspricht das unbewusst sexuell werbende Verhalten durch die präsentierte nackte Haut zur Zeit der größten Empfängnisbereitschaft in der Regel der bewussten Einstellung der Mädchen, die keineswegs darauf aus sind, schwanger zu werden.

Männliche Sexualität

Biologisch gesehen sind Männer, bedingt durch ihren gleichbleibend hohen Testosteronspiegel von der Adoleszenz bis ins hohe Alter hinein grundsätzlich ständig fortpflanzungsbereit und paarungswillig. Wenn dieses Bedürfnis in einer befriedigenden Beziehung zur Erfüllung kommt, können Männer ausgeglichen und umgänglich sein. Wenn jedoch das Verlangen nach Sexualität, aus welchem Grund auch immer – meist wegen neurotischer Beziehungsstörungen – unerfüllt bleibt oder unterdrückt wird oder suchtartige Züge annimmt, gerät das System Mann in affektive Spannungen. Zum einen kann jeder Aspekt des Weiblichen – eine hübsche Figur, ein Stück nackte Haut, ein Blick, eine Bewegung des Körpers – ein Stimulus werden, der Lust auf Sexualität weckt, ohne dass die Persönlichkeit des weiblichen Gegenübers dabei eine entscheidende Rolle spielt –

was Frauen verständlicherweise verstimmt, weil sie es nicht nachempfinden können. Unter dem Druck sexuellen Begehrens handeln Männer unter Umständen irrational: „Mit diesem Drang im Leibe siehst Helenen Du in jedem Weibe." Dass es sich nicht um Helena gehandelt hat, sondern um das Au-pair-Mädchen, wird unter Umständen bald ersichtlich, wenn – manchmal mit einiger Verzögerung – die erotische Romanze an Alltagsproblemen zerbrochen ist.

Alle paar Tage wird uns in den Medien mitgeteilt, welcher prominente Mann (die nicht prominenten betrifft es auch, aber sie wecken weniger Interesse) sich bei welcher sexuellen Aktivität hat beobachten lassen: der Weltbankchef und das farbige Zimmermädchen, der Präsident und seine Büropraktikantin, der General und eine Journalistin. Für die jeweils verheirateten Familienväter ist es offenbar nicht möglich, ihrem sexuellen Impuls oder dem sexuellen Angebot zu entgehen, auch wenn sie wissen, dass jedes Öffentlichwerden der Affäre sie politisch vernichten wird.

Schwierig ist die Situation für Menschen, die in einer heterosexuellen Beziehung von homosexuellen Impulsen erfasst werden. Einer der prominentesten deutschen Schriftsteller beschreibt, wie er im Urlaub vom homosexuellen Charme eines Kellners überwältigt wurde, dem er sich, zum Befremden seiner Angehörigen, mit großer persönlicher Aufmerksamkeit zuwandte. Die Steigerung dessen ist die sexuelle Faszination durch gleichgeschlechtliche Jugendliche, wie sie in Thomas Manns „Tod in Venedig" oder in Nabokovs „Lolita" beschrieben ist. Noch schärfer sind die zu erwartenden Sanktionen für homosexuelle oder pädophile Männer, die als Lehrer, Trainer oder Pfarrer ihr sexuelles Verlangen auf von ihnen abhängige Kinder und Jugendliche gerichtet haben. Die in solche Verstrickung geratenen Männer sind zeitweise außerstande, ihren kritischen Verstand zu gebrauchen und sich und ihre Mitmenschen vor sozialen Beschädigungen zu schützen.

Der unter Umständen sich aufstauende und durchbrechende männliche Triebdruck hat noch eine weitere Seite. Die unter Testosteron-Einfluss sexuell angestauten Männer stehen zugleich auch unter aggressiver Spannung, was biologisch ebenfalls plausibel ist. Um den Zugang zu den Weibchen zu erlangen, müssen die männlichen Konkurrenten überwunden werden. So entsteht ein Bild von aggressionsbereiten und von sexuellen Fantasien besetzten Männern, die sich möglicherweise nach außen hin nüchtern, geschäftstüchtig, ehrgeizig, wissenschaftlich oder sozial engagiert zeigen.

Freilich ist sexuelles Verhalten auch in tragfähigen Beziehungen immer auch von Fantasien begleitet, die nicht primär auf die Partnerin oder den Partner gerichtet sind, sondern Ausdruck von eher diffusen sexuellen Spannungen sind. Während die Abfuhr sexueller Erregung beim Mann durch den Sexualverkehr oder die Onanie erfolgt und die Spannung danach für einige Zeit gelöst ist, ehe sie wieder anwächst, steht das sexuelle Erleben der Frau eher in Abhängigkeit vom Monatszyklus. Darüber hinaus ist es ihr Verlangen, sich durch die sexuelle Aktivität des Partners oder der Partnerin bestätigt und begehrt zu fühlen. Damit suchen Frauen im Gegensatz zu Männern nicht ausschließlich die sexuelle, sondern vor allem eine intensive emotionale Erfahrung. Vereinfacht gesagt, sucht der Mann in der Sexualität die Selbstbestätigung, die Frau die Bestätigung durch den anderen.

Die alte Streitfrage, was an diesen Themen wirklich biologisch determiniert ist und was in der jeweils bestehenden gesellschaftlichen Situation ausgehandelt wird, ist offen. Unbestritten ist es, dass die gesellschaftlichen Rollenvorstellungen von Frauen und Männern in ihrem sexuellen Verhalten und Erleben sich in den westlichen Gesellschaften radikal verändert haben, sodass manche Soziologen sagen, die Geschlechteridentität von Frauen und Männern sei nicht vorgeformt, sondern müsse in jeder Beziehung neu verhandelt werden. In einer Gesellschaft wie der unsrigen, in der zunehmend viele Migranten aus anderen kulturellen Welten leben, werden die Kontraste und die unterschiedlichen Wertvorstellungen besonders deutlich. Aus muslimischer Sicht verhalten sich hiesige junge Frauen häufig wie „Schlampen" (Männer können tun, was sie wollen). Die umgekehrte Blickrichtung sieht im Verhalten muslimischer Männer eine skandalöse Missachtung der Frauen.

2.9 Sexuelle Identitäten

Wie bei keinem anderen Thema geht es bei der Sexualität nicht nur um ein Tun, sondern auch um Formen des Seins und zwar in der Ausgestaltung der psychosexuellen Identität. Mit solchen Themen wird heute anders umgegangen als früher. In früheren Zeiten schätzte man eindeutige kategoriale Zuordnung. Man sagte, etwas sei schwarz oder weiß. Heute weist jeder darauf hin, dass die Eskimos etwa 200 Töne von weiß zu unterscheiden wüssten. Früher glaubte man, sicher zu sein, wann jemand tot oder lebendig sei. Heute sind die Definitionen für den Beginn des Lebens ebenso vielfältig und umstritten wie jene für das Ende des Lebens. Das heißt, die Gültigkeit von eindeutigen kategorialen Begriffen wird zunehmend in Zweifel gezogen. Stattdessen wird der Prozesscharakter von Zuständen unterstrichen. Das ist auch der Fall bei den Kategorien männlich und weiblich als Zuschreibungen sexueller Identität. Für die Mehrheit der Menschen ist die Selbstzuschreibung keine Frage, sie sehen sich im eigenen Verständnis eindeutig als Frauen oder Männer, ihre Beziehungswünsche richten sich auf Männer oder Frauen. Hingegen betont eine Minorität, dass dies keinesfalls so sei. Der Versuch, das Abweichende in Worte zu fassen, führt rasch in Schwierigkeiten. Derman (2013) kombiniert drei Kategorien:

1. das physiologische Geschlecht in der Ausprägung weiblicher oder männlicher Geschlechtsorgane,
2. das psychologische Geschlecht im Sinne der Selbsteinschätzung als Frau oder Mann und
3. das Hingezogensein zu weiblichen oder männlichen Partnern.

Aus der Kombination dieser Merkmale lassen sich zahlreiche mögliche Geschlechtsidentitäten ableiten, so z. B.:

hetero-weiblich: biologisch weibliche Person + psychologisches Selbstverständnis als Frau + Hingezogensein zu Männern

hetero-männlich: biologisch männliche Person + psychologisches Selbstverständnis als Mann + Hingezogensein zu Frauen

lesbisch: biologisch weibliche Person + psychologisches Selbstverständnis als Frau + Hingezogensein zu Frauen

schwul: biologisch männliche Person + psychologisches Selbstverständnis als Mann + Hingezogensein zu Männern

bisexuell: biologisch männliche oder weibliche Person + psychologisches Selbstverständnis als Mann oder Frau + Hingezogensein zu Frauen und Männern gleichermaßen

pädophil: biologisch männliche Person + psychologisches Selbstverständnis als Mann + Hingezogensein zu Kindern und Jugendlichen

männlich-lesbisch: biologisch männliche Person + psychologisches Selbstverständnis als Frau + Hingezogensein zu Frauen

transsexuell Frau zu Mann: biologisch weibliche Organe hormonal oder operativ verändert + psychologisches Selbstverständnis als Mann + Hingezogensein zu Frauen (oder Männern)

transsexuell Mann zu Frau: biologisch männliche Organe hormonal oder operativ verändert + psychologisches Selbstverständnis als Frau + Hingezogensein zu Männern (oder Frauen)

intersexuell: biologisches Geschlecht uneindeutig ausgebildet + psychologisches Selbstverständnis unsicher + Hingezogensein unsicher

asexuell: biologisch weibliche oder männliche Person + psychologisches Selbstverständnis als Frau oder Mann + kein sexuelles Hingezogensein zu Frauen oder Männern

Weitere Varianten erfährt die Auflistung dort, wo die psychologische Überzeugung von der eigenen Geschlechtszugehörigkeit unsicher ist oder sich im Laufe des Lebens ändert. Ein australischer Mann hat nach seiner Geschlechtsumwandlung gerichtlich durchgesetzt, dass in seinen Ausweispapieren seine Geschlechtszugehörigkeit weder als männlich noch als weiblich, sondern als „unbestimmt" bezeichnet wird.

Dort, wo wir nicht die Identität, sondern die Beziehungsgestaltung ins Auge fassen, sehen wir weitere Entwicklungen. Gleichgeschlechtliche Partner haben analog zu der traditionellen Ehe rechtlich durchgesetzt, dass auch sie heiraten können. In neuerer Zeit streben sie an, auch gemeinsame Kinder haben zu dürfen. Das bedeutet z. B., dass zwei homosexuelle Männer Babys oder Kleinkinder adoptieren können, ebenso zwei lesbische Frauen. Die Frauen können darüber hinaus Schwangerschaften selbst austragen, sei es nach herkömmlicher Befruchtung oder durch künstliche Insemination. Unter Umständen haben beide Frauen Kinder vom selben Samenspender oder von verschiedenen Männern. Eine Zeitungsnotiz (FAZ 10.09.13) berichtet von einem Mann (der als Frau-zu-Mann-Transsexueller) ein Kind geboren habe. In solchen Situationen tut sich die Sprache schwer, die von der herkömmlichen Vater-Mutter-Kind-Familie ausgeht und keine Worte hat für die neuen Verwandtschaftsverhältnisse, die durch Leihmütter, Samenspender oder Eizellspender gestiftet werden.

Über Kinder, die in traditionellen Eltern-Kind-Familien aufwachsen, wissen wir psychologisch vieles, auch über die Folgen von Partnertrennungen, alleinerziehenden Eltern, ebenso über Patchwork-Familien. Verständlicherweise gibt es wenig Kenntnisse oder gar Untersuchungen bezüglich solcher Kinder, die bei gleichgeschlechtlichen Eltern, entweder adoptiert oder in leiblicher Abstammung von einem Partner, aufwachsen. Über diese speziellen Entwicklungsbedingungen und ihre Auswirkungen auf die kindliche Entwicklung weiß man wenig. Auf der einen Seite wird argumentiert, dass zwei gleichgeschlechtliche Eltern ihrem Kind genauso viel Liebe entgegenbringen könnten wie traditionelle Eltern, auf der anderen Seite wird aus der Gleichberechtigung heterosexueller und homosexueller Partnerschaft das „Recht“ abgeleitet, ein Kind zu haben. Ob dies ein ausreichendes Argument ist, bleibt vorläufig offen.

Die eingangs angesprochene Frage der soziokulturellen Zuschreibung, das heißt der gesellschaftlich verankerten Normvorstellungen für typisch weibliches, typisch männliches Verhalten ist bis hier noch gar nicht mitgedacht. Es gibt hier eine feministische Position, die man angesichts historischer Gegebenheiten durchaus nachvollziehen kann: Nicht wenige Jahrzehnte zurück war der Mann in der Familie selbstverständlich der Haushaltsvorstand, der in allen wichtigen Frage das letzte Wort hatte. Er musste zum

Beispiel seine Erlaubnis erteilen, wenn die Frau eine Arbeit annehmen oder ein Konto eröffnen wollte. Einige weitere Jahrzehnte zurück hatten Frauen kein Wahlrecht, kein Recht, ein Studium zu absolvieren, sie waren in allen Belangen juristisch eingeschränkte Personen. Die entsprechenden Rechte mussten erst erkämpft werden. Heute sind es die oben erwähnten Minderheiten der sexuellen Identitäten, die um ihre Gleichberechtigung kämpfen. Dass ein bärtiger, homosexueller Mann, als Frau geschminkt und gekleidet, in einem Fernsehwettbewerb singend die größte Zustimmung erfährt, ist auch ein Beitrag zum Thema des Menschenbilds in der gegenwärtigen Gesellschaft.

Heute und hierzulande ist in vielen, nicht in allen Lebensbereichen Gleichberechtigung gesetzlich verankert. Vieles ist angeglichen, aber freilich sind die Lebensgegebenheiten für Frauen und Männer verschieden, speziell was die Verknüpfung von Elternschaft und Beruf angeht. Stellen wir uns eine psychotherapeutische Gruppenbehandlung vor, an der neben vier Männern vier Frauen teilnehmen: eine Erzieherin, die aus einer sozial schwachen deutschen Großstadtfamilie stammt; eine Pädagogikstudentin, Kind einer bürgerlichen deutschen Kleinstadtfamilie; eine junge Türkin, die im fünften Lebensjahr aus ihrer anatolischen Großelternfamilie zu den Eltern nach Deutschland geholt und hier als Jugendliche mit einem Cousin verheiratet wurde; eine junge Frau ohne Beruf mit künstlerischen Interessen, Tochter einer deutschen Krankenschwester und eines marokkanischen Ingenieurs, die in der väterlichen Familie aufgewachsen ist, ehe die Eltern sich trennten und sie mit der Mutter nach Deutschland kam. Jede dieser Patientinnen hat andere Vorstellungen davon, was es bedeutet, eine Frau zu sein, welches ihre Rechte und Pflichten sind, was als „richtig“ und „normal“ gelten soll. Was die eine klaglos hinnimmt, findet die andere empörend; wie die eine sich präsentiert, erlebt die andere als schamlos; was die eine selbstverständlich tut, würde die andere lebensbedrohliche Komplikationen befürchten lassen. Man kann nur hoffen, dass die Therapeutin eine „alte Weise“ ist, die es jeder Patientin ermöglicht, auf ihre Art ihr Leben zu meistern und dass die ebenfalls anwesenden Männer von den Erfahrungen der Frauen profitieren und ihnen umgekehrt hilfreich sind.

Das Menschenbild im Blick auf das Animalische

Die Betrachtung der animalischen Aspekte des Menschen, das heißt seine biologisch verankerte Oralität, Aggressivität, Sexualität vor dem Hintergrund sich verändernder kultureller Wertvorstellungen lässt die Spannung zwischen den Bereichen sichtbar werden. Auf der einen Seite existiert das biologisch Vorgegebene, das unter dem Einfluss von ererbten Funktionsmustern und hormonal gesteuerten Abläufen situativ aktiviert wird und dem Ich des Menschen ein wirkmächtiges Es gegenüberstellt. Das Ich, von dem bis jetzt noch nicht die Rede war, wird vor die Aufgabe gestellt, die animalische Impulsivität im Interesse eines soziokulturell geforderten und gewünschten Selbstverständnisses zu steuern und zu integrieren. Hier beginnen die Konflikte, die bis zur tragischen Unlösbarkeit zugespitzt sein können. Die gewählte Menschenbildperspektive unterstreicht die Bedeutung des Leiblichen und Animalischen, das keineswegs als ein blasses Anhängsel der geistig-seelischen Person betrachten werden kann, sondern als eine bedeutsame vitale Energie, mit der es umzugehen gilt.

Der Einfluss der gesellschaftlichen Bedingungen auf das Erleben animalischer Leiblichkeit bezogen auf Gesundheit, Karriere und Tod wird später nochmals aufgegriffen (Kap. 8.8 und 8.9).

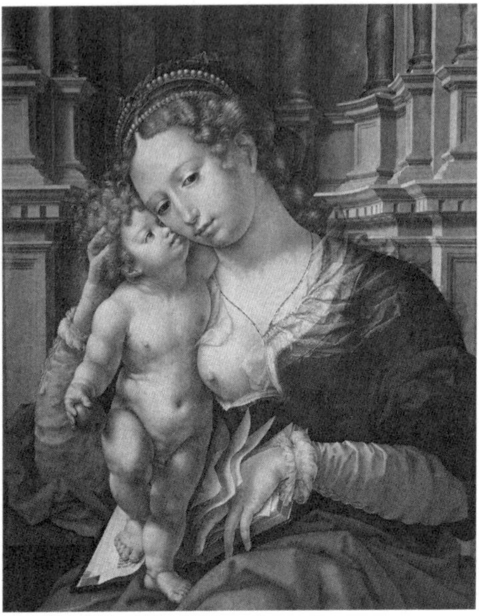

3 Der emotionale Mensch

„Wer sich keiner radikalen Gefahr der absoluten Bindung aussetzen will, erfährt auch eine eigentümliche Sinnlosigkeit des eigenen Lebens. Denn nichts Wesentliches steht in diesem Leben mehr auf dem Spiel."

J. Hersch (1989)

3.1 Emotionale Verständigung

In den vorigen Abschnitten wurde deutlich gemacht, dass Menschen in ihrem Erleben und Handeln in nicht geringem Maße von ihren vitalen Bedürfnissen beeinflusst werden. Gleichwohl wirken die Bedürfnisregungen nicht unmittelbar auf die Handlungsbereitschaft ein. Ein wichtiges Zwischenglied bilden die Emotionen, welche als die eigentlichen „Beweger" (emovere) anzusehen sind. Jemand, der angegriffen wird, reagiert nicht reflexhaft defensiv-aggressiv, er wird vielmehr ärgerlich und entwickelt eine Stimmung und Fantasien des Sich-Wehrens, oder aber er gerät in Angst und entwirft Strategien des Flüchtens und der Vermeidung. Diese Emotionen, z.B. Wut oder Angst, gehen einher mit typischen körperlichen, physiologischen Bereitstellungen im Muskeltonus, in der Hautdurchblutung, in Blutdruck und Herzfrequenz, in der Pupilleneinstellung, in der Stimmfrequenz etc. Die emotionale körperliche Verfassung bildet ein gestalthaftes Ganzes, das bei Tieren und Menschen einen starken Eindruck auf die anderen, die Mitmenschen oder Mittiere macht. In der Regel können Lebewesen der gleichen Art den emotional-körperlichen Ausdruck wie eine Mitteilung verstehen und sich darauf einstellen. Das Emotionssystem ist zugleich das basale Kommunikationssystem nicht nur der Tiere, sondern auch der Menschen. Manche betonen, die Kommunikation durch Sprache sei viel gewichtiger als die durch Emotionen vermittelte Verständigung. Wenn jedoch die sprachliche Mitteilung nicht durch stimmige Emotionen unterlegt ist, wirkt sie nicht authentisch und bleibt ohne die erwünschte Wirkung. Umgekehrt lernen Menschen von klein auf, in bestimmten Situationen ihre eigentliche emotionale Verfassung und damit ihre Handlungsabsichten zu verbergen, sie hinter freundlichen Worten oder maskierendem Lächeln zu verstecken, sich „nicht in die Karten schauen zu lassen". So stellt sich stets auch die Frage nach der Echtheit der bei anderen wahrgenommenen Emotionen: Ist die gezeigte Herzlichkeit echt, ist sie konventionelle Höflichkeit, verbirgt sie kritische oder feindselige Einstellungen?

Menschen stehen aber nicht nur vor der Aufgabe, die Emotionen der anderen richtig zu verstehen und angemessen zu beantworten, sie müssen auch, was nicht selbstverständlich ist, ihre eigenen Emotionen gewahr werden. Wer das nicht kann, wer die strukturelle Fähigkeit nicht entwickelt hat, selbstreflexiv die eigene innere Situation differenziert zu erleben, gerät in zwei Schwierigkeiten. Er versteht sich selbst nicht, registriert womöglich körperliche Reaktionen wie Muskelspannung und Herzklopfen, ohne zu spüren, dass sich in ihm bestimmte Emotionen, wie z. B. freudige Erregung, ängstliche Gestimmtheit oder wütende Spannung aufbauen. Der Selbstmonitor, der ihm spiegeln sollte, welche innere Verfassung sich in ihm aufbaut, bleibt ausgeschaltet. Dazu gehört häufig auch, dass der mimisch-gestische Ausdruck weitgehend leer bleibt und dem Gegenüber keine deutlichen Signale vermittelt. Mit der Schwierigkeit, eigene Emotionen zu verstehen und mitzuteilen, korrespondiert in der Regel auch ein Unvermögen, den affektiven Ausdruck der anderen richtig zu lesen und zu übersetzen. Wer auf diese Weise weder sich noch andere emotional verstehen kann, ist aus der Welt der Beziehungen ähnlich ausgeschlossen wie es ein Schwerhöriger in der Welt der Redenden ist. Nicht nur, dass er zwischenmenschliche Situation nicht versteht, er trägt auch das Risiko, sie im Sinne feindseliger Absichten misszuverstehen.

3.2 Frühe Bindung

Das emotionale Kommunikationssystem hat, wie schon erwähnt, biologische Grundlagen, die bei höheren Tieren und Menschen ähnlich gestaltet sind. Die große Bedeutung dieses Systems lässt sich in der frühen Kindheit besonders gut zu beobachten (Rudolf 2013a, S. 10 f.). Hier sind es zunächst hormonal gesteuerte Abläufe, die sicherstellen, dass das Muttertier oder die menschliche Mutter das Neugeborene als ihr eigenes „annimmt“ und die jeweils artspezifische Versorgung (durch Schlecken, Streicheln, Säugen, Wärmen etc.) beginnt. Das Saugen des Säuglings aktiviert bei der Mutter das Oxytocin-System, wodurch bei ihr Stress und Aktiviertheit reduziert, der Aufbau von Nähe begünstigt und das Belohnungssystem stimuliert werden, sodass sie die neue Situation als angenehm erleben kann. Das gleiche hormonale Geschehen ist auch für Paarbildungen bedeutsam.

Die Überlebensgarantie für das hilflose Junge liegt darin, dass es baldmöglichst mit seinem Geruch, seiner Gestalt, seinen Lautäußerungen, seiner Mimik im Gehirn der Mutter repräsentiert ist und dass damit eine unverbrüchliche emotionale Bindung zwischen beiden aufgebaut wird. Aufseiten der Mutter ist es das sich aufbauende mentale Präokkupiertsein mit dem Kind und seinen Bedürfnissen, das sicherstellt, dass es vorübergehend nichts Wichtigeres gibt und eine kontinuierliche Aufmerksamkeit auf das Kind gerichtet wird. Aufseiten des Kindes sind bestimmte Wahrnehmungskanäle in angeborener Weise auf die wichtigsten Bezugspersonen gerichtet. Dieses basale, instinktnahe Beziehungssystem wird nun über Jahre hinweg – bis zu den beiderseitigen Ablöseimpulsen – emotional ausgestaltet. Ein früher Höhepunkt dieser emotionalen Entwicklung ist aufseiten des Kindes die „sichere emotionale Bindung“. Sie umfasst eine ganze Reihe von kindlichen Entwicklungsschritten, wie z. B. das sichere Wiedererkennen der inzwischen internalisierten wichtigen Bezugspersonen; das Erleben von Freudeaffekten durch die Begegnung und die spielerischen Interaktionen mit diesen Personen; die Erfahrung, dass schmerzliche Unlustaffekte (durch Hunger, Alleinsein, körperliche Beschwerden) durch Interaktionen mit den wichtigen Bezugspersonen aufgefangen und bewältigt werden können. Das nahe Miteinander von Kleinkind und

Bezugsperson garantiert dem Kind positive Gefühlswahrnehmungen der Sicherheit, Geborgenheit und des körperlichen Wohlbehagens sowie das der lebendigen Gemeinsamkeit mit der Bezugsperson. Das geschieht dadurch, dass der eine beim anderen positiv zugewandte Emotionen auszulösen vermag, wodurch beide sich wechselseitig aneinander binden. Es verwundert nicht, dass diese emotionale Situation, die aus Sicht des Kindes paradiesische Züge trägt, wenn sie nachhaltig gestört oder zerstört wird (z. B. durch den Verlust der Mutter) lebenslange Auswirkungen auf das Gefühl der Sicherheit in wichtigen Beziehungen hinterlässt. Nach psychodynamischer Erfahrung sind generell die lebensgeschichtlich frühen emotionalen Erfahrungen von größter Bedeutung für das emotionale Erleben des späteren Erwachsenen. Es sind die basalen Fähigkeiten – Emotionen zu entwickeln, sie bei sich und anderen wahrzunehmen, sie zu kommunizieren – die bei Interaktionen zwischen einem Kleinkind und einer schwer depressiven Mutter nicht aufgebaut werden können. In späteren reiferen Abschnitten der Kindheit sind es konflikthafte Ausgestaltungen der Beziehung, die ihre emotionalen Spuren hinterlassen (Rudolf 2013a, S. 39 f.).

So sehen wir, dass Patienten wie z. B. solche mit schweren Persönlichkeitsstörungen unter erheblichen Einschränkungen im emotionalen Bereich leiden, z. B. an der Unfähigkeit, die eigenen Affekte wahrzunehmen, zu verstehen, zu steuern und zum Ausdruck zu bringen und fremde Affekte zu verstehen und sich in sie einzufühlen. Sie versuchen, diese Beeinträchtigung durch besonders feinfühliges und hellsichtiges Eintauchen in die Welt des anderen auszugleichen, was aber bedeutet, dass sie im Erleben der anderen entweder viel zu nah oder viel zu weit weg sind, also kein Gleichgewicht von Distanz und Nähe herstellen können. Hier handelt es sich um die Schwierigkeit, emotionale Bindungen aufzubauen und sie kommunikativ zu nutzen. Ein anderes klinisches Bild zeigt sich, wenn aufgebaute frühe Bindungen abgebrochen werden, sodass eine starke Beziehungssehnsucht und ebenso große Zweifel an ihrer möglichen Verwirklichung resultieren. Die klinischen Aspekte sind Psychotherapeuten bestens bekannt und sie haben darauf bezogen spezifische therapeutische Strategien entwickelt (Rudolf 2014).

Gesellschaftliche Einstellungen

Werfen wir abschließend einen Blick auf die aktuelle gesellschaftliche Einstellung zur Emotionalität, so sehen wir eine interessante Entwicklung. Schon in der Antike (z. B. bei Seneca) galt es als ratsam, das Aufkommen heftiger Affekte möglichst zu vermeiden. Bis in die Etikette des 20. Jahrhunderts hinein wurde die Maxime vertreten, „wie es drinnen aussieht, geht niemand etwas an", das heißt eigene Gefühlsbewegungen sollten vor anderen verborgen werden. Hingegen gelten Emotionen hierzulande und heutzutage als etwas besonders Wichtiges und Gesundes. Emotionen zu haben, sie mitzuteilen, sich darüber auszutauschen, wird als Ausdruck authentischen Erlebens und Verhaltens angesehen. Die öffentliche Aufmerksamkeit fokussiert sich zunehmend auf diese emotionalen Aspekte von Geschehnissen. Die stereotypische Frage eines Reporters nach egal welchem Ereignis gilt den dadurch hervorgerufenen Gefühlen, seien es die Triumphgefühle sportlicher Siege, die Ärgergefühle von Menschen in politischen Auseinandersetzungen, die schmerzlichen Gefühle der Opfer von Katastrophen. Zeitungen und Fernsehsender unterscheiden sich am ehesten darin, wie stark sie diesen emotionalen Aspekt in den Vordergrund stellen. Es entsteht der Eindruck, dass der emotionalen Erregung mehr Aufmerksamkeit gewidmet wird als den inhaltlichen Fakten. Vieles von dem, was auf diese Weise an Emotionen öffentlich gemacht wird, wäre in zurückliegenden Zeiten schamhaft beiseitegelassen worden. Speziell bei jenen Menschen, die auf irgendeine Weise ins Licht der Öffentlichkeit geraten sind, werden heute möglichst alle Emotionen öffentlich gemacht. Einen Schutzraum des Privaten können oder wollen Prominente nicht länger beanspruchen. Das Gleiche gilt für die grenzenlose Bewunderung ihrer Fans, die ebenso unvermittelt in lautstark geäußerte Verachtung und Hass erfüllte Entwertung umschlagen kann. Über Medien wie Internet, Facebook oder Twitter stellen alle daran Beteiligten nach Möglichkeit ihre emotionalen Erfahrungen ins Netz und damit einer breiten Öffentlichkeit zur Verfügung. Das Prinzip der Öffentlichmachung des Privaten, Emotionalen erscheint wie eine gewollte Überwindung der herkömmlichen Wertvorstellungen vom menschlichen Subjekt, das fortan auf die Würde und das Geheimnis seiner Privatheit verzichtet und sich in einen öffentlichen Wettbewerb der emotionalen Selbstentäußerung begibt. Damit verbunden ist unvermeidlich eine Steigerung der emotionalen Reize, was bedeutet, dass Aggressives immer grausamer, Sexuelles immer pornografischer, Humor immer verletzender dargeboten werden muss, um noch Interesse zu wecken. In dieser Emotionalität der schrillen Töne stehen zunehmend Affekte der Wut, Verachtung und Enttäuschung oder des Selbstmitleids im Vordergrund, während solche wie Scham, Schuld, Dankbarkeit, Respekt viel zu unscheinbar sind, um wahrgenommen zu werden, ja als geradezu peinlich vermieden sind. Wer emotionale Vorgänge aus der Distanz beobachtet und das allmähliche Entstehen affektiver Reaktionen bei anderen und sich selbst registriert, kann feststellen, dass Emotionen häufig gleichsam instrumentell eingesetzt werden, indem ein Mensch einen anderen oder eine Gruppe eine andere emotional mobilisiert. Ein Beispiel dafür liefern die täglichen Nachrichten über den Ausbruch kämpferischer Auseinandersetzungen. Hier stehen am Anfang häufig sehr spezielle Anschuldigungen. Die Gegner hätten Kinder und Jugendliche angegriffen oder getötet; sie hätten sexuelle Gewalt gegen Frauen oder grausame Aggression gegen Männer ausgeübt; sie seien in Betriff, das Land, den Besitz, die Heimat der Angegriffenen zu erobern. Diese Informationen, deren Wahrheitswert in der Regel sehr zweifelhaft ist, genügen, um jene, die sich angegriffen glauben in einen emotionalen Ausnahmezustand zu versetzen. Sie erklären sich bereit, „alles zu geben“, das heißt auch ihr eigenes Leben aufs Spiel zu setzen, um das Ganze ihrer Gemeinschaft gegen den vermuteten Angriff zu verteidigen. Damit wenden sie sich in einer kollektiven Hochstimmung und ohne Todesangst gegen die Feinde, nunmehr bereit, deren Kinder zu töten, sexuelle und aggressive Gewalt auszuüben und deren Besitz wegzunehmen. Beim Anblick solcher Geschehnisse fragen sich die fern stehenden Unbeteiligten, „haben die Menschen denn aus ihren Vorerfahrungen gar nichts gelernt?“. In der Tat scheinen bei solchen Gruppenprozessen rationale Erwägungen und ethische ohnehin komplett wegzufallen. Es ist offenbar vergleichsweise einfach, Menschengruppen über die Mobilisierung solcher atavistischer emotionaler Systeme zu manipulieren und seit jeher nutzt politische Propaganda diese Möglichkeit.

Auch die Emotionalität ist ein Aspekt des Animalischen und stellt das, später zu betrachtende, menschliche Denken und Urteilen vor schwierige Aufgaben bzw. überrennt diese Rationalität, sodass immer wieder vergleichbare Ereignisse ablaufen, in denen das Emotionale stärker ist als das Gelernte.

3.3 Liebe und Begehren[1]

„Liebe bedeutet ein starkes inniges Gefühl der Zuneigung, des Hingezogenseins“, wie Amelang (1991) unter Bezug auf den Duden definiert. Als sinnverwandte Begriffe führt er an: „Anhänglichkeit, Herzenswärme, Herzlichkeit, Hingabe, Hinneigung, Innigkeit, Leidenschaft, Liebesgefühl, Schwäche für jemand, Sex, Verbundenheit, Verliebtheit, Zärtlichkeit und Zuneigung“. Diese Bedeutungsangaben kennzeichnen die Liebe als eine tiefempfundene Emotion, die eine Person in Richtung auf das Liebesobjekt bewegt. Liebe hat also keineswegs eine einheitliche Gestaltung, sondern sehr verschiedenartige Ausprägungen.

- Die leidenschaftlich erotische oder romantische Liebe betrifft die unmittelbare Anziehung durch die geliebte Person, wobei auch die physiologische Erregung und das sexuelle Interesse eine wichtige Rolle spielen.
- Die besitzergreifende Liebe ist durch die Betonung der Exklusivität der Beziehung, die dauernde Fokussierung auf den Partner und durch die Eifersucht gekennzeichnet.
- Bei der freundschaftlichen Liebe stehen gemeinsames Interesse und Aktivität im Vordergrund, die sexuelle Anziehung kann später hinzukommen, wenn schon eine feste Bindung besteht.
- Im Gegensatz dazu steht die spielerische Liebe, bei der Verführung und sexuelles Abenteuer im Vordergrund stehen, ohne dass eine Bindung intendiert ist.
- Bei der pragmatischen Liebe steht der Wunsch im Mittelpunkt, die Entscheidung für eine längerfristige Bindung auf einer soliden Grundlage zu treffen. Ausgangs-

1 In Anlehnung an Rudolf 1993

punkt ist die Einstellung, dass es wünschenswert und nützlich wäre, einen passenden Partner zu haben.
- Schließlich stellt die altruistische Liebe das Wohl der geliebten Person über das eigene Wohlergehen. Die Aufmerksamkeit ist auf die Bedürfnisse der geliebten Person gerichtet.

Jedes dieser Muster klingt auf seine Art einleuchtend und wahrscheinlich wünschen wir alle uns, je nach Alter, Geschlecht und Persönlichkeitstypus eine Mischung von den genannten Einstellungen.

Die immense Bedeutung der Liebesbeziehung wird erkennbar, wenn einem Menschen die Möglichkeit genommen ist, seine Liebe zu leben. Nicht jeder stirbt an gebrochenem Herzen, aber die meisten kranken und leiden sehr daran. Damit der Verlust der Liebe krank machen kann, braucht es spezifische Verletzlichkeiten der Person. Es gibt Menschen, denen sich negative Beziehungserfahrungen so eingebrannt haben, dass sie bei jeder Begegnung reflektorisch Angriff, Verlust und Enttäuschung erwarten. Ihre Verletzlichkeit führt also zu der Unfähigkeit, sich auf eine liebevolle Beziehung einlassen zu können. Damit ist eine erste Variante des Themas angeklungen: Liebe als treibende Kraft des Lebens. Verzweiflung und Krankheit, wenn die Liebe nicht oder nicht mehr gelebt werden kann.

Das Libidinöse und die Idealisierung

Die erotisch-sexuelle Anziehung hat zweifellos biologisch-hormonale Grundlagen, die aber nicht die gesamte Breite des Erlebens erklären können. Die Faszination durch einen anderen Menschen im Sinne der aufkommenden Verliebtheit beinhaltet nicht in erster Linie das triebhafte Verlangen nach sexueller Vereinigung. Vielmehr erfolgt eine

Verschiebung des Denkens und Empfindens, welche sich ausschließlich auf das besondere Gegenüber zentrieren und ihr oder ihm in der Fantasie eine ganz ungewöhnliche Bedeutung verleihen. Es entsteht der drängende Wunsch, in der Nähe dieses besonderen Menschen sein zu können. Die Idealisierungen sind unter Umständen so ausgeprägt und so fern der Realität, dass Außenstehende den Verliebten für verrückt erklären können, nicht im klinischen Sinne, sondern im Sinne eines Ausnahmezustandes, den die meisten Menschen als vorrübergehenden Verlust des gesunden Menschenverstandes kennen. Schon die Antike bebilderte dieses Geschehen dadurch, dass der Gott Amor den Menschen mit seinem Pfeil getroffen und durchbohrt hat. Vor dem, was die Götter dem Menschen antun, gibt es keine Rettung, es muss ertragen und durchlitten werden, was in dem Begriff passiones (= Leidenschaften) anklingt. Es gibt für dieses Geschehen psychoanalytische Erklärungen, von denen die Aufhebung der Selbst-Objekt-Grenze besonders plausibel erscheint. Davon wird später im Zusammenhang mit der dyadischen Liebe die Rede sein.

Zunächst gehen wir von der traditionellen psychoanalytischen Theorie aus: Für sie hat Liebe mit Libido zu tun, dem leidenschaftlich erotisch-sexuellen Begehren, das rhythmisch innerseelisch anwächst und sich auf Objekte der Begierde richtet, von denen die Befriedigung des Begehrens erwartet wird. In der analytischen Konzeption ist dies ein Vorgang, der bereits beim Säugling an der Mutterbrust seine Vorläufer hat, der in der ödipalen Liebe des Kleinkindes zum gegengeschlechtlichen Elternteil seinen ersten Höhepunkt erfährt und der in diesen Spurrillen der frühen Erfahrungen die Leidenschaften und Sehnsüchte des Erwachsenenalters bestimmt. Freud versuchte, seine Triebtheorie für die Wissenschaft seiner Zeit akzeptabel zu machen, indem er den Begriff der libidinösen Energie physikalisch beschrieb. Gleichzeitig nannte er das Thema intern „Unseren Mythos“, da die Libido als treibende Kraft des Lebens in so vielen bewussten und unbewussten Zusammenhängen auftaucht, sich stets verwandelt, vielschichtig bleibt und letztlich nicht zu fassen ist. Sie gleicht darin wirklich mehr einem Mythos als einem Gegenstand der Naturwissenschaft. Die Zeit einer physikalisch verstandenen Libido-Theorie ist vorüber, geblieben ist uns eine Metapher für das Begehren, das Menschen auf konkrete andere oder auf unerreichbare Ziele richten, ein Begehren, in dem sie sich selbst verlieren und ihr Objekt zerstören können. Es sind also nicht die romantisch zarten Liebesregungen, von denen die psychoanalytische Theorie handelt, sondern es sind die Leidenschaften, die Descartes (1649) als „les passions de l'âme“, die Leidenschaften der Seele, beschrieben hat.

Triebbedürfnis und Wertvorstellung

Auch dort, wo triebhaftes, das heißt sexuelles Verhalten realisiert wird, verliert das bewusste Denken und Wollen seine Entscheidungsfunktion, nicht selten ist das gesamte Geschehen aus dem Bewusstsein ausgeblendet. An manchen Kleist'schen Frauengestalten wird das anschaulich demonstriert. Die Marquise von O. ist zu ihrem Entsetzen mit ihrer Schwangerschaft konfrontiert. Sie weiß von nichts, sie war ohnmächtig, während es passiert sein muss. Sie bleibt, wie es die männlich bestimmte Gesellschaftsordnung verlangt, unschuldig. Hätte sie in den Verkehr mit dem russischen Offizier eingewilligt, wäre sie in den Augen der Gesellschaft eine Dirne. Hätte sie sich vergeblich widersetzt, wäre sie ein Vergewaltigungsopfer. So aber ist sie eine marienhaft-jungfräuliche Mutter, sie erwartet ein Kind, „das sie in der größten Unschuld und Reinheit empfangen hatte und dessen Ursprung ihr – weil er geheimnisvoll war

– auch göttlicher zu sein schien, als der der anderen Menschen".

Ähnliches gilt für die Alkmene in Kleists „Amphitryon". Sie dachte, es sei ihr Ehemann gewesen, mit dem sie die Nacht verbracht hat. Wenn er es nicht war, dann muss es ein Gott gewesen sein, der sie verführt hat. Dagegen kann denn auch ihr Gemahl nichts einwenden. Das Kind, das sie bekommt, stammt halb von dem Gatten und halb von dem Gott. Damit ist der heikle Konflikt auf mythologische Art bewältigt. Wenn sie auf ganz unmythologische Weise ein Kind von einem fremden Mann statt von dem gottähnlichen Ehemann-Doppelgänger bekäme, würde ihr Mann sie verlassen und die Gesellschaft sie verurteilen.

Zuweilen treibt Kleist ein komödiantisches Spiel mit diesem Thema von der Unbewusstheit der eigenen Triebhaftigkeit, aber dem Zuschauer bleibt das Lachen oft im Halse stecken, wenn er spürt, was sich hinter den komischen Verwicklungen auftut. Im „Zerbrochenen Krug" führt der Dorfrichter Adam eine Untersuchung und wird selbst zu deren Gegenstand. Der Dorfrichter könnte durchaus der Mann sein, der nachts bei dem Mädchen war. Er darf es aber nicht gewesen sein aufgrund seiner sozialen Stellung und seiner Beziehung zu ihr. Wenn er es letztendlich doch war, so muss er sich selbst verurteilen und der Strafe ausliefern, die seinen sozialen Tod bedeutet.

3.4 Konflikthafte Liebe

In den sexuell aufgeladenen Liebeskonflikten drängen animalische Impulse ebenso auf Verwirklichung wie ethische Postulate. Die Auseinandersetzung verläuft zu Teilen unbewusst, dennoch spürt ein Mensch, der reflexiv in sich hineinschaut, etwas von den Abgründen, die sich auftun, von den drohenden Dammbrüchen und emotionalen Überflutungen. Die affektive Reaktion ist Verwirrung („ich verstehe mich selbst nicht mehr") und das quälende Gefühl irrational zu handeln trotz aller rationalen Bemühungen: Ein Mann ist hin- und hergerissen zwischen zwei Frauen; eine Frau steht zwischen der Liebe zu ihrem Kind aus früherer Ehe und der Liebe zu ihrem neuen Mann; die Angst, den anderen zu verlieren, mündet in quälende Eifersucht; Konkurrenz und Rivalitätsgefühle steigern sich zu mörderischem Hass; Fremdgehimpulse und Gewissensskrupel verstärken sich gegenseitig.

In Goethes „Wahlverwandtschaften" wird ein solches dramatisches Ereignis wie ein Experiment beschrieben. Ein liebevoll verbundenes Paar lädt den Freund des Mannes und eine Verwandte der Frau auf das Landgut ein. Der Ehemann ist zunehmend von dem jungen Mädchen fasziniert, der Freund des Mannes verliebt sich in die Hausherrin. Der Literaturwissenschaftler Peter von Matt (2007) verweist darauf, dass die abendlichen Gespräche der Vierergesellschaft die Ergebnisse der damals modernen Naturwissenschaften diskutiert, speziell den tierischen Magnetismus und die Anziehung der chemischen Elemente in der Elektrophorese. Mit den Menschen geschieht das Gleiche, das mit den wasserlöslichen Salzen unter dem Einfluss elektrischen Stromes geschieht, die in Anionen und Kationen getrennt und in eine neue Bindung überführt werden. Es geschieht in der Chemie wie in der erotischen Anziehung, ohne Wollen und Wissen der Beteiligten unter dem Einfluss natürlicher Kräfte, über deren Wirken man wenig weiß. Der Leser wird Zeuge, wie die vier handelnden Personen scheinbar fremdbestimmt ihrem Unglück entgegengehen, ohne sich durch Vernunft, Willen und moralische Appelle gegen den Gang der Dinge wehren zu können. Als Leser des 21. Jahrhunderts und als praktizierende Psychotherapeuten können wir uns damit trösten, dass wir womöglich jeder der vier handelnden Personen helfen könnten, zugrunde liegende dysfunktionale Überzeugungen und „neurotisch“ anmutende Einstellungen therapeutisch zu verändern, sodass anstatt der naturhaften Katastrophe eine schmerzliche Korrektur und möglicherweise heilsame Neuorientierung möglich würde. Vielleicht ist das aber nur eine therapeutische Hoffnung, wie die Beziehungskatastrophen unserer heutigen Patienten erkennen lassen.

Liebe und Aggression

Der Trieb drängt das Subjekt, das Objekt seiner Begierde zu gewinnen. Sie hat sein Herz im Sturm erobert, heißt es in manchen Geschichten. Das kriegerische Wort „erobern“ verweist auf die aggressive Seite des Geschehens. Es sind die gleichen Begriffe, die für die Liebe und den Krieg verwendet werden. Die Libido, um vorläufig bei diesem Terminus zu bleiben, ist offenbar verwoben mit der Aggression – aber auf welche Weise? Sind beides Bündnispartner, die einander brauchen, oder sind es Gegenspieler, die sich ausschließen? Dass sie Bündnispartner sind, lässt sich am Sexualverhalten der Säugetiere leicht erkennen. Man könnte ihre sexuellen Annäherungen als aggressive Angriffe missverstehen, wenn man das Ritualisierte des Geschehens übersähe. Ohne die Verfügbarkeit über aggressive Möglichkeiten (im Sinne des ad-gredi) ist sexuelles Handeln auch für Menschen erschwert.

In der Tat spielt die Konfrontation von Liebe und Hass eine zentrale Rolle in jeder Therapie. Bei vielen Störungen steht Aggression abgespalten und unvereinbar neben den liebevollen Impulsen; sie ist es, die Angst macht und verdrängt werden muss. Die meisten Paare, die wegen sexueller Probleme Rat suchen, leiden an Problemen unerledigter Aggressivität, die häufig aus enttäuschten Erwartungen entspringt. Es ist leicht zu verstehen, dass ein Stau von uneingestandenem Hass gegen den Partner eine zärtlich gelöste Beziehungsaufnahme unmöglich macht, in letzter Konsequenz verschließen sich ihre Körper gegeneinander. Wenn sich die Partner nicht in quälerischem Kampf verwickeln, wenden sie sich vielleicht voneinander ab und suchen anderswo die verloren gegangene Liebe wiederzufinden. Nicht selten werden Paare in ihrer Erwartung an Zugewandtheit und romantische Liebe durch das schöne aber anstrengende Geschäft der Kindererziehung ernüchtert. Beide fühlen sich vom anderen zurückgesetzt und verlassen und je größer die Kinder werden und je mehr das enttäuschte Paar auf sich selbst zurückverwiesen ist, desto spannungsreicher wird die Situation, die sich nun in Auseinandersetzungen entlädt und in Trennungskrisen einmünden kann. Um dem unterschwelligen Hass den Boden zu entziehen, müssten die Partner die alten Enttäuschungen gemeinsam überwinden und auf den ursprünglichen liebevollen Beziehungsentwurf zurückgreifen können, was aber schwer ist und oft nicht gelingt.

Eine Quelle der Aggression im Kontext von Liebesbeziehungen ist ein starker Anspruch auf Autonomie, der darauf besteht, sich dem anderen auf keinen Fall unterzuordnen oder auszuliefern. Penthesilea, um nochmals eine Kleist'sche Gestalt zu bemühen, kann einen Mann nur lieben, wenn sie ihn zuvor im Kampf besiegt hat, sie muss sich ihrer Stärke und Überlegenheit versichern. Als sie erfährt, dass Achilles, den sie liebt, nicht, wie sie geglaubt hatte, von ihr besiegt wurde, sondern umgekehrt sie überwältigt hat, wird sie rasend. Als der Geliebte sich ihr unbewaffnet nähert, um ihr das Gefühl des Sieges zu geben, schießt sie ihm einen Pfeil durch den Hals. Sodann stürzt sie sich zusammen mit ihren Hunden auf ihn und zerreißt ihn mit den Zähnen. Hier bricht mit archaischer Macht orale Aggressivität durch, die ansonsten bei Liebenden, die sich zum Fressen gern haben, in spielerischen Ritualen gebändigt und verniedlicht ist. Kleist beschwört zwei männliche Ängste vor der Frau: die Angst, dass die Frau, die den Mann in seiner phallischen Aktivität gewähren lassen soll, selbst aktiv wird und den Mann tödlich penetriert. Die zweite Angst hat zum Thema, dass die Frau, von der das mütterlich Spendende erwartet wird, selbst in orale Gier ausbricht und ihren Partner verschlingt. Was wie eine männliche Warnung vor den Gefahren des Weiblichen erscheint, ist in Wahrheit ein Hinweis auf männliche Projektionen. Die eigene Unsicherheit der männlichen Identität gibt Anlass, der Frau phallisch-aggressive Züge anzutragen. Die unabgesättigte Sehnsucht nach Mütterlichkeit, der Hunger nach Liebe bewirkt, auf die Frau projiziert, deren orale Dämonisierung; sie wird in der Fantasie zum reißenden, verschlingenden Tier. Von Achill wird später (Kap. 5) nochmals die Rede sein.

Narzisstische Liebe

Ein scheinbarer Ausweg aus den sexuellen und aggressiven Verstrickungen der Liebe könnte in der narzisstischen Selbstliebe gesucht werden. Betrachten wir statt eines narzisstischen Menschen gleich den Narziss der antiken Sage, wie ihn Ovid in den Metamorphosen beschrieben hat. Narziss scheint gefeit gegen die Liebe, er ist von jung an gegen das Interesse von Knaben und Mädchen gleichgültig geblieben. Als sich die Nymphe Echo in den Jüngling verliebt und seine Äußerungen echoartig zurückwirft, scheint seine Zuneigung hörbar zu werden. In Wahrheit entsteht jedoch kein Dialog zwischen Liebenden, sondern es sind die eigenen Worte des Narziss, die durch Echo auf ihn zurückgeworfen werden. Die Nymphe verzweifelt, auf Narziss fällt der Fluch, „möge er selbst sich lieben und nie das Geliebte besitzen“. Wir kennen sein weiteres Schicksal. Narziss begegnet in der Quelle seinem Spiegelbild und verfällt in leidenschaftliche Liebe zu sich selbst. Quälend wird ihm die Tatsache bewusst, dass es ihm nie möglich sein wird, als liebendes Subjekt das Objekt seiner Liebe zu erlangen, weil er beides zugleich ist. „Sich selbst begehrt er, der Tor, der Liebende ist der Geliebte." Die Unmöglichkeit einer liebenden Vereinigung stürzt ihn in Verzweiflung. „Sich verzehrend allmählich verbrennt er von verborgenem Feuer." Übrig bleibt bekanntlich nicht nur seine Asche, sondern eine Blume, die Narzisse.

Wir sehen psychotherapeutisch wenig Menschen, die nach Art des Narziss vordergründig in sich selbst verliebt sind. Was uns häufig begegnet, sind Menschen, die selbst nicht geliebt wurden und, um der depressiven Verzweiflung zu entgehen, ein idealisiertes Bild von sich errichtet haben. Ihnen gelingt es in Grenzen, sich selbst großartig und autonom zu machen, sodass sie auf die Liebe der anderen verzichten können. Das wirkt nach außen hin verächtlich abwertend, herzlos. Im inneren Erleben der Betroffenen ist der verzweifelte Versucht spürbar, wenn schon nicht die liebevolle Zuneigung der anderen, so wenigstens ihre bewundernde Beachtung zu erlangen. Das bedeutet ständige Anstrengung, bewundernswert zu sein und ständige Angst, übersehen und vergessen zu werden. Gerade im fortschreitenden Alter verfallen die körperlichen Kräfte und der äußere Glanz. Sie reichen nicht mehr aus, die ständige Konkurrenz zu bestehen, das mühsam stabilisierte Selbstwertgefühl beginnt zu bröckeln und bricht oft krisenhaft in sich zusammen. Die unmöglich gemachte Selbstliebe wandelt sich in Selbsthass. Die Selbstzerstörung wird im Suizidversuch schlagartig verwirklicht oder vollzieht sich zum Beispiel schleichend durch die Einnahme von Medikamenten und Alkohol. Der narzisstische Versuch, die Liebe durch Selbstliebe zu ersetzen, führt letztlich zur Selbstzerstörung, weil es sich um eine Notlösung handelt.

3.5 Dyadische Liebe

Sprechen nicht viele Geschichten von der ewigen Liebe, die den Tod überwindet? Eines der bekanntesten mittelalterlichen Epen beginnt mit den Worten: „Wollt ihre eine schöne Geschichte von der Liebe und vom Tod hören? Ich meine die von Tristan und Isolde, der Königin. Hört wie sie sich zu Wonne und Weh liebten und dann am selben Tag starben, er durch sie, sie durch ihn". Gottfried von Straßburg bringt in diesem Buch (geschrieben 1210) alles unter, was es über die Liebe an Wichtigem zu sagen gibt. Die beiden Protagonisten realisieren ihre Liebe in einer angespannten Dreieckssituation entgegen allen gesellschaftlichen Regeln und Normen. Das tun sie jedoch ganz unschuldig, da ihnen in einer Notlage versehentlich ein Trank eingeflößt wird, der die Wirkung eines Liebestranks hat, gegen dessen Wirkung es keine Hilfe gibt. Das Buch beschreibt die Freuden der Liebe, die Tristan und Isolde einander freigiebig schenken, auch die Streitigkeiten und Eifersüchteleien, mit denen sie einander Leid zufügen, um sich dann umso leidenschaftlicher wieder versöhnen zu können. Besonders eindrücklich wird jedoch beschrieben, wie sich die Liebesleute aus der belastenden sozialen Realität zurückziehen und sich in einen tiefen Wald begeben, um dort ganz ihrer dyadischen Liebe zu leben:

> „Sie sahen einander und damit ernährten sie sich. Sie aßen nichts anderes als Zuneigung und Liebe. Sie trugen unter ihren Kleidern verborgen den besten Lebensunterhalt, den man in der Welt haben kann. Was brauchten sie eine bessere Nahrung für Sinn und Leib, da war doch ein Mann bei einer Frau und auch eine Frau bei einem Mann, was brauchten sie mehr? Sie hatten, was sie wünschten und sie waren da, wo sie sein wollten."

Hier leben zwei Menschen, wie es sprichwörtlich heißt, von Luft und Liebe. Was sie unter den Kleidern versteckt haben, sind ihre erotisierten Körper und so hat es den Anschein, dass von dem Faszinosum und der Ausschließlichkeit ihrer erotischen Liebe die Rede ist. Die Schilderung der äußeren Umstände, unter denen sich dieses Leben vollzieht, lässt jedoch weitere Schlüsse zu. Da wird ein Paradies geschildert:

„Ihr ständiges Gefolge waren die grüne Linde, Sonnenschein und Schatten, die Quelle und der Brunnen, Blumen, Gras, Laub und Blüten, die den Augen angenehm sind. Die kühle Wiese war ihr Vergnügen. Dann wendeten sie sich dahin, wo die kühle Quelle rauschte und hörten ihrem Rauschen zu, ihrem Fließen und Strömen und das war ihre Freude". Ihre Wohnung war eine Grotte, die hieß die Grotte der Liebenden: „Die Grotte war kreisrund, weit, hoch und gerade, schneeweiß, überall eben und glatt, das Gewölbe war oben sehr schön geschlossen, unten war der Boden glatt, klar und prächtig aus grasgrünem Marmor, mittendrin stand ein Bett, schön und vollkommen aus kristallinem Gestein gehauen, groß und breit und von guter Höhe."

Die Grotte hat eine Tür, die nach draußen führt, davor ist ein freier Platz, da sprudelt eine Quelle, ein frischer, kalter Brunnen, durchsichtig und klar wie die Sonne. Die Geborgenheitsfantasie greift das Bild des Mutterleibs auf, in dem das Rauschen des mütterlichen Blutes und das Schlagen ihres Herzens zu den wichtigsten Sinneseindrücken gehören. In diesem Paradies sind Tristan und Isolde „ein Leib, ein Leben, ein für immer ungeteiltes Wesen".

Die Liebe zwischen Tristan und Isolde hat an dieser Stelle das ödipale Funktionsniveau verlassen und ist auf ein dyadisch-symbiotisches Erleben früherer Entwicklungsstufen regrediert. Es ist diese Erfahrung der Verschmelzung, der Aufhebung des Getrenntseins, dem Aufgehen in einem gemeinsamen Ganzen, eine Erfahrung, die mehr oder weniger ausgeprägt für jeden Menschen im Umfeld des sexuellen Orgasmus spürbar wird. Aufgehoben ist auch die Erfahrung von Zeitlichkeit, im Zustand der Symbiose gibt es keine zeitlichen Grenzen, alles was geschieht gilt „für immer und ewig". Entfallen ist jegliche Bedürftigkeit, die Wahrnehmung des Mangels, es gibt in diesem Zustand keinen Hunger, keinen Durst, keinen Schmerz, es ist die Gegenwart des anderen, die das Wohlbefinden garantiert, die sättigt und zufrieden macht. Diese Erfahrung, die jeder Mensch im Zustand der Verliebtheit und der sexuellen Vereinigung machen kann und die Tristan und Isolde in dieser Episode in aller Breite und Tiefe erleben, berührt frühe menschliche Glückserfahrungen, wie wir sie uns für das ganz kleine Kind vorstellen können, das in den Armen der Mutter aufgehoben oder sich vielleicht noch im Mutterleib befindet. Hier sind alle Bedürfnisse gestillt, alle Grenzen verwischen sich im körperlichen Wohlbehagen eines ozeanischen Gefühls.

Verschmelzung

Die regressiven Verschmelzungsfantasien dienen offenkundig dazu, die andrängenden Konflikte beiseite zu halten. Der Konflikt ist auf schlichte Weise ödipal: Tristan liebt Marke wie einen Vater, Marke liebt Tristan wie einen Sohn, aber beide lieben die gleiche Frau, Isolde, die die Gemahlin von Marke ist und damit die Stiefmutter von Tristan. In dieser Dreierkonstellation geht es um widerstreitende Gefühle, um Rivalität, um Schuld, um Verantwortung für das eigenen Handeln, für das Leid, das man anderen zufügt, um das Ausgeliefertsein an die Schmerzen, die vom anderen zugefügt werden. Auf diesem Funktionsniveau müssten die Liebenden auch erkennen, dass die Geliebte eine andere ist, eine Fremde. So stehen sich hier zwei starke psychische Kräfte gegenüber: Die eine, der Realität verpflichtet, anerkennt die Alterität des Gegenübers, den unüberwindlichen Gegensatz zwischen Ich und Du, die ständige Riskiertheit der Verbindung, die Gekränktheit durch verletzte eigene Ansprüche, Rachebefürchtungen gegenüber den Besitzansprüchen des Dritten. Das psychische Gegengewicht gegen diese realistisch-ödipalen Aspekte der Liebe bildet die dyadische Verschmelzungsfantasie, die alle Grenzen überwindet und alle Begrenztheit der Zeit auflöst und damit den Tod besiegt, sodass eine zeitlose Harmonie entsteht. Die beiden Liebenden versuchen, entgegen den Realitätskonflikten, an ihrer Ganzheitsfantasie festzuhalten: „Ihr und ich, wir zwei sind für immer ein ungeteiltes Wesen. Tristan machte sich mit Jammer und großer Not auf seine Reise. Sein anderes Ich, sein Leben, Isolde blieb mit großem Leid zurück". Und Isolde klagt: „Wer wurde jemals mehr zerteilt, ich sehe mich dort auf dem Meer und bin hier an Land, ich segle dort mit Tristan und sitze hier bei Marke, ich würde gerne sterben, wenn ich könnte, aber er lässt mich nicht, der mein Leben bewahrt".

Es kommt, wie es so oft kommt: Tristan ist einsam in der Fremde, während Isolde an der Seite von König Marke weiterlebt. Tristan lernt eine andere Isolde kennen, Isot ans blanches mains (Isolde mit den weißen Händen). Er liebt noch immer Isot la belle oder genauer gesagt, er liebt die frühere Isolde durch die neue hindurch. An dieser Stelle endet der Roman Gottfried von Straßburgs. In anderen Fassungen der Tristan-Geschichte entdeckt die neue Isolde, dass sie nicht sein ein und alles ist, sondern ein Ersatz für die verlorene Geliebte. Es wird bei ihr so viel narzisstische Kränkung freigesetzt, dass sie den Geliebten dem Tod überantwortet. Tristan stirbt, die herbeigerufene schöne Isolde findet ihn kurz nach seinem Tode. Sie legt sich an seine Seite und stirbt ebenfalls. Im Liebestod sind sie beide für immer vereint.

Das Thema der Verschmelzungssehnsucht ist auch in früheren kulturellen Epochen erwähnt. In Platons „Gastmahl" wird als Definition herausgearbeitet: „Durch Nahesein und Verschmelzung mit dem Geliebten aus Zweien Eins zu werden, dieses Verlangen und Trachten nach dem Ganzen heißt Liebe." Der Gott hatte den ursprünglich ganzen Menschen zerteilt und jetzt sucht jeder Mensch nach dem Gegenstück, von dem er einst getrennt wurde. Es ist selten, dass die Richtigen sich finden. Hilfe wird am ehesten von Gott Eros erhofft, der dafür auch entsprechend gepriesen werden muss. „Darum sollte jedermann den Eros ehren und ehre ich auch selbst alles was zur Liebe gehört und übe mich darin ganz vorzüglich und ermuntere auch andere dazu und preise jetzt und immer die Macht und Tapferkeit des Eros, so sehr ich nur vermag", äußert Diotima. Weiter heißt es in diesem Text: „Notwendig geht die Liebe auch auf die Unsterblichkeit." Diesen Anspruch auf die Überwindung der Zeit und damit die Überwindung des Todes haben wir bei der Betrachtung des Tristan-Stoffes als regressive Fantasie kennengelernt. In Platons „Gastmahl" wird die Ewigkeit der Liebe aber nicht nur durch das regressive Eintauchen in die Verschmelzung zweier Liebenden beschworen, sondern auch durch die zeugende Kraft der Liebe: „Die dem Leibe nach zeugungslustig sind, wenden sich mehr zu den Weibern und sind auf diese Art verliebt, indem sie durch Kinderzeugen Unsterblichkeit und Nachgedenken und Glückseligkeit, wie sie meinen für alle künftigen Zeiten sich verschaffen." Hier klingt das eingangs erwähnte biologische Thema durch: Zur Verwirklichung der evolutionären Aufgabe, Weitergabe des Genoms, dienen die Liebesgefühle als emotionaler Anreiz für das biologische Fortpflanzungsgeschehen: Unsere Liebe wird unsterblich sein, wenn wir in unseren Kindern weiterleben. Bei Platon wird dieser Gedanke nochmals sublimiert. Nicht nur durch sexuelle Zeugung von Kindern, sondern auch durch die geistige Zeugung von dichterischem oder philosophischem Schaffen kann jemand Unsterblichkeit erlangen.

Das Menschenbild im Blick auf das Emotionale

Die Betrachtung des emotionalen Erlebens und der Liebesfähigkeit als menschliche Grundausstattung in Verbindung mit der zuvor beschriebenen animalischen Seite verdeutlicht nochmals mehr, wo menschliches Glück gesucht wird oder wo die Quellen menschlichen Scheiterns und Leidens liegen. Bisher wurde allerdings erst deren Material benannt, das aus Liebe, Leidenschaft, Schmerz, Enttäuschung, Hass besteht. Die wirkliche Konstellation von tragischen Konflikten baut sich erst auf, wenn das Geschehen im Rahmen widersprüchlicher sozialer Regeln abläuft: Tristan muss Isolde lieben, weil er den Liebestrunk getrunken hat; er darf sie nicht lieben, weil sie die Frau seines Königs ist. Noch deutlicher zeigt es die antike Tragödie, z. B. in der Orestie des Aischylos. Orest liebt und ehrt Vater und Mutter. Als sein Vater getötet wird, ist es seine Pflicht, Blutrache zu üben und den Mörder zu töten. Es war jedoch seine Mutter, die ihren Mann umgebracht hat. Indem Orest die Mutter tötet, hat er seine Sohnespflicht gegenüber dem Vater erfüllt, aber das schwere Vergehen des Muttermordes auf sich geladen, womit er die Rache der Erinnyen auf sich zieht. In der Tragödie wird gezeigt, wie mithilfe der Götter das Recht gesucht wird. Von den mythischen Erzählungen bis zu den psychotherapeutischen Fallgeschichten sind es immer ähnliche Verstrickungen, denen Menschen sich ausliefern, wenn sie versuchen, ihren emotionalen Bedürfnissen und ihren sozialen Verpflichtungen gleichermaßen nachzukommen.

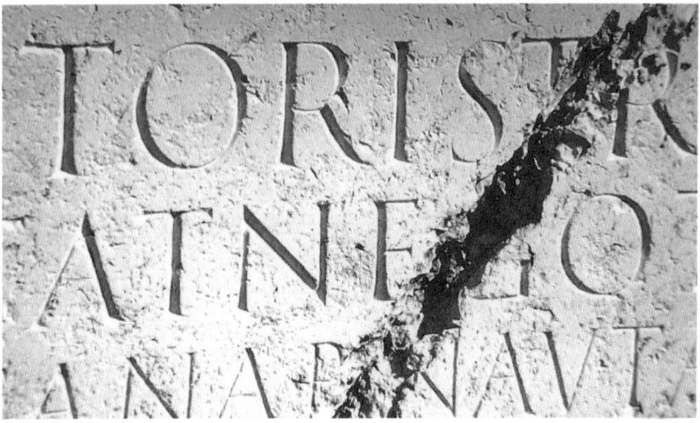

4 Der denkende Mensch

„Der Verstand vertreibt die Finsternis der Unwissenheit. Die Urteilskraft verhütet die Irrtümer, die sich aus dem Erscheinen der Gegenstände im dämmrigen Licht ergeben. Die Vernunft verstopft die Quelle der Irrtümer (die Vorurteile) und sichert hiermit den Verstand durch die Allgemeinheit der Prinzipien."

H. Blumenberg (2012), Kant zitierend

Denken sei das Selbstgespräch der Seele, so zitiert Gadamer Platon. Es bedeutet, dass Menschen Aspekte der Welt auf einer inneren Bühne, „vor dem inneren Auge" erscheinen lassen und bedenken können. Die Welt, das ist einmal die äußere Wirklichkeit und es ist die innere Wirklichkeit des subjektiven Empfindens und Urteilens. Der Denkende betont zumeist seine Denkaktivität („ich mache mir Gedanken, ich stelle mir vor, ich versuche zu klären"), aber es erfolgt häufig auch passiv-rezeptiv („da fällt mir etwas ein, da kommt mir ein Gedanke"), ähnlich wie ein Gefühl sich einstellt oder ein Bedürfnis auftaucht. Das bedeutet, dass ich meine Gedanken ebenso tolerieren und regulieren muss wie meine Affekte oder Impulse.

Philosophen waren zu allen Zeiten von der Möglichkeit fasziniert, über das Denken zu denken, wobei weniger Antworten als vielmehr immer neue Fragen entstehen: „Indes gibt es im Felde des Nachdenkens und des besinnlichen Fragens nie etwas Bekanntes. Alles anscheinend Bekannte wird alsbald zum Fragwürdigen, d. h. zum Denkwürdigen." (Heidegger 1962b) Das Ziel dieses Denkens ist es, ein Verständnis vom Wesen der Welt und des Menschen zu erlangen. Heidegger liebt es kompliziert: „Das Denken ist des Seins, insofern das Denken vom Sein ereignet, dem Sein gehört. Das Denken ist zugleich Denken des Seins, insofern das Denken, dem Sein gehörend, auf das Sein hört." Allerdings wird durch das Denken nicht nur alles infrage gestellt, sondern es wird umgekehrt auch als Bestätigung der eigenen Wirklichkeit genommen, wie das in Descartes' viel zitiertem „Ich denke, also bin ich" zum Ausdruck kommt.

4.1 Sprechen und Denken

Als eine Voraussetzung des Denkens gilt, dass es sich der Sprache bedienen kann. Nochmals Heidegger (1962b): „Die Sprache ist die Zwischenwelt zwischen dem Geist des Menschen und den Gegenständen. Die Sprache ist der Ausdruck dieses Zwischen von Subjekt und Objekt."

Wir erfahren vieles über die Prinzipien des Denkens und Sprechens, wenn wir ein Kind beobachten. Schon das kleine Kind bezeichnet die ihm wichtigen Dinge der Welt mit einfachen Worten. Es geht dabei zum Beispiel um das wichtige Gegenüber („Mama"), sowie um die Bestätigung ihrer Anwesenheit („da!"), während ihre Abwesenheit durch fragendes Anheben der Stimme („Mama?") oder kläglich-forderndes Rufen („Mama!") zum Ausdruck gebracht wird.

Ein etwa zwei- bis dreijähriges Kind geht in Begleitung seiner Mutter durch einen Eisenbahnwagen und sieht, dass da ein Hund liegt. „Da – Hund", sagt es, während es mit dem Zeigefinger auf ihn weist. Das Kind, so hat es den Anschein, verwendet mit einem gewissen Stolz den richtigen Gattungsbegriff (Hund), statt der kindlich-klangmalerischen Bezeichnung „Wauwau". Es belegt ein interessantes Objekt mit der nach sprachlicher Übereinkunft der Erwachsenen richtigen Bezeichnung. Die emotionale Seite der Begegnung wird aus den anschließenden Worten des Kindes erkennbar: „da, Hund – keine Angst!". Das kann heißen, „ich habe keine Angst vor einem Hund" oder „ich versuche, keine Angst vor dem Hund zu haben". Die Außenwahrnehmung wird mit einer Innenbefindlichkeit in Verbindung gebracht: „Dort drüben ist ein Hund, in mir drinnen ist keine Angst." Das Kind bringt das Geschehen körpersprachlich zum Ausdruck, indem es dem Hund gegenüber in die Hocke geht, gewissermaßen eine Beziehung auf Augenhöhe herstellt: „Da bist Du, ein Hund – hier bin ich, der weiß, wie Du heißt und der keine Angst vor Dir hat." Wahrscheinlich ist die Gefühlseinschätzung „keine Angst" von dem kleinen Kind nicht alleine gebildet, sondern von einer Bezugsperson übernommen worden. Dann wäre es womöglich die internalisierte Stimme der Mutter, die versichert, „Du brauchst keine Angst zu haben" (unausgesprochen: „solange ich bei Dir bin"). Die Szene entwickelt sich so weiter, dass das Kind die Hand nach dem Hund ausstreckt und die Mutter, die hinter ihm stehen blieb, äußert, „aber nicht anfassen". Darauf sagt das Kind, „nur streicheln". Die Interaktion setzt sich eine Weile fort, bis das Kind unter dem Schutz der Mutter vorsichtig den Hund berührt und der Hund es sich gefallen lässt. Es entsteht der Eindruck, dass hier ein Stück Realitätsbezug kognitiv und emotional eingeübt wird, wobei das Kind unter dem Schutz der wichtigen Bezugsperson mehrere Erfahrungen macht: „Was ist ein Hund, wer bin ich bezogen auf einen Hund, wer ist meine Mutter bezogen auf meinen Umgang mit Hunden?“ In diesem Sinne ist auch eine beschreibende Sprache immer in ein Netzwerk von Beziehungen eingewoben. Nehmen wir an, das Kind wäre schon groß genug, um sich abends der Szene zu erinnern oder sie zu berichten. Dann könnten alle diese Aspekte zur Sprache gebracht werden. Es wäre eine beschreibende Sprache, die es erlaubt, eigenes Wahrnehmen, Handeln, Erleben und Denken im Kontext von Beziehungen zum Ausdruck zu bringe.

Als Erwachsene können wir auch eine abstrakte Aussage wie „die Freiheit ist das Sein-lassen-Können des So-Seins“ denken, weil wir genügend konkrete Beispiele vor Augen haben und zwischen einer sprachlichen Abstraktion und einer handlungsnahen Vorstellung hin und her wechseln können. Wir verhalten uns wie Mathematiker, die mit Zahlen rechnen können, ohne dabei ständig an Äpfel und Birnen denken zu müssen, wie es Kinder in der Vorschule tun, wenn sie die Zahlen lernen. Der Heidegger'sche Satz verweist also auf eine andere Art des Denkens als es das Nachdenken über konkrete Beziehungserfahrungen ist. Es ist ein Denken auf der Ebene von Begriffen, wobei Herleitungen vorgenommen, Zusammenhänge untersucht, Unterschiede und Ähnlichkeiten herausgearbeitet und letztlich entweder Aussagesätze gewonnen oder neue Fragen eröffnet werden. Letztlich bildet dies das Grundmuster allen Denkens, das, nun wieder auf die konkreten Dinge der Welt und auf den Menschen bezogen, nach Erklärungen sucht, nach Kausalitäten, Abfolgen und komplexen Zusammenhängen.

Das Denken vollzieht sich, wie Tugendhat (2010) ausführt, in einer prädikativen Sprache. Während die Sprache der Tiere sich auf den Austausch von Affektsignalen beschränkt, erlaubt der prädikative Charakter der menschlichen Sprache es, sich auf Dinge zu beziehen, die unabhängig von der Sprechsituation existent sind. Menschen können nicht nur miteinander reden, sondern auch über ein Drittes, Abwesendes sprechen, z. B. über dessen Eigenschaften, Bewertung, Herkunft, Sinnbedeutung.

4.2 Erklärendes, sinngebendes und vorstellendes Denken

Dem Denken wird also die Fähigkeit zugeschrieben, die Wirklichkeit der Welt in Ansätzen zu erklären und zu verstehen. Das gilt für philosophische Fragen ebenso wie für solche der Naturwissenschaften. Beide Themen wurden von den antiken griechischen Denkern, von den Vorsokratikern bis zu den klassischen Philosophen in einer erstaunlichen Intensität bearbeitet, die die abendländische Denktradition bis heute geprägt hat. In der zeitlichen Epoche etwa zwischen 800 v. Chr. (Homer) und 300 v. Chr. (Aristoteles) ereignete sich eine rationale Evolution des bis dahin eher mythisch geprägten Denkens, niedergelegt im Griechischen als einer der ersten phonetischen Schriftsprachen. Sie befasste sich mit dem Wesen der Dinge, dem Kosmos, der Materie, dem Körper und der menschlichen Seele. Zugleich entstehen in dieser Zeit Werke der Literatur, des Theaters, der Geschichtsschreibung und Politik, Diskussionen über Gesetzgebung, den Staat, die Ethik und die Humanitas. Auf diese Rationalität des Logos wurde eine wissenschaftlich basierte Kultur begründet, die das abendländische Denken später im Zusammenspiel mit der jüdisch-christlichen Denktradition wesentlich geprägt hat (Szlezak 2010). Die Ergebnisse und Weiterentwicklungen dieser Prozesse lassen erkennen, was das Denken im besten Sinne zu leisten vermag.

Es würde zu weit führen, diese Linie hier nachzuzeichnen. Uns interessiert aus einer psychologischen Perspektive vor allem das Denken als Problemlösen. Wenn ein Lehrer zu seinem Schüler sagt: „Nun denk doch mal nach!“, klingt darin die Zuversicht an, dass durch Nachdenken Fragen beantwortet und Zusammenhänge geklärt werden können. Dazu gehören freilich zahlreiche psychische Funktionen, wie z. B. die Aufmerksamkeitslenkung auf ein Thema (Konzentration), die präzise Wahrnehmung von gegebenen Fakten, das Sich-Erinnern an bereits erarbeitete regelhafte Zusammenhänge, wie sie z. B. in den Gesetzmäßigkeiten der Logik, der Grammatik, der Mathematik niedergelegt sind, die Unterscheidung von Ursachen und Wirkungen im Blick auf Kausalitäten, die kreative probatorische Verknüpfung von Teilaspekten, deren Zusammenhang noch unklar ist. Wer durch solches Nachdenken zu einem Ergebnis gelangt, möchte sicher sein, dass er keinen Denkfehler begangen hat. Dafür stellen Erkenntnistheorie, Logik und Wissenschaftstheorie zahlreiche Regeln zur Verfügung, die das Denken in geordneten Bahnen halten sollen.

Sinngebendes Denken

Neben der Möglichkeit, die Welt und sich selbst zu bedenken, zu erinnern, rational zu erklären, emotional zu beantworten, spielt humanspezifisch eine weitere Form des zur Sprache gebrachten Denkens eine bedeutsame Rolle. Menschen suchen gedanklich in dem, was ist, im Geschehen der Welt, dem eigenen Erleben nach einem „Sinn“. (Das ist eine schwer zu fassende Dimension des Erklärens.) Der Sinn liegt nicht in der Sache selbst, er muss von dem Denkenden „gestiftet“, also in das Geschehen hineingelegt werden. (Das Thema wird uns in dem Abschnitt über das Religiöse [Kap. 6] wieder begegnen.)

In seiner Technikkritik der 50er-Jahre führt Heidegger aus, es gebe zwei Arten des Denkens: „das rechnende Denken und das besinnliche Nachdenken“ (2014, S. 13). Das rechnende Denken meint das planende, berechnende Denken, das z. B. der technisch-wissenschaftlichen Entwicklung zugrunde liegt. Hingegen fragt das sinnende Nachdenken, welche Bedeutung eine solche Entwicklung für uns als Menschen hat. Heidegger findet es „unheimlich", wie wenige Menschen es vermögen, besinnlich denkend eine sachgemäße Auseinandersetzung mit dem zu führen, was in dem von Atomtechnik geprägten Zeitalter eigentlich heraufkommt. Er spricht diesbezüglich von der „Flucht vor dem Denken" und der „Gedankenlosigkeit" des modernen Menschen, der damit „sein Eigenstes, dass er nämlich ein nachdenkendes Wesen ist, verleugnet und weggeworfen" habe (S. 25), während wir bereits „so fest an die technischen Gegebenheiten geschmiedet sind, dass wir in Knechtschaft zu ihr geraten" (S. 22).

Fantasierendes Denken

Wir sind, wie gezeigt wurde, durch verschiedene Denkweisen mit der Welt verbunden. Das handlungsnahe Denken reagiert auf die erlebte Welt. Von ihm gehen emotionale Bewertungen aus oder es werden rationale Überlegungen gesucht. Das abstrakte Denken sucht nach Erklärungen, jedoch auf einer konzeptuellen ungegenständlichen Ebene. Das selbstreflexive Denken, von dem später ausführlich die Rede sein soll, wird als Versuch gesehen, sich selbst zu „verstehen". Diese Einsichten können zugleich auf andere Menschen angewandt werden und sind geeignet, diese empathisch einfühlend zu verstehen.

Auf der Grundlage all dieser Erfahrungen vermag das Denken etwas Weiteres, nämlich Fantasien zu entwerfen von Geschehnissen in der Welt und unter Beteiligung der eigenen Person. Diese Gedanken knüpfen an reale Erfahrungen an und übersteigen sie in beliebige erwünschte oder befürchtete Richtungen. Wünsche können auf diese Weise in der Vorstellung erfüllt werden, mehr oder weniger unbewusste Befürchtungen finden einen Ausdruck. Auf diese Weise kann mit der inneren und äußeren Realität probatorisch spielerisch vorbereitend umgegangen werden. Das fantasierende Denken spielt mit der erlebten inneren und wahrgenommenen äußeren Wirklichkeit, vor allem mit dem „Ich in der Welt". Eine schüchterne Person, die sich von anderen wenig beachtet fühlt, kann sich in eine bedeutsame Beziehung zu einem anderen hineinfantasieren. Wenn die Fantasie auf die inneren Befindlichkeiten reagiert, tut sie das nicht immer in platten Handlungsepisoden, sondern unter Umständen auch verschlüsselt in Geschichten und Bildern, wie wir sie aus der Literatur oder Dichtung kennen. Hier beginnt ein interessantes Wechselspiel, in dem die schöpferische Fantasien der Autoren von ihren Lesern aufgegriffen und mit deren Vorstellungen verwoben werden. Das gilt nicht nur für Autoren, die ihre Vorstellungen in Sprache ausdrücken, sondern für alle Künstler, wie z. B. Maler, die eine Sprache der Bilder finden, um ihr Erleben auszudrücken (vgl. Kap. 9).

4.3 Schwierigkeiten und Begrenzungen des Denkens

Das klingt alles recht erfreulich: Menschen haben eine Sprache für das Erleben ihrer äußeren und ihrer eigenen inneren Welt, sie können darüber nachdenken, sich erinnern; sie können die vorhandene Welt und die eigene Situation durch fantasierendes Denken erweitern. Sie können die Welt denkend erklären. Sie können dem Geschehen in der Welt und im eigenen Leben Sinn und Bedeutung zuschreiben. Freilich gibt es in jeder dieser Funktionen viele mögliche Schwierigkeiten.

So soll zum Beispiel das erklärende Denken häufig eine Warum-Frage beantworten. Nun ist das menschliche Gehirn offenbar so beschaffen, dass es durch fehlende Erklärungen beunruhigt wird, wahrscheinlich weil keine Entwarnung vor möglichen Gefahren gegeben wird, solange die Situation unerklärt bleibt. Das führt aber dazu, dass irgendwelche Erklärungen eher akzeptiert werden als gar keine. Wer beispielsweise eine Erkältung bekommt, erklärt sie sich durch eine erfolgte Abkühlung, wobei er medizinisch gesehen den Beginn des Infekts, das Frösteln, mit der Ursache (Erkältung) verwechselt und daraus die Zweckmäßigkeit wärmender Getränke ableitet. In alten Zeiten erklärten sich manche Völker das abendliche Verschwinden der Sonne damit, dass diese von einem mythischen Tier gefressen werde. Man musste also das Tier besänftigen, damit die Sonne am anderen Morgen wieder ausgespien wurde. Die Erklärungen spiegeln jeweils zeittypische Überzeugungen und aktuelle Formen des Sprechens, denn das erklärende Denken kann nur in den Bahnen der bestehenden Sprache und ihrer Begrifflichkeit erfolgen.

Ein Wort wie „Denkfehler" bedeutet einen Stachel für das Denken, weil es darauf hinweist, dass es einen ganz sicheren Weg zu verlässlichen Ergebnissen oder gar zur Wahrheit nicht gibt. Die in den vorausgehenden Kapiteln angeführten Aspekte des Animalischen, des Triebhaften, des Emotionalen können nach psychotherapeutischer Erfahrung das Denken und seine Ergebnisse erheblich beeinflussen. Zweifellos vermag ein etablierter, greiser Philosoph einen begonnenen Gedanken in Ruhe und schlüssig zuende zu denken. Aber die wenigsten Menschen sind altersweise Philosophen. Sie sind z. B. jungen Frauen und Männer, die sich, bewusst oder unbewusst, mit aktuellen Beziehungsproblemen, mit beruflichem Ehrgeiz und Geldsorgen, mit dranghaften sexuellen Fantasien, mit basalen Selbstzweifeln, mit Hass- und Neidgefühlen oder Zukunftsängsten herumschlagen und immer wieder die Erfahrung machen, dass sie in überraschend andere Richtungen weiterdachten, als sie begonnen hatten oder dass ihr Denken völlig aussetzte. Auch jenseits solcher motivational bedingter Denkschwierigkeiten ist das menschliche Gehirn störanfällig, wie Dobelli (2011) anhand von „52 typischen Denkfehlern" aufzeigt.

Besonders deutlich wird das Problem im erinnernden Denken. Früher sah man das Gedächtnis als eine Art Zettelkasten an, der mehr oder weniger gut aufgeräumt ist, sodass die Erinnerung darin suchen und dieses und jenes finden kann. Heute wird eine dynamische Sicht bevorzugt, derart, dass die Erinnerungen jeweils neu komponiert werden, wobei aktuelle affektive Einflüsse eine große Rolle spielen. Dinge werden erinnernd so interpretiert, wie es das aktuelle Selbstverständnis gebietet. So werden z. B. begangene Delikte im Laufe der Zeit rückblickend immer mehr von der eigenen Person und ihrer Verantwortung gelöst, bis nur noch verblasste Geschehnisse bleiben, an denen der Delinquent irgendwie aber keinesfalls schuldhaft beteiligt war. Genauso können ursprüngliche Erinnerungen unter dem Eindruck aktueller Befindlichkeit im Nachhinein als selbsterlebte Bedrohungen, Kränkungen oder Traumatisierungen erinnert werden („false memory syndrom").

Nachdenken über die Welt und die eigene Situation ist in erheblichem Maße an das Ich-strukturelle Niveau einer Persönlichkeit gebunden. Wenn das Strukturniveau deutlich eingeschränkt ist und damit die Mentalisierungsfähigkeit, gibt es keine differenzierte Sprache für die eigene intrapsychische Situation und es gibt nicht den notwendigen Abstand des Selbst von den Objekten, der nötig wäre, um sie losgelöst von eigenen Bedürfnissen und Gefühlen realitätsgerecht bedenken zu können. So ist die sehr komplexe Funktion des Verstehens (der eigenen Person und der anderen Menschen) abhängig von der Differenzierung der Struktur. Das Erleben „ich verstehe mich selbst nicht, ich verstehe andere Menschen nicht, ich verstehe die Welt nicht" ist geradezu ein diagnostisches Kriterium für das Vorliegen einer persönlichkeitsstrukturellen Störung (Rudolf 2013a). Bei gering integriertem Strukturniveau sind die innerseelischen Repräsentanzen des Selbst und der Objekte auf einem unreifen Niveau verblieben. Das bedeutet, dass die Bilder der Objekte nicht realitätsnah, sondern schwarz oder weiß, dämonisiert oder idealisiert sind und die Selbstbilder ausgeliefert, bedürftig und störbar erscheinen. Unter solchen Voraussetzungen dürfte ein besonnenes, abwägendes Nachdenken schwierig sein, da heftige Affekte und Impulse die Innenvorgänge bestimmen. So äußert ein Patient mit schwerer Persönlichkeitsstörung, für ihn gäbe es unter den Menschen nur Nützlinge und Schädlinge; die Nützlinge nütze er aus, solange es geht; die Schädlinge vernichte er, wenn sie ihm zu nahe kämen. Diese zugleich ausbeuterische und paranoide Position ist für ihn ich-synton und einer kritischen Reflexion nicht zugänglich. Vergleichbares erleben wir im Umgang mit schwer zwanghaften Patienten oder bei solchen mit präpsychotischer Symptomatik. Auch hier ist ein abwägendes Denken durch die eingeengte oder aufgelöste Affektlage nicht möglich. Daran lässt sich ablesen, dass unsere Annahmen über das Denken einen idealtypisch psychisch gesunden Menschen voraussetzen, der die äußere Welt reflektieren kann, ohne allzu sehr von seinem inneren Aufruhr beeinflusst zu werden.

Die Rationalität des Denkens ist ein stets bedrohtes Gut, das nur allzu leicht verloren geht. Da bleibt die Hoffnung, dass zumindest die anderen rational funktionieren, die Institutionen, die Politik, die Regierung, die Justiz, die Schule, die Wirtschaft, die Staaten. Aber wie sollte das geschehen, da diese Systeme doch alle von Menschen gebildet werden. Die Zuversicht, dass die Systeme rationaler seien als die Einzelnen, wird bekanntlich immer wieder erschüttert. Gleichwohl beharren Menschen darauf, sie hätten rational alles im Griff, sich selbst, die anderen Menschen, ihr gesellschaftliches System. Das führt dazu, dass Menschen bei jeder Nachrichtensendung staunen oder sich entsetzen, was an diesem Tag wieder alles Irrationales geschehen ist. Die stereotype Frage der Moderatorin „Wie konnte so etwas passieren?“ ist rhetorisch und eigentlich längst beantwortet, weil eben durchschnittliche Menschen keine überwiegend rational gesteuerten und ethischen Normen folgende Wesen sind.

Menschen sind, was für uns von besonderem Interesse ist, nicht nur als Individuen häufig irrational, sie sind es vor allem auch als Gruppenwesen. Dort wo nicht der Einzelne denkt, sondern eine Gemeinschaft – eine Freundesclique, eine Familie, ein Verein, eine Fachgesellschaft – gemeinsame Überlegungen anstellt, Bewertungen vornimmt und Handlungsstrategien verabredet, können sich besonders irrationale Entwicklungen vollziehen. Es ist dies vermutlich das soziobiologische Erbe des Herdengefühls, das dazu tendiert, den Wert und die Richtigkeit der Gruppenmeinung zu überschätzen und die Meinungen der anderen, der Fremden abzuwehren und abzuwerten. Dabei wird das mögliche Unbehagen über objektiv unsinnige oder unmenschliche Einstellungen aufgewogen durch das Wohlgefühl, das der Einzelne durch den Konsens mit seiner Gruppe und deren „richtiger“ Sichtweise gewinnt. So entsteht, wie z. B. Laurence Sterne in seinem Roman „Leben und Meinungen des Herrn Tristram Shandy“ (geschrieben 1710) beschrieb, im Vorfeld kriegerischer Auseinandersetzung die Überzeugung, der Krieg werden wahrscheinlich Tausende Menschen das Leben kosten – und zwar sämtlich aufseiten der Feinde – während man bei der eigenen Gruppe nur mit einem Halbtoten rechnet. Nur wer beziehungslos genug ist, sich von einem solchen Gruppensog nicht einfangen zu lassen, das heißt, wer im Sinne Riemanns ein Stück „schizoider Freiheit“ besitzt, ist gefeit gegen solche bedrohlichen Formen des Gruppenkonsens.

Gruppen bestätigen sich in der Überzeugung, sie seien im Recht und auf der guten Seite und leiten daraus die Berechtigung ab, die anderen zu beurteilen, zu begrenzen, zu bestrafen und schlimmstenfalls zu vernichten. Darüber hinaus liefern Ideologien ein Beispiel dafür, wie Denkgebäude verwendet werden können, um emotionale Einstellungen zugunsten der eigenen Gruppe und zum Schaden der anderen zu rechtfertigen. In immer mehr gesellschaftlichen Bereichen kommt die Vermutung auf, dass statt der angenommenen klaren Logik irrationale Motive handlungsleitend sind, sodass z.B. in der internationalen Geldwirtschaft unterschwellige, sich suchtartig steigernde Gewinnerwartungen schließlich zum Platzen einer Finanzblase und zu großen Verlusten führen. Das war wahrscheinlich prinzipiell früher nicht anders als heute, aber wahrscheinlich erlauben wir uns heute mehr Zweifel an der Rationalität menschlicher Denksysteme. Darüber schafft die weltweite Verflechtung von wirtschaftlichen, finanziellen und informationellen Systemen eine Komplexität, die kaum jemand denkend überblicken kann.

In der traditionellen psychoanalytischen Konzeption wurde das Denken als eine Leistung des Ich angesehen. Freud hat mit seinen Aussagen Anstoß erregt, dass das Ich keineswegs so kompetent ist, wie es sich oft den Anschein gibt. Maßgeblich bestimmend ist in der Beschreibung Freuds das Es, das mit seinen unbewussten Trieb- und Bedürfnisregungen in die bewusste rationale Seite hineinwirkt. Vieles Gedachte ist daher bei Weitem nicht so rational, wie es scheinen möchte. Es ist unterhöhlt von oral gierigen, anal quälerischen Tendenzen von unreifen sexuellen Bedürfnissen oder von narzisstisch-destruktiven Motiven. Insbesondere die fest gefügten Meinungen eines Menschen sind nicht selten Ausdruck seiner pathogenen

Überzeugungen, deren unbewusste Wurzeln für den Betreffenden selbst im Dunkeln liegen.

Auch C. G. Jung war skeptisch gegenüber der Leistungsfähigkeit des rationalen Ich. Er betont, dass es im Unterschied zu der Begriffssprache eine entwicklungsgeschichtlich ältere Sprache der Bilder gebe, die z. B. im Traum, in den Mythen, Sagen und Legenden oder in der darstellenden Kunst zum Ausdruck komme. Jungs Entwurf beschreibt ein kollektives Unbewusstes mit darin enthaltenen archetypischen Bildern, die den Menschen in seinem Leben und seiner persönlichen Entwicklung von innen her leiten. Dort wo der jungianische Ansatz absolut gesetzt wird und alles Geäußerte weniger auf Sprache als auf die Bilder und Symbole hin untersucht wird, entsteht eine Welt, die voll ist von symbolisch verschlüsselten Mitteilungen, „die mir etwas sagen wollen". Von einer solchen hermeneutischen Sinnstiftung ist es nur ein kleiner Schritt bis zur Esoterik mit ihren weitgehend beliebigen Erklärungen der Welt, in der alles mit allem auf geheimnisvolle Weise zusammenhängt und ineinander wirkt, sodass jederzeit auf „Zeichen" und „Kräfte" hingewiesen werden kann, ohne dass etwas verifiziert oder falsifiziert werden könnte. Dieses Denken über die Welt ist letztlich ein Meinen und Glauben, das am besten in Gruppen von Gleichgesinnten gedeiht.

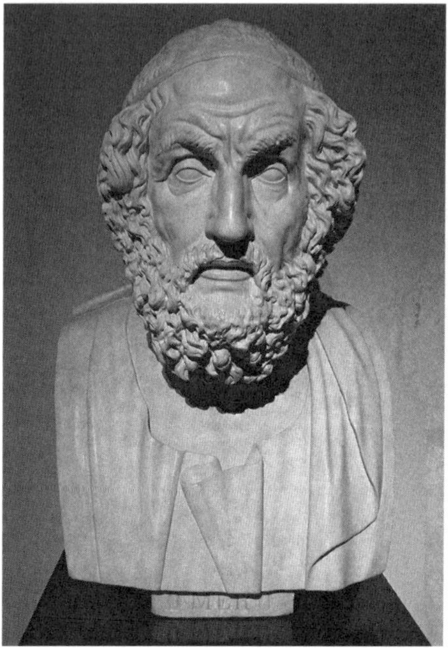

5 Das selbstreflexive Denken

„Ob das Selbst etwas ist, zu dem wir zurückkehren, weil es von vordem gegeben ist, oder ob das Selbst ein Ziel ist, das wir uns setzen und das wir, sofern wir je die Weisheit erlangen, möglicherweise irgendwann erreichen?"

M. Foucault (2004)

Die vorausgehenden Themen betrafen das, was Menschen naturhaft vorgegeben ist, was sie annehmen, ausgestalten und unter Umständen erleiden müssen. In dem Abschnitt über das Denken war die selbstreflexive Funktion noch ausgespart worden. Sie ist für die Konstituierung des menschlichen Subjekts so wichtig, dass sie in einem eigenen Kapitel erörtert werden soll. Mit diesen Themen treten humanspezifische Entwicklungsaufgaben in den Vordergrund. Dazu gehört die Entwicklung des eigenen Selbst, der eigenen selbstreflexiven Persönlichkeit, der moralischen Verantwortung und soziokulturellen Ordnung. Hier geht es nicht mehr um Konflikte, sondern um Fragen des Gelingens oder Scheiterns an Aufgaben des Lebens. Dabei wird dem Entwicklungsaspekt sowohl im Blick auf die kindliche Entwicklungspsychologie als auch auf evolutionäre Entwicklungsschritte besondere Aufmerksamkeit geschenkt.

5.1 Die Fähigkeit zur Selbstreflexion

In einem Interview äußert sich Gadamer über den Meister-Philosophen Heidegger: „Er war der unreflektierteste Mensch, den ich kannte. Er hat überhaupt nie über sich selber nachgedacht." Wer nicht über sich nachdenkt, kann auch sein eigenes Handeln nicht bewerten. So wartete alle Welt vergeblich darauf, dass Heidegger nach dem Krieg zu seiner zeitweiligen Kooperation mit dem NS-Regime ein selbstkritisches Wort äußern würde. So subtil er die Strukturen des Denkens und der Sprache zu analysieren vermochte, so wenig war er imstande oder willens, zu seiner eigenen Person und seinem eigenen Verhalten Stellung zu nehmen. Damit vermied er es auch, Verantwortung für sein Handeln zu übernehmen, z. B. sich für eigene politische Entscheidungen und deren Folgen für andere zu entschuldigen.

Wir können nicht mit Sicherheit sagen, ob wir, Gadamer folgend, die hier angedeutete Situation aus heutiger Sicht richtig einschätzen. Was würde einen reflektierten Menschen ausmachen? Das lässt sich im psychodynamischen Konzept recht gut beschreiben. Dieser würde sich im

Nachdenken nicht nur mit den Dingen der Welt und ihren Erklärungen beschäftigen, sondern bei Gelegenheit mithilfe seines beobachtenden Ichs auch sein emotional bewegtes Selbst zur Kenntnis nehmen. Damit sein Ich das Selbst verstehen kann, benötigt es die Fähigkeit, die innerseelischen affektiven Vorgänge zu registrieren und in Worte zu fassen. Im ersten Schritt könnte er erfassen, dass er gefühlsmäßig beteiligt und berührt ist. Im zweiten Schritt gälte es, die Qualität der Empfindungen in Worte zu fassen: „In mir regt sich Furcht oder Enttäuschung oder Hoffnung oder Freude oder Ärger." Damit beginnt er die Situation zu verstehen und es tauchen Vorstellungen auf, wie er zweckmäßig auf sie reagieren könnte. Jeder Affekt schafft bezogen auf die äußere Situation, die nun innerlich reflektiert wird, eine propositionale Struktur, ein Handlungsschema bezogen auf die äußeren Objekte. Zugleich werden Erinnerungen wach an vorausgegangene Erfahrungen und es werden die darauf gegründeten Überzeugungen spürbar. Die Beziehung zwischen dem Ich und den äußeren Objekten kann auf diese Weise innerseelisch durchgespielt werden, als emotionale Erfahrung, als Erinnerung an Früheres, als Handlungsentwurf für zweckmäßiges Reagieren und alles dies in Bezug auf bereits vorhandene Überzeugungen und verinnerlichte Regeln und Normen. Dieses selbstreflexive Geschehen ist weniger aktives Tun als vielmehr Gewahrwerden der Vorgänge in einem „seelischen Binnenraum".

Es ist dies ein Denken, das nicht die Dinge der Welt, sondern die eigene Person zum Gegenstand nimmt. Wahrnehmen kann man das eigene Bild im Spiegel oder auf einem Foto, für das eigene Innen gibt es jedoch keine eigentlichen Sinnesorgane, sodass der Begriff Selbstwahrnehmung fraglich ist, worauf Bennett und Hacker (2010) hinweisen. Was als Selbstwahrnehmung bezeichnet wird, ist ein Gewahrwerden, Sich-bewusst-Machen von psychischen Zuständen und Abläufen, z. B. von Emotionen, Einfällen,

Fantasien, Erinnerungen, Wünschen, Gedanken etc. Ein Mensch kann seinen bewussten Aufmerksamkeitsfokus auf sein Inneres ausrichten, sich dessen bewusst werden und sich dann darüber Gedanken machen, was in ihm abläuft und was das mit seinem selbst zu tun hat.

Das selbstreflexive Subjekt

Mit dem Bewusstsein des eigenen Selbst wird der Mensch erst im eigentlichen Sinne zum Subjekt, das nun in Zusammenhang bringen kann, was ihm draußen in der Welt begegnet und was er in sich erlebt. Das geschieht in der einen Richtung, dass die Geschehnisse des Draußen, mit denen er handelnd verbunden ist, eine emotionale Resonanz in seinem Innen finden und darüber hinaus anhaltende Überzeugungen davon entstehen, was die Welt mit mir macht, was ich unter dem Einfluss der Welt tun und sein kann. Ebenso wichtig ist umgekehrt, wie ich die Welt aufgrund meines Selbstverständnisses verstehe. Darin nimmt der Mensch sich zum Maß der Dinge und legt dieses Maß auf das an, was in der Welt geschieht, insbesondere auf das, was mit anderen Menschen geschieht. So wird das selbst Erlebte und Gedachte zum Maßstab für das Verständnis der Welt und der anderen Menschen. Auf der Grundlage des bewusst gewordenen eigenen inneren Erlebens wird es möglich, sich in das Innere anderer einzufühlen, vorübergehend ihre Perspektive zu übernehmen und – bedeutsam für die Ethik – die anderen in der Abwägung des eigenen Handelns zu berücksichtigen. Ohne eine selbstreflexive Fähigkeit kann diese Leistung nicht erbracht werden.

Ein merkwürdiges Zwischending in der Selbstreflexion ist der eigene Körper, dessen propriozeptiv wahrgenommene Signale entweder als die eines äußeren Objekts aufgefasst werden können („er, der Kopf tut mir weh") oder als

Teil des ich-haften Erlebens („ich bin körperlich erschöpft"). Jedenfalls ist der Körper unzweifelhaft da und er sollte möglichst auch als Teil des Systems Ich-Selbst erfahren werden, was aber z.B. Patienten mit somatoformen Störungen nur eingeschränkt möglich ist. Für sie ist der eigene Körper zuweilen Verfolger und Opfer zugleich.

Aspekte des Selbst

Ergebnis der Selbstreflexion ist die Gewissheit, dass ich bin, dass ich lebendig bin, dass ich ein Subjekt bin, dass ich unterschieden und abgegrenzt von der äußeren Welt existiere und zugleich aufs engste mit ihr verbunden bin. Ich existiere als ein Ich-Selbst, das die Welt erfährt, sich mit ihr auseinandersetzt, sie aber auch passiv erleidet, dort wo das Selbst Gegenstand der Intentionen anderer Menschen oder der Geschehnisse in der umgebenden Welt wird. Das Selbst erschafft sich gleichsam selbst, sorgt für sein Fortbestehen und seine Weiterentwicklung, indem es beständig psychische Erfahrungen, Affekte, Vorstellungen dem Ich-Selbst zuschreibt, sie es in sich zu integrieren versucht.

Die Aufgabe, Teilaspekte in ein Ganzes hineinzunehmen, betrifft z.B. auch die Integration des psychischen Erlebens und der leiblichen Erfahrungen und der soziokulturellen Eindrücke. Therapeuten kennen die Schwierigkeiten, die auftreten, wenn Teilaspekte nicht integriert werden können, sondern gewissermaßen im Außen bleiben.

In der Gegenbewegung der Integration sehen wir die Fähigkeit des Selbst, komplexe psychische Zustände zu differenzieren, wenn es z.B. in Beziehungen gilt, zu unterscheiden, wo die Grenze zwischen Ich und dem Objekt verläuft, welches die eigenen Bedürfnisse und welche die des anderen sind, oder welche Affekte im Einzelnen erlebt werden.

Schließlich ordnen wir dem Ich-Selbst die Aufgabe des Regulierens zu, wenn es gilt, die Heftigkeit der Affekte oder das Drängen der Impulse aus sozialen Rücksichten heraus zu steuern, oder die Schwankungen des Selbstwertes auszugleichen.

Die Fähigkeit, sich der eigenen psychischen Innenvorgänge bewusst zu werden und dafür eine zur Kommunikation geeignete Sprache zu finden, die Fähigkeit, über diese innere Situation nachzudenken, die Fähigkeit integrierend, differenzierend und regulierend mit der inneren Situation umzugehen begründet im Wesentlichen das Erleben eines selbstreflexiven menschlichen Subjekts, das mit dem Anspruch, autonom und eigenverantwortlich zu handeln, der Welt gegenübertreten kann.

Von großer klinischer Bedeutung ist die Tatsache, dass dieses System und die im Folgenden genannten einzelnen Funktionen strukturell mehr oder weniger gut entwickelt oder durch unbewusste Konflikte funktionell beeinflusst sein können (Rudolf 2002, 2004).

Bei genauerer Betrachtung des menschlichen Subjekterlebens lassen sich im Einzelnen zahlreiche psychische Fähigkeiten benennen, die sich freilich zum Teil überschneiden.

- **Mentalisierung:** Menschen können reflektierend einen „Binnenraum" erleben, in dem sich Psychisches ereignet, und sie besitzen eine Sprache für diese Innenvorgänge.
- **Selbstreflexion:** Menschen können sich bewusst machen, welche Gefühle, Bedürfnisse, Absichten, Gedanken in ihrem Inneren auftauchen und was diese Vorgänge mit ihrem psychischen Kern, ihrem Selbst zu tun haben.
- **Selbstbild:** Menschen können ihr typisches Erleben und ihre charakteristischen Einstellungen und Handlungsbereitschaften als ein konstantes Bild ihrer Persönlichkeit erfahren.
- **Embodied Self:** Menschen erleben sich zugleich als psychische Person und als körperlich lebendiges Wesen. Wenn sie von „Ich" sprechen, sind immer psychische und körperliche Aspekte zugleich gemeint.

- **Identität:** Menschen versuchen, die verschiedenen und zuweilen widersprüchlichen Seiten ihrer Person über die Zeit hinweg in ein kohärentes und konstantes Bild ihres Selbst zu integrieren. Dazu gehören neben den psychischen Merkmalen insbesondere auch die psychosexuellen und sozialen Aspekte der Person.
- **Konfliktcrleben:** Menschen, die sich selbst gegenüber offen sind, registrieren innere Spannungen zwischen gegenläufigen Interessen, Triebregungen, sozialen Verpflichtungen und gesellschaftlichen Normen (was unter Umständen affektiv so spannungsreich ist, dass Teilaspekte aus dem bewussten Erleben verdrängt werden).
- **Zeiterleben:** Menschen erleben ein Kontinuum von früher über heute nach zukünftig hin, wobei das Bewusstsein des Jetzt den eigentlichen Fixpunkt darstellt.
- **Erinnerung:** Menschen können ihre bewusste Aufmerksamkeit auf zurückliegende Ereignisse richten und sich diese vor Augen führen, was allerdings mehr zu einer subjektiven Rekonstruktion als zu einer objektiven Erinnerung führt.
- **Antizipation:** Menschen können den Fortgang von Entwicklungen „hochrechnen" und sich selbst und andere in künftigen Situationen vorstellen.
- **Fantasie:** Menschen können die Erinnerung an vergangene Situationen und die Vorstellung künftiger Ereignisse in der Fantasie durchspielen und subjektiv so ausgestalten, wie es ihnen beliebt.
- **Symbolisierungsfähigkeit:** Menschen sind imstande, Erlebtes und Erdachtes in künstlerischen Zeichen zum Ausdruck zu bringen, die auch von anderen Menschen verstanden werden.
- **Sprachliche Ausdrucksfähigkeit:** Sprache steht als emotional unterlegtes Mittel der Kommunikation zur Verfügung. Subjektiv Erlebtes, Wahrgenommenes oder Gewolltes kann in einer jeweils eigenen, persönlich ge-

staltteten Sprache zum Ausdruck gebracht (aber auch durch die eigene Sprache verborgen) werden.
- **Wertorientierung:** Menschen können das, was sie planen oder was sie tun, an individuellen und kollektiven Wertmaßstäben messen und sich ggf. daran ausrichten.

Die genannten Begriffe beschreiben Eigenschaften und Fähigkeiten des menschlichen Subjekts, das speziell in der westlichen Kultur einen hohen Stellenwert besitzt. Westliche Menschen wundern sich darüber, dass Menschen aus anderen Kulturen sehr viel weniger daran interessiert sind, sich selbst als Subjekt zu entwickeln und zu realisieren und dass sie eher geneigt sind, sich als Teile von Ganzheiten (z. B. von Familien oder Gruppen) zu verstehen.

Am Rande kann die Frage auftauchen, was es mit der Subjekthaftigkeit von Tieren auf sich hat. Vielleicht kennen wir Tiere noch nicht gut genug, um die Frage beantworten zu können. Manche Tierliebhaber und Tierforscher betonen die erstaunlichen Fähigkeiten einzelner Tiere aus bestimmten, als intelligent geltenden Rassen. Heute hegen nicht nur die Tierhalter, die schon immer eine liebevolle Beziehung zu ihren Hunden, Katzen, Pferden, Vögeln pflegten, die Vermutung, dass nicht nur die Physiologie der Tiere, sondern auch deren Psychologie dem Menschen sehr nahe kommt. Ihre Emotionen, ihr Beziehungsverhalten, ihre Problemlösungen sind den unsrigen erstaunlich ähnlich. Über das, was sie erleben, wissen wir so wenig wie über das Erleben der Säuglinge, weil beide sich nicht in einer Begriffssprache ausdrücken können. Dass sie etwas erleben, dass sie in Beziehungen leben, dass sie aus Erfahrungen lernen, dass sie sich wohlfühlen oder leiden, haben sie mit den Menschen gemeinsam. Gleichwohl werden sie nach dem heutigen Stand der Diskussion nicht in gleicher Weise als Subjekte angesehen, aber sie sind uns deutlich näher als man früher angenommen hat. Die Konsequenz dessen ist ein größerer Respekt vor Tieren als einer uns nah verwandten Form des Lebendigen, auch wenn Menschen den Subjektstatus vorläufig noch für sich alleine beanspruchen. Immerhin wurden im französischen Recht Tiere jüngst als lebendige und fühlende Wesen definiert und nicht mehr als „Sachen", wie das im deutschen Recht gegenwärtig noch der Fall ist.

5.2 Die Evolution des selbstreflexiven Subjekts

Wenn der Mensch sich evolutionär entwickelt hat, stellt sich die Frage, wie und wann diese selbstreflexive Funktion entstanden ist und wie sie sich auf die Gestaltung des menschlichen Lebens ausgewirkt hat. Das Biologisch-Animalische, Triebhafte lässt sich zunächst ahistorisch verstehen. Es hat den Anschein, dass es bei Tier und Mensch über lange Strecken der Entwicklung hinweg relativ konstant geblieben ist. Das selbstreflexive Denken jedoch und das Bewusstsein des Selbst könnte etwas sein, das erst in jüngerer Zeit zutage getreten ist und damit die Voraussetzungen für die historische Entwicklung der menschlichen Kultur bereitgestellt hat.

Im Folgenden werden wir im Kontext der Entstehung des Lebendigen einen Blick auf die Entwicklungsgeschichte des Menschen richten, wie sie sich anhand kultureller Zeugnisse zurückverfolgen lässt. Das kann nur kursorisch geschehen, da das Thema ganze Bibliotheken füllt (hier als Referenzen: Kinder et al. 2010; Roberts 2011; Salles 2009). Unser Ziel ist es, zu verstehen, wie sich die Entwicklung des psychischen Systems in diesem Zeitraum verstehen lässt. Dabei folgen wir der Annahme, dass die lang dauernde stammesgeschichtliche Entwicklung (Phylogenese) sich bei den heute lebenden Menschen in den Entwicklungsschritten ihres psychischen Systems (in ihrer Ontogenese) widerspiegelt.

Frühe Entwicklung des Lebens

Vor 3,5 Mrd. Jahren – erste Mikroben
Erste Fossilienfunde aus der Zeit vor 550 Mio. Jahren
Vor 65 Mio. Jahren – Ende des Zeitalters der Dinosaurier, erste Primaten
Vor 30 Mio. Jahren – Menschenaffen
Vor 6,5 Mio. Jahren – erste Vorfahren der Hominiden

Frühe Entwicklung des Menschen

Bis vor 1 Mio. Jahren – verschiedene Hominidenarten
Ab 350.000 Jahren – Neandertaler
Ab 200.000 Jahren – Homo sapiens
Vor ca. 60.000 Jahren – Aussterben des Neandertalers, Homo sapiens breitet sich aus und überlebt bis heute
Vor ca. 40.000 Jahren – Einwanderung der modernen Menschen (Homo sapiens) nach Europa
40.000 bis 10.000 Jahre v. Chr. – jüngere Altsteinzeit, humanspezifische Zeugnisse: Kleinplastiken, Felszeichnungen, Steinwerkzeuge
15.000 v. Chr. – Höhlenbilder von Lascaux
Circa ab 9.000 v. Chr. – Getreidevorratshaltung
Ab 7.000 v. Chr. – Landbau, Haustiere, Geräte, Gewebe
Ab 6.000 v. Chr. – befestigte Siedlungen
Ab 5.000 v. Chr. – Keramiken
Ab 4.000 v. Chr. – Stadtstaaten, Metallobjekte, Pferdezucht, Megalithkultur
Ab 3.000 v. Chr. – Wagen, Seefahrt, Pyramiden, Hieroglyphenschrift, Keilschrift
Ab 1.200 v. Chr. – Buchstabenschrift

Nach 550 Mio. Jahren des sich differenzierenden pflanzlichen und tierischen Lebens auf der Erde entwickeln sich Vorformen des Menschen. Die von ihnen hergestellten Faustkeile sind ca. 1 Mio. Jahre alt. In der südfranzösischen Höhle von Tautavel fanden sich Überreste des

Menschen vom Typ Homo Heidelbergensis und Grobwerkzeuge, die etwa 450.000 Jahre alt sind. Die Gattung Neandertaler lebte in Europa etwa ab 350.000 Jahre bis ca. 60.000 Jahre v. Chr., die Gattung Homo sapiens seit ca. 200.000 Jahren. Zeugnisse handwerklicher Aktivitäten sind bis zu 50.000 Jahre alt, künstlerische Gestaltungen, z. B. Höhlenmalereien, entstanden vor ca. 20.000 Jahren.

Die frühen Menschen

Mittlerweile war die Gattung Homo sapiens, aus Ostafrika kommend, in den Mittelmeerraum und den Vorderen Orient gelangt und wanderte in westlicher Richtung nach Europa, östlich nach Asien und über die damals noch bestehende Landbrücke nach Nordamerika und bis nach Südamerika. Das ursprüngliche Ziel war dabei wohl die Suche nach besseren Lebens- und Ernährungsbedingungen. Wenn man sich vorstellt, dass ein Mensch jeden Tag einige Kilometer weiterginge, hätte er grob gerechnet in 30 Jahren die Erde umrundet. Etwas von diesem menschlichen Bewegungsdrang spürt man, wenn man heute sieht, wie alljährlich Millionen Menschen, den Zugvögeln gleich, in den Urlaub aufbrechen, weite Strecken zu Fuß oder mit technischen Hilfen zurücklegen, offenbar in dem Verlangen, immer noch ein Stück weiter in die Ferne zu gelangen. Untersuchungen an Tieren, die, z. B. in Australien, neue Gebiete besiedeln, haben gezeigt, dass sich die anfängliche Geschwindigkeit der Ausbreitung binnen weniger Jahre vervielfacht, was wahrscheinlich darauf zurückzuführen ist, dass die am schnellsten Vorankommenden sich untereinander verpartnern und vermehren, sodass eine Selektion auf besondere Lauffreudigkeit hin erfolgt. Vielleicht sind auch die heutigen Menschen das Ergebnis einer solchen Selektion der besonders Bewegungsfreudigen.

Bei Aristoteles heißt es, „die Natur macht keine Sprünge“. Das gilt wohl für die zeitliche Perspektive eines Menschenlebens, aber wenn man einen Zeitraum von ca. 100.000 Jahren betrachtet, was für einen Menschen eine unendlich lange Zeit ist, aber auf das Ganze des Lebendigen gesehen ein winziger Zeitraum, zeigen sich durchaus große Sprünge. Aufgrund von vermutlich genetischen Veränderungen erfolgt eine erhebliche Vergrößerung des Gehirnvolumens bei den neuen Hominiden, möglicherweise auch eine Differenzierung der rechten und linken Gehirnhälfte mit unterschiedlichen Funktionen; es entwickelt sich der aufrechte Gang, der die Arme und Hände zum Handeln freigibt; die Gegenstellung des Daumens erlaubt eine große manuelle Geschicklichkeit; womöglich erfolgt eine Veränderung des Kehlkopfes, die differenzierte Lautgebung gestattet.

Manche vermuten, dass die extrem schwierigen Lebensbedingungen der späten Eiszeit für ein nicht besonders schnelles und wenig wehrhaftes Lebewesen wie den Menschen dazu beigetragen haben, dass sich seine mentalen und sozialen Fähigkeiten weiterentwickeln mussten, um den Lebenskampf zu bestehen.

Eine weitere Entwicklungsvoraussetzung liegt in der folgenden Klimaveränderung, die die Eiszeit beendete und stattdessen reichlich Pflanzen und Tiere auftreten ließ, die für den Menschen als Nahrung geeignet waren. Damit wurden Lebensbedingungen geschaffen, die ein sesshaftes Leben in größeren Gemeinschaften erlaubten und die Entwicklung immer neuer Techniken förderten. Das erforderte mehr Zusammenhalt, mehr Kommunikation, das heißt, der Beziehungsaspekt gewann an Bedeutung. Innerhalb der primären Gruppe entstanden engere Bindungen und differenzierte sozialen Beziehungen in der sich strukturierenden Gemeinschaft mit ihren arbeitsteiligen Tätigkeiten. Es wurden stärkere Abgrenzungen zwischen benachbarten Gruppen erforderlich und es fanden kriegerische Auseinandersetzungen statt. Der Krieg als „Vater aller Dinge" förderte seinerseits die handwerklichen Techniken in der Herstellung von Geräten und Waffen und in der absichernden Strukturierung der eigenen Lebenswelt. Besonders beeindruckend ist die Tatsache, dass schließlich zur gleichen Zeit voneinander unabhängig überall auf der Erde ähnlich intensive Kulturentwicklungen stattfanden, wenngleich in verschiedenen Staatsformen und mit unterschiedlichen religiösen Inhalten.

Schließlich geschieht in den antiken Kulturen etwas, das wir in der heutigen Wirtschaft sehen: kleinere Einheiten werden von größeren übernommen, größere schließen sich zusammen, treten in den Wettbewerb, bis schließlich Monopolisten entstehen, die dann aufgrund irgendeiner verändernden Bedingung überraschend zugrunde gehen. Die antiken Hochkulturen im Mittelmeerraum, in Asien oder Mittelamerika lassen ähnliche Verläufe erkennen.

Der für unser heutiges Wissen entscheidende Schritt ist die Entwicklung der Schrift. Über sie können wir mehr als über alle anderen Funde mit den Menschen jener Zeit direkt in Verbindung treten. Nachdem die Schriften entziffert waren, wurde es uns möglich, ihre Vorstellungen von der Welt, ihre Überzeugungen, ihre kriegerischen Auseinandersetzungen, ihre Mythologien und religiösen Vorstellungen im Detail kennenzulernen.

5.3 Die Entwicklung des Psychischen bei Kindern und in der Phylogenese

Wenn es so ist, dass sich in den 5.000 bis 10.000 Jahren vom Ende der Steinzeit bis zur Zeit von Christi Geburt das Leben der Menschen entscheidend verändert hat, können wir fragen, welche Entwicklung des psychischen Systems damit verbunden war. Hier sind Ursachen und Wirkungen schwer zu unterscheiden. Die veränderten Bedingungen fördern psychische Funktionen; die sich entwickelnden psychischen Funktionen erlauben es, neue soziale Lebensformen zu entwickeln, in denen wiederum kulturelle Leistungen möglich werden.

Wir wollen an dieser Stelle probehalber die mentale Entwicklung eines heutigen einzelnen Kindes als mögliche Kurzfassung der Stammesentwicklung betrachten. Aus der Embryologie wissen wir, dass entwicklungsgeschichtlich weit zurückliegende Organgestaltungen und Organfunktionen in der intrauterinen Entwicklung vorübergehen erkennbar werden, ehe sie von den jeweils neu entwickelten Strukturen überformt werden. Auch in der Gehirnentwicklung des Menschen ist die schichtenweise Weiterentwicklung nachvollziehbar, in der jeweils die neuen Strukturen die alten überlagern und integrieren. Das gleiche Prinzip können wir in der Entwicklung des psychischen Systems annehmen, dass nämlich die verschiedenen psychischen Funktionsweisen der kindlichen Entwicklung eine Parallele darstellen zu dem mentalen Funktionieren der frühen Menschen.

Das mediale Erleben

Die frühen Lebensabschnitte des Säuglings in den ersten Lebensmonaten lassen ein vorwiegend mediales Erleben annehmen, das noch keine eindeutigen Objekte und kein abgegrenztes Selbst als Subjekt kennt, also ein Ungetrenntsein und Verwobensein eines noch nicht konturierten Ichs und einer unkonturierten Welt vermuten. Hier gibt es im Wesentlichen affektive Unterschiede von Gut und Nicht-Gut oder Lust und Un-Lust, wobei die psychoanalytische Theorie die Tendenz beschreibt, das Gute, Lustvolle als das Eigene und das Unlustvolle als das Fremde, von außen Kommende zu erleben. Auf dieser Ebene bereits von Denken zu sprechen, erscheint wenig plausibel.

Wenn wir uns statt eines Kleinkindes einen Vormenschen der Frühzeit vorstellen, so wäre sein Erleben ähnlich dem eines höheren Tieres: Der Einzelne ist stark verwoben mit dem Schwarm der anderen; sie stehen als Einzelne und als Gruppe der natürlichen Welt gegenüber, setzen sich mit ihr kognitiv und handlungspraktisch auseinander und machen dabei Lernerfahrungen. Die vorherrschende mediale Erlebnisstruktur (im Unterschied zu der objektalen) bringt es mit sich, dass jedes bedeutsame äußere Ereignis heftige innere, vor allem affektive Reaktionen hervorrufen kann (speziell Angst und Wut) und umgekehrt, dass jede innere Verfassung auch im Außen wahrgenommen wird. Ein Erleben von Individualität und Subjektsein ist hier nicht anzunehmen, stattdessen eine Gruppenidentität, in der die Affektansteckung eine große Rolle spielt. Die ängstliche oder wütende Erregung eines Einzelnen setzt sich rasch auf die ganze Gruppe fort und führt zu gruppalen Reaktionen der Flucht oder des Angriffs.

Die mediale Erlebnisstruktur kann auch eine Erklärung geben für die schamanistische Identifikation mit bedeutsamen Totemtieren, mit dem Ziel, sie als jagdbares Wild zu erlangen oder ihre Stärke selbst zu übernehmen. Das Ungeschiedensein von innen und außen bedeutet auch, dass ringsum alles belebt ist und Einfluss auf den Menschen hat. Jedes falsche Verhalten kann z. B. die Buschgeister verstimmen, die ihrerseits bei dem Menschen körperliche Beschwerden auslösen. Darauf bezogenes rituelles Verhalten soll die dämonischen Kräfte besänftigen.

Emotionale Beziehungen

Der nächste bedeutsame Entwicklungsschritt des Kleinkindes beinhaltet auf der Beziehungsebene die emotionale Ausrichtung auf die wichtigsten Objekte. Die Internalisierung dieser Bindungserfahrungen schafft ein emotionales Band zwischen einem bedürftigen Selbst und einem starken Objekt und gibt dadurch Sicherheit. Zwischen beiden etabliert sich eine emotionale Kommunikation durch Mimik und Körpersprache, die als eine Vorform sprachlicher Kommunikation (Proto-Dialog) verstanden werden kann.

Auch für die frühen Menschengruppen dürfte die Wohltat des Zusammenlebens und die Angst vor dem Verlorengehen ein wichtiges Motiv für die Festigung der überlebenswichtigen Beziehungen und damit auch für eine zunehmend differenzierte Kommunikation sein. Bekanntlich beginnt sich das Kind aus der Sicherheit der Dyade heraus mit zunehmendem Interesse äußeren Objekten zuzuwenden. Es beginnt, mit Gegenständen spielerisch zu hantieren, es liebt es, sie herzuzeigen, sie spielerisch zu verschenken und umgekehrt Geschenktes entgegenzunehmen. Wie wir heute wissen, ist diese Entwicklung, in der sich Kind und Mutter nicht nur aufeinander beziehen, sondern sich gemeinsam intentional auf ein Drittes ausrichten, eine wichtige Voraussetzung für jegliches Lernen und für die Erforschung der äußeren Objektwelt.

Für die Situation der frühen Menschen ist eine solche analoge Entwicklung vorstellbar, sich aus einer zunehmenden Bindungssicherheit heraus gemeinsam, das heißt unter Anleitung der Älteren, mit interessanten Gegenständen zu beschäftigen, sie zu gestalten und zunehmende Lernerfahrungen zu machen. So lässt es sich vorstellen, wie die hominiden Vorfahren imstande waren, abgeplattete, scharfkantige Steine als Werkzeuge zu verwenden und dieses Gerät allmählich zu vervollkommnen, wie es MacGregor (2012) für die Entwicklung des Faustkeils als des ersten, universell verwendbaren Werkzeugs beschreibt.

Magisches Denken

Ein dritter kindlicher Entwicklungsschritt geht einher mit dem Erwerb der Sprache, beginnend mit „Ich“ und „nein“, das heißt der Akzentuierung von Ich und Nicht-Ich. In diesem Zusammenhang erfolgt die emotionale Auseinandersetzung zwischen eigenem Wollen und dem Willen der Objekte mit der überflutenden Heftigkeit der eigenen Emotionen und der Aufgabe, sie zu steuern. Vermittelt durch die nun bereits ansatzweise verfügbare Sprache des Kindes wird auch offenbar, wie es denkt. Seine Begriffe sind noch nicht in Kategorien gegliedert, sie sind spielerisch „als ob“. Die Dinge sind manchmal das, was das Kind ihnen zuordnet, ein andermal sind sie das, was sie nach allgemeiner Übereinkunft bedeuten. Die Welt erscheint unter dem Eindruck der heftigen Affekte einmal hoch interessant, ein andermal ängstigend. Ein Kind, im dunklen Kinderzimmer allein gelassen, sieht gefährliche Tiere, die es fressen wollen, ein kurzer Kontakt mit den Eltern lässt die Monster wieder verschwinden.

Wenn wir diese Weltsicht auf eine frühe Stufe der Menschheitsentwicklung entwerfen, können wir uns die zunehmend magische Vorstellung von guten und bösen Mächten und die Magie von Worten und Gesten zu ihrer Beeinflussung vorstellen. Mit jedem Ereignis des Lebens können Mächte assoziiert werden, die es zu beachten, zu besänftigen oder zu gewinnen gilt. So kennen wir aus unterschiedlichen frühen Kulturen zahllose Vorstellungen von Geistern und Dämonen, die für das Geschehen in der Welt verantwortlich gemacht werden. Vielleicht verschwindet die Sonne abends im Bauch des mythischen Krokodils, vielleicht wechselt ein Mensch, der gestorben ist, von der hiesigen Welt in eine andere, in der er weiterlebt. Die Internalisierung des wichtigen anderen erlaubt es, an ihn zu denken und Gefühle auf ihn zu richten, auch wenn er physisch nicht anwesend ist. Es bietet sich an, den verlorenen wichtigen Menschen in einer anderen Welt als weiterhin existent zu denken, sodass er in Begräbnisritualen für jene Welt ausgerüstet wird. Wenn aber erst einmal eine solche zweite Welt eröffnet ist, liegt es nahe, alles was an nicht sichtbaren Kräften, Geistern, Dämonen vorgestellt werden kann, dorthin zu lokalisieren. Jetzt gibt es Götter des Wetters, des Meeres, des Regens, der Sonne, des Mondes, der Sterne, Götter des Todes, der Liebe, des Schlafes, des Traums, des Krieges, des Handels. Besonders interessant erscheint auch die Tatsache, dass gerade alle emotionalen Erlebnisweisen wie z. B. Lieben oder Hassen, oder alle Körperzustände wie Schlafen, Leben, tot Sein mit Geistern oder Göttern assoziiert werden. Hier bestehen Parallelen zu der magisch-animistischen Denkwelt des Kindes in der frühen Autonomiephase.

Das Subjekt strukturiert seine Welt

Ein vierter abgrenzbarer Entwicklungsschritt des Kindes, der wie alle vorgenannten auf neurophysiologischen Reifungsschritten beruht, betrifft das selbstreflexive Gewahrwerden der eigenen psychischen Welt und zugleich eine realitätsgerichtete Wahrnehmung und Reflexion der äußeren Welt. Das bedeutet zugleich die sichere Unterscheidung des Selbst von den Objekten. Deren Beziehung ist nun nicht mehr magisch konstelliert, sondern wird durch die Emotionalität der Beziehung gestaltet. Ferner festigt sich die Vorstellung von der Identität der Dinge und Personen. Eines kann nicht gleichzeitig ein anderes sein, es gibt eine psychosexuelle und soziale Identität für Menschen in unterschiedlichen Lebensaltern, es gibt verschiedene Generationen und familiäre Zuordnungen. Es entstehen trianguläre oder multianguläre Beziehungen.

Auch diese Phase der zunehmenden Realitätsprüfung und Bezeichnung findet ihre Widerspiegelung in der Kulturgeschichte. Die animistischen Geister und magischen Götter werden nun zu Familien gruppiert und hierarchisiert. Der Götterhimmel ist in allen Hochkulturen randvoll. Die Götter haben eine Familiengeschichte, in der sie sich mit ihren Vorgängern auseinandergesetzt haben und zur Macht gelangt sind. In der für unsere Kultur besonders bedeutsamen griechischen Antike ist das Verhältnis zwischen den mittlerweile sozial strukturierten Menschen und den ebenso hierarchisch strukturierten Göttern vielfältig geregelt. Durch Anrufung der ihnen jeweils wichtigen Götter und durch Darbietung von Geschenken versuchen die Menschen, diese für ihre eigenen Interessen zu gewinnen. Der Höhepunkt der Entwicklung lässt sich in dem letzten vorchristlichen Jahrtausend beobachten. Es entstehen auf allen Erdteilen gleichzeitig außerordentliche kulturelle Leistungen. Sie sind mit bekannten Namen verknüpft, in Griechenland mit Homer, Heraklit, Plato, in Israel mit dem Propheten, in Persien mit Zoroaster, in China mit Lao-tse, in Indien mit Buddha. Karl Jaspers (1949) nennt diese Epoche „Achsenzeit“: „Diese Achse der Weltgeschichte scheint nun rund um 500 vor Christus zu liegen, in dem zwischen 800 und 200 stattfindenden geistigen Prozess. Dort liegt der tiefste Einschnitt der Geschichte. Es entsteht der Mensch, mit dem wir bis heute leben. Diese Zeit sei in Kürze die ‚Achsenzeit‘ genannt.“ Im Detail werden diese kulturellen Entwicklungen beschrieben bei Eisenstadt (1987).

Der unsichtbare Dritte

Für uns besonders interessant wird nun der Blick auf das sich weiterentwickelnde selbstreflexive Bewusstsein. In den Schriften Homers wird erkennbar, wie der Versuch, sich selbst zu verstehen und zu regulieren vorläufig noch die Einschaltung der Götter erfordert. Ein Beispiel aus der Illias: Achill, der kampfeswütige junge Held, ein vaterloser, von seiner Mutter narzisstisch aufgestachelter junger Mann, fühlt sich von seinem Kriegsherrn, dem König Agamemnon, schlecht behandelt und ist kurz davor, mit der Waffe auf diesen loszugehen. Das, was als innere Abwägung, bezogen auf den Impuls vorstellbar ist, wird hier als Dialog zwischen Achill und der ihn leitenden Göttin Athene beschrieben (Vers 198 bis 220).

Den Peliden durchfuhr der Zorn. Noch schwankte das Herz ihm
tief in der rauen Brust mit ungewiss wägendem Zwiespalt,
ob von der Seite er reiße die schwingende Schneide des Schwertes,
alle zu Paaren zu treiben und dann den Artriden zu töten
oder dämpfe das pochende Herz und zähme die Seele.
Während er aber das alles noch immer im Herzen bedachte,
zog er auch schon aus der Scheide das Schwert: Da nahte Athene
hoch vom Himmel, gesandt von Here mit blendenden Armen,
die ja doch beide zugleich mit liebender Sorge bedachte.
Hinter ihn trat sie und griff in das goldene Haar des Peliden,
ihm nur allein gewahr, den anderen aber verborgen.

Und Achilleus erschrak, er wandte sich um und er erkannte
wieder der Pallas Athene gewaltig leuchtende Augen,
und schon sprach er zu ihr die flüchtig eilenden Worte:
„Warum erscheinst Du mir wieder, Du Tochter des donnernden Gottes,
um etwa selber zu schauen den Übermut Agamemnons?
Aber das sag ich Dir grad heraus und führ es zuende:
Seine Vermessenheit mag er bald mit dem Leben bezahlen.“

Ihm erwiderte da drauf Athene mit leuchtenden Augen:
„Dir das Herz zu bezwingen, zu sehen, ob Du gehorsam,
bin ich vom Himmel gesandt, von Here mit blendenden Armen,
da sie Euch beide zugleich bedenkt mit liebender Sorge.
Laß jetzt den Streit nur enden und zücke nicht weiter Dein Schlachtschwert;

schilt ihn doch lieber mit Worten und droh ihm schmähliche Zukunft.
Denn das künd ich Dir klar, und es wird sich auch wahrlich erfüllen:
Einst sind schimmernde Gaben Dir dreimal reicher beschieden
wegen der heutigen Schmach. Halt an Dich und sei uns gehorsam."

Ihr erwiderte drauf der schnelle Läufer Achilleus:
„Was Ihr mir beide befohlen, das muss ich auch wahrlich beachten.
Kochte mir auch im Herzen der Zorn, so ist es wohl besser;
Denn wer den Göttern gehorcht, den werden sie erhören."
Sprachs und hemmte die lastende Hand an dem silbernen Schwertgriff,
stieß das mächtige Schwert in die Scheide und folgte gehorsam,
wie ihm Athene befahl. (...)

Das Beispiel zeigt die Funktionalität der Götterwelt für die Regulierung psychischer Vorgänge, die sich rückblickend betrachtet in der Zeit um 800 v. Chr. noch in einer Entwicklung befinden. Von den antiken Menschen wird ein Erleben als Subjekt, als Selbst noch nicht beschrieben. Menschen verwirklichen sich in einer bestimmten sozialen Rolle, die sie im Drama des Lebens spielen. Für Achill, der den inneren Dialog im Vorfeld der Impulssteuerung noch nicht zu leisten vermag, wird durch die Einbeziehung der Göttin eine Triangulierung möglich: Hier mein aggressiver Impuls, da die Göttin, die mir mögliche Belohnungen und Bestrafungen aufzeigt und dort ich, der ich mich entscheiden muss, was ich nun tue.

Womöglich wird hier auch eine zentrale Funktion religiöser Vorstellungen erkennbar, nämlich die Einbeziehung eines unsichtbaren Dritten, der außerhalb von mir existiert und der in mir wirksam ist, mächtig und bedeutsam wie eine Elternfigur für ein kleines Kind. Diese Triangulierung gibt allem Geschehen einen Sinn. Ob ich gut bin oder böse, bedroht oder bestraft werde, lebe oder sterbe, es ist alles Gottes Wille, jedenfalls solange ich auf ihn ausgerichtet bin, das heißt an ihn glaube. Das sich erst später entwickelnde stille Gebet lässt noch stärker die Züge des inneren Dialogs erkennen, der sich an die bedeutsamen inneren Objekte, an die frühen Eltern als Sicherheit und Bindung gewährleistende Wesen – bzw. an eine vergleichbare himmlische Instanz – richtet.

Wenn wir das Eingreifen der Göttin Athene nicht nur als künstlerisches Stilmittel verstehen wollen, sondern als eine zu jener Zeit noch notwendige Anbindung an äußere, regulierende Instanzen, dann könnten wir für die folgenden 3.000 Jahre bis heute eine psychische Weiterentwicklung annehmen, hin zu einer inneren Auseinandersetzung, in der das selbstreflexive Subjekt sich nicht mehr von äußeren Instanzen gefördert und angeleitet sieht, sondern seinen Standpunkt des Denkens und seine Verantwortung des Handelns aus sich selbst heraus zu entwickeln vermag.

Interessant ist ein Vergleich der Homerschen Darstellung vom Kampf um Troja mit der eines amerikanischen Spielfilms zum gleichen Thema. Der Film zeigt viele grausame Kämpfe und zarte Liebesszenen, die Motivation der Handelnden ist jedoch beschränkt auf Themen, wie sie am ehesten von Jugendlichen nachvollzogen werden: „Ich will Ehre, ich will Macht, ich will Rache, ich kämpfe aus Liebe" usw. Das Homersche Epos hingegen zeigt, wie die menschlichen Akteure in ihrem Handeln von inneren Dialogen mit den Göttern begleitet, angeleitet oder gehemmt werden, wobei sie menschlich anrührender erscheinen als die Filmakteure. Die innere Auseinandersetzung der Menschen mit dem Schicksalhaften ihres Lebens, das sie oft tragisch scheitern lässt, wird in Homers Text viel anschaulicher und bewegender dargestellt als in dem mit ungeheurem Aufwand inszenierten Film.

Aus dieser Perspektive wäre etwas Wesentliches im Menschen und seiner Natur nicht als ahistorisch gleichbleibend zu sehen, sondern als Ausdruck einer Entwicklung, die sich unter wechselnden Bedingungen der Menschheitsgeschichte vollzogen hat. Die Konsequenz dieser Vorstellung ist, dass Entwickeltes immer auch regressive Rückfälle erleiden, aber auch eine Weiterentwicklung in heute noch unbekannte Richtungen vollziehen kann.

5.4 Das Subjekt in der Sorge um sich selbst

Im vorausgehenden Abschnitt war die Rede davon, wie Menschen im Laufe der Evolution möglicherweise zunehmend ein Erleben ihres Selbstseins und ihrer autarken Handlungsfreiheit entwickelt haben. Die Aufspaltung von Subjekt hier und Objekt dort spielt in der Philosophie der klassischen Antike noch keine Rolle. Für uns ist heute diese Begrifflichkeit so selbstverständlich, dass wir auch einen Menschen der frühen Zeit als Subjekt sehen. Michel Foucault hat in seinen Arbeiten zwei sehr unterschiedliche Arten des Subjektseins beschrieben. Zum einen betont er die Macht der historischen gesellschaftlichen Systeme bezogen auf den Einzelnen und seine Subjekthaftigkeit: Die Menschen haben im Laufe ihrer Geschichte niemals aufgehört, sich selbst zu konstruieren, das heißt ihre Subjektivität beständig zu verschieben. Diese Serie von Subjektivitäten wird niemals zu einem Ende kommen und uns niemals vor etwas stellen, das „der Mensch“ wäre. Der Mensch ist ein Erfahrungstier: er tritt ständig in einen Prozess ein, der ihn als Objekt konstituiert und ihn dabei gleichzeitig verschiebt, verformt und verwandelt – und der ihn als Subjekt umgestaltet (Foucault 1966, S. 85). Womöglich resultiert diese Einstellung aus Foucaults politischer Haltung zu Zeiten, als er sich mit der Macht gesellschaftlicher Institutionen (Gefängnisse, Medizin, Psychiatrie) auseinandersetzte.

Eine Kultur des Selbst

Kurz vor seinem Tode entwirft Foucault (2004, 2009) in seinen Vorlesungen am Collège de France (1981/82) einen ganz anderen Blick auf das menschliche Subjekt. Anhand von zahlreichen antiken Texten – Plato, Epikur, Seneca, Marc Aurel – zeigt er auf, wie in der Antike eine Kultur des Selbst und eine Ethik des Selbst entwickelt wurde, die bis in die sokratische Zeit zurückreichte. Ausgangspunkt ist der platonische Dialog Alkibiades, in dem der junge Mann aufgefordert wird, sich um sich selbst zu sorgen, damit er schließlich fähig werde, andere Menschen und die Stadt zu lenken. „Was ist also dieses Selbst, um das wir uns sorgen müssen? Nun, das ist die Seele", heißt es in dem Text. Sorge um sich selbst („Du musst Dich um Deine Seele kümmern") beinhaltet zugleich die Aufgabe des „Erkenne Dich selbst". Diese Maxime meint, „mache Dich vertraut mit Dir selbst, registriere, an welchem Punkt Deines Lebens Du stehst; wage es, auch die schmerzlichen Aspekte wahrzunehmen; gestehe Dir Deine Grenzen und Fehler ein, bedenke dass Du sterblich bist". In diesem Bemühen der Selbstbildung bereitet sich der Jugendliche auf sein erwachsenes Leben vor und der Erwachsene auf sein Alter, in dem das Leben zuende geht.

Selbstbildung und Lebenskunst

Spätere Schriften der römischen Antike konkretisieren die Arbeit an sich selbst. Foucault bezieht sich dabei insbesondere auf die römische Zeit etwa 200 n. Chr., als Seneca in seinen „Briefen an Lucilius" Anleitungen zu einer Selbstkultur gibt, die zugleich eine Lebenskunst darstellen und die den Einzelnen darin fördern soll, sich gelassen, tragfähig und verantwortungsbewusst zu verhalten. „Sorge für

Dich selbst" heißt, „Du musst an Dir arbeiten, musst Dich läutern, Dich auf die Wahrheit vorbereiten". Dazu gehören Techniken des Sich-Zurückziehens und Konzentrierens, sich der begangenen Fehler zu erinnern und sich von ihnen zu reinigen, sich auf den nächtlichen Traum vorzubereiten, um evtl. Botschaften des Göttlichen zu empfangen.

Sich um die Seele zu kümmern und an sich selbst zu arbeiten, bedeutet einen Anspruch an die Entwicklung der eigenen Persönlichkeit, die dadurch nicht Einengung und Verzicht erfahren, sondern fähig werden soll, ein gelungenes Leben zu führen. Dazu dienen verschiedene Techniken und Zielsetzungen:

- Sich zurückziehen, zur Ruhe kommen und konzentrieren.
- Die Aufmerksamkeit auf sich selbst richten.
- Sich achten und respektieren, vor sich selbst Scham empfinden.
- Sich begangener Fehler erinnern und sich von ihnen reinigen.
- Sich auf den nächsten Traum vorbereiten, um eventuelle Botschaften des Göttlichen zu empfangen.
- Sich beherrschen und steuern lernen.
- Sich selbst genügen, in Gegenwart seiner selbst glücklich sein können.

In den antiken Texten findet Foucault praktische Empfehlungen, die an heutige meditative Techniken erinnern:

- Bewegungslose Körperhaltung und Schweigen.
- Gehörtes auf die Seele einwirken lassen (das Ohr mit der Seele verbinden, anstatt es in der betriebsamen Geschwätzigkeit mit der Zunge zu verknüpfen).
- Vorausdenken von möglichen Übeln, wachsende Fähigkeit diese auszuhalten, ohne zu leiden.
- Gewissensprüfung: Wo stehe ich in der Arbeit an mir?
- Devise, jeden Tag so zu leben, als sei er der letzte.
- Sich einem Mentor/Seelenführer anvertrauen.

Foucault verweist auf Seneca, der betont, dass es zweckmäßig ist, sich in der Sorge um sich selbst von einem Mentor, Lehrmeister oder Seelenführer unterstützen zu lassen. Als Seelenführer ist ein älterer ehrenwerter Mann geeignet, kein Freund, sondern ein Unbekannter, der die Gabe der Parrhesia besitzt, das heißt der offenen und freimütigen Rede, der dem Geführten gegenüber eine psychagogische Zielsetzung verfolgt. (Dem Thema der Parrhesia als der wahrheitsliebenden Rede widmet Foucault später eine weitere ganze Vorlesungsreihe.) Der Mentor soll den Angeleiteten darin unterstützen, „eine Wendung zu sich selbst hin" (se convertere ad se) vollführen zu können. Das Ziel ist es, die Seinsweise eines Individuums so zu verändern, dass es ein Ethos entwickelt. Dazu muss der Betroffene aus der Beziehungslosigkeit zu seinem Selbst – der stultitia – herausfinden. Als stultus (einfältig) gilt laut Seneca, wer sich selbst gegenüber unachtsam ist, sich durch alles, was kommt, bestimmen lässt, seine Aufmerksamkeit auf immer neue Ziele richtet, sein Leben zerrinnen lässt, ohne dessen zeitliche Begrenzung zu bedenken.

Einige der von Foucault erwähnten Autoren beschreiben die selbsttherapeutische Funktion dieser Praxis. Foucault führt aus, dass das griechische Wort therapeuein medizinische Handlungen zum Zwecke der Heilung und Pflege bedeutet, aber auch die Verrichtung des Dieners, der Befehle ausführt und seinem Herrn dient. Er erwähnt Philo von Alexandria, der in dem Therapeutischen eine umfassendere, eher geistig ausgerichtete Sorge beschreibt, die sich nicht unmittelbar auf den Körper bezieht, wie die der Ärzte, der das Adjektiv iatrike vorbehalten ist. Foucault hebt die hier deutlich werdende Korrelation zwischen der antiken Philosophie und Medizin, den Umgang mit der Seele und den Umgang mit dem Körper hervor, eine Verbindung, die auch für die heutige Psychosomatik und Psychotherapie bedeutsam ist.

Manches von dem, was hier beschrieben ist, findet sich in späteren, christlichen Jahrhunderten wieder als religiöse Praxis, die nun aber nicht mehr das autarke selbstreflexive Subjekt zum Ziel hat, sondern dessen Öffnung, Ausrichtung und Unterordnung bezogen auf das Göttliche.

Die heutige, eher säkulare Epoche hat gleichwohl viele der beschriebenen Praktiken übernommen, etwa mit spiritueller Zielsetzung, z. B. in der Meditation oder aber auch in bestimmten Bereichen der Psychotherapie. Auch wenn Foucault darauf beharrt, dass es „den" Menschen und „das" Subjekt nicht ahistorisch gibt, drängt sich doch der Eindruck auf, dass einige wichtige Grundprinzipien im Umgang des Subjekts mit sich selbst, in seinem Bemühen um Selbsterkenntnis und in seiner Sorge um sich selbst von den Zeiten der Antike bis heute gleichgeblieben sind. Das bedeutet nicht zuletzt, dass wir uns auch heute auf diese kulturelle Erfahrung stützen und sie nutzen können.

5.5 Die Steuerung des Selbst in verschiedenen Kulturen

In der erwähnten „Achsenzeit" beschäftigen sich viele Hochkulturen mit der Frage, wie sich Menschen auf die Wechselfälle des Lebens einstellen können, denen sie unvermeidlich ausgeliefert sind und durch die sie emotional bewegt werden. Das emotional Erfahrene ist stets der Inbegriff des Erlittenen, aber auch des Irrationalen, weil Menschen Gefahr laufen, aus Verzweiflung, Angst oder Wut unvernünftig, selbstschädigend, aber auch unethisch zu handeln. In Konsequenz dessen wird die Bewältigung der Affekte zu einem zentralen Thema der Ethik. Generell verläuft der Weg zu einem emotional gesteuerten ethischen Handeln über die Selbstverwirklichung eines vernünftigen, mit sich und der Welt im Einklang stehenden Menschen, wie es z. B. in der Lehre der Stoiker zum Ausdruck kommt. Ihr Ziel, wie es Epiktet (ca. 50 n. Chr.) formuliert, ist die Übereinstimmung mit sich selbst, aus der heraus die sozialen Pflichten gegenüber den Menschen und der Natur erfüllt werden. Es steht im Mittelpunkt, die Dinge, die in unserer Gewalt stehen, das Denken, das Tun, das Begehren, die Abneigungen – vernünftig zu steuern und zu lenken, andererseits gilt es zu akzeptieren, dass vieles nicht in unserer Gewalt steht: der Leib, die Habe, das Ansehen, die äußere Stellung. Wer diese beiden Kategorien verwechselt, also das Eigene nicht steuert und das von außen Kommende zu beeinflussen versucht, erleidet Affekte des Unglücklichseins und der Gekränktheit. Diese gilt es mithilfe der Selbstreflexion und der Lebenseinstellungen wie sie etwa Seneca oder Marc Aurel beschreiben zu vermeiden, damit eine gelassene, in sich ruhende Einstellung möglich wird. Körperliche Krankheiten, Tod, das scheinbar Zufällige wird dem großen Ganzen der Natur zugerechnet und daher als zweckmäßig und nicht als Übel eingeschätzt.

Parallelen in der chinesischen Antike

Im gleichen Sinne vertritt Konfuzius (500 v. Chr.) die Überzeugung, dass Menschen ihr Lebensschicksal nicht wesentlich beeinflussen können, deshalb sei es müßig, dazu Anstrengungen zu unternehmen. Andererseits hätten Menschen die Möglichkeit, das „Mandat des Himmels", das heißt der Tugend und Weisheit nahezukommen. Als Maß des sittlichen Verhaltens gilt ihm jene empathische Einstellung, die auch von ihm als Grundlage der Moral beschrieben wird: „Was das Sittliche anlangt, so festigt er andere, da er selbst wünscht, gefestigt zu werden und klärt andere auf, da er selbst wünscht, aufgeklärt zu sein" (VI, 28) und an anderer Stelle, „Was Du selbst nicht wünschest, das tue nicht den Menschen an“ (XII, 2) (zitiert bei Stevenson und Habermann 2008). Dieses Wohlwollen stellt die vollkommene Tugend dar, sie drückt sich auch aus in der Beachtung der rituellen Regeln, die alle gesellschaftlichen Handlungen, speziell auch in der Familie, regulieren sollen.

Die so erworbene Gemütsruhe bezieht sich auf eine gelassene Haltung gegenüber äußeren Belastungsereignissen und inneren Konfliktspannungen, von denen man sich nicht mitreißen lassen soll. Das setzt eine Persönlichkeit voraus, die in der Lage ist, sich selbst und andere zu achten und die sich insbesondere vor Selbstzufriedenheit und Selbstgewissheit hütet. Vor allem muss sie akzeptieren können, dass alle Dinge sich im Fluss befinden.

„Gefahr entsteht, wo einer sich auf seinem Platz sicher fühlt, Untergang droht, wo einer seinen Bestand zu wahren sucht. Verwirrung entsteht, wo einer alles in Ordnung hat.“ (Konfuzius)

Im Grunde wird eine stabile Persönlichkeitsstruktur angestrebt, welche in der Lage ist, eintretende Konflikte realitätsgerecht einzuschätzen und flexibel auf die Ereignisse des Lebens zu antworten und die dabei über ein hohes Maß von Selbstwirksamkeit verfügt. Das setzt eine spezielle „Weisheit“ voraus, welche in der Lage ist, sich in negativen Situationen auf verfügbare positive Faktoren zu stützen und umgekehrt in unbelasteten Situationen die Möglichkeit kommender Belastung mitzudenken. Der Regulierung der Gemütsverfassung, der Steuerung der Affekte wird dabei eine zentrale Rolle für die Selbstverwirklichung, das richtige Handeln, aber auch für die Vermeidung von Krankheiten zugeschrieben. Von den menschlichen Emotionen gilt die Wut als die riskanteste, weil sie innere Anspannungen auf gesundheitsgefährdende Weise steigert und die Kontrolle über das vernünftige Denken und zweckmäßige Handeln infrage stellt. Daher gilt es vorrangig als erstrebenswerte charakterliche Fähigkeit, seine Gefühle beherrschen zu können. Damit keine emotional belastenden Gedanken eindringen können, empfiehlt Liang Zanghu, „die Stadttore fest zu schließen". Das Ziel der Krankheitsprävention liegt im optimalen Gewappnetsein gegen eventuelle Konflikte, so wie eine Armee für mögliche Auseinandersetzungen gerüstet sein soll. In diesem Sinne wird das Buch „Sun Zi – Über die Kriegskunst" (entstanden etwa 500 v. Chr.) herangezogen, um die dort beschriebenen Schritte im Kampf mit militärischen Gegnern zu übertragen auf den Kampf gegen Krankheiten (Wu et al. 1997). Als die beste Gesundheitsvorsorge gilt es, sich charakterlich so zu bilden, dass die innere Ruhe bewahrt werden kann:

„Wenn man alles mit Gleichmut über sich ergehen lässt und genügsam ist, ist man stets froh gestimmt. So können die inneren Organe harmonisch arbeiten und Blut und Chi reibungslos im Körper zirkulieren, was der Gesundheit zuträglich ist. Die Gemütsruhe hängt aber nicht von der Umgebung ab, in der man sich befindet, sondern von der eigenen Gefühlslage, daher muss man seine Gemütsverfassung kontrollieren, man muss sich angewöhnen, Zorn und Trauer zu unterdrücken. Nur so kann man in Bedrängnis seelenruhig bleiben und ungünstige seelische Reize vermeiden."

Was die alten Chinesen vorschlagen, betrifft nicht eigentlich die Regulation eines auftauchenden Affektes, sondern das Bemühen, der Situation andere Bedeutungen beizumessen. Das Hintergrundkonzept bildet die Idee der ständigen Entwicklungsprozesse in der Dialektik der gegensätzlichen Kräfte von Ying und Yang.

„Wenn die Sonne den Zenit erreicht, neigt sie sich. Wenn der Mond voll ist, nimmt er ab. Wenn die Dinge den Höhepunkt erreichen, verfallen sie. Das ist das Gesetzt der Natur. Ein Weiser betrachtet Fortschritt und Rückschritt, Wachsen und Schrumpfen, Wechsel und Wandel als Regel des Tao."

In dieser Logik beinhaltet ein unglücklicher Verlust, ein bedauerliches Ende oder ein trauriger Abschied zugleich den Beginn von etwas Neuem. Aus einem Unglück entspringt nach einiger Zeit ein Glück. Im Glück steckt oft Unglück. Auf diese Weise werden alternative Bedeutungen erzeugt, die das eindeutig Negative eines spontanen emotionalen Erlebens aufheben und einen breiteren Möglichkeitsraum eröffnen. Jemand braucht nicht zu verzweifeln angesichts einer Situation, die geeignet ist, spontane Emotion von Angst oder Trauer zu wecken, die aber im Lichte der genannten Überzeugungen durchaus auch positive Entwicklungsmöglichkeiten in sich birgt. Es wird auf diese Weise eine höhere Akzeptanz bereitgestellt für Ereignisse, die geeignet sein können, Sicherheitsbedürfnisse zu frustrieren, Hoffnungen zu enttäuschen, den Selbstwert zu kränken. Damit erübrigen sich die Emotionen, die in dieser Situation aufbrechen könnten. Auf der Grundlage der erarbeiteten, charakterlich verankerten Einstellungen ruhiger Gelassenheit lösen die eingetretenen Situationen nicht automatisch Angst, Enttäuschungswut oder Gekränktheit aus. Psychologisch gesehen wird die propositionale Struktur der Affekte verändert, indem die Beziehung zu den Objekten neu definiert wird. In der geläufigen Affektpsychologie bedeutet Wut: „Du Objekt, ändere deine Haltung mir gegenüber, sonst werde ich dich angreifen." Trauer bedeutet: „Du Objekt, komm zu mir und sei gut zu mir, weil ich es ohne dich nicht aushalte." Die chinesische Lösung wäre es, dem angreifenden oder verlassenden Objekt nicht wütend oder traurig entgegen zu treten, sondern mit der inneren Distanz desjenigen, der die emotionale Belastung auszuhalten vermag und in der Überzeugung lebt, dass auf die Ablehnung irgendwann wieder eine Zuwendung folgen wird.

Zweckmäßige Aktivitäten

Besondere Aufmerksamkeit wird in diesem Zusammenhang auf die Gestaltung der eigenen Aktivitäten gerichtet. Es geht darum, sein Geschick selbst in die Hände zu nehmen. Wahrnehmung, Bewegung und soziales Handeln sollen im Verhältnis stehen. Hier wird kein Ideal der weltabgewandten, kontemplativen Geistigkeit errichtet, vielmehr wird zur Einübung der gelassenen Haltung ein Handeln mit sehr verschiedenen Erlebnisqualitäten nahegelegt. Von Chen Zhi, der in der Song-Dynastie gelebt hat, wird eine solche Mischung von reflexiver Geistigkeit, körperlicher Bewegung und sozialer Aktivitäten beschrieben.

- **Soziale Aktivitäten mit geistigem Anspruch:** „Mit Freunden diskutieren, Schüler lehren, Vorlesungen halten, Schach spielen." (Hier geht es um das gemeinsame Erarbeiten und die Weitergabe von Wissen, auch aus der verantwortlichen Position des Elterlichen oder Lehrenden heraus.)
- **Kultivierte Beschäftigung mit der Natur:** „Blumen gießen, Bambus pflanzen, sich mit Kranichen beschäftigen, intensive Landschaftsbetrachtung." (Die Beschäftigung mit Pflanzen, Tieren und Landschaften ist in der chinesischen Kultur nicht biologisch oder ökologisch gemeint, sie schließt stets auch Aspekte der ästhetischen Gestaltung, der symbolischen Bedeutung, der philosophischen Betrachtung und poetischen Wiedergabe mit ein. In unserer Kultur hat das Gärtnern stärker die Akzente von körperlicher Betätigung im Kontakt mit der Natur.)
- **Künstlerische Tätigkeiten:** „Nach Vorlagen kalligrafieren, der Zither zuhören." (Die Kalligrafie nach Vorlage entspricht dem chinesischen Zugang zu Sprache und Poesie über die Ästhetik der Schrift, z.B. durch das Niederschreiben bekannter Gedichte. Unsere Kultur gibt

dem künstlerischen Ausdruckswunsch ebenfalls viele Möglichkeiten, wie z. B. Zeichnen, Fotografieren, Musikhören oder Musikmachen.)

- **Genussvolle Aktivitäten:** „Tee kochen, ein Gläschen Wein trinken." (Hier werden nur sublime orale Genüsse genannt, nicht das reichliche Essen, sondern das ritualisierte Teekochen oder der mäßige Alkoholgenuss. Unsere Kultur tut sich zurzeit schwer mit einer kultivierten Oralität. Das permanente Überangebot erfordert starke Steuerungsmöglichkeiten.)
- **Reflexive Tätigkeiten:** „Lesen, Meditieren, Weihrauch abbrennen." (Das Lesen, also die Beschäftigung mit geistigen Themen und der Schilderung fremder Lebenswelten, spielt auch bei uns eine große Rolle, für einen Teil der Menschen auch das Meditieren.
- **Sinnvolle körperliche Aktivitäten:** „Zur Bewunderung der umliegenden Berge die Stadtmauer besteigen." (Wer je in China die Mauer bestiegen hat, weiß, wie anstrengend das ist. Diese Aktivität wird hier aber nicht als Selbstzweck zur Ertüchtigung oder Gewichtsreduzierung eingesetzt, sondern zielt auf die „Bewunderung der umliegenden Berge". In unserer Kultur werden viele Wanderer das ähnlich erleben: Die Berge, die auf der Erde stehen und in den Himmel reichen, die – zumindest für unser Zeitmaß – schon immer dastehen und stehen werden und die uns in einer großen Stille, gleichsam schweigend, gegenüberstehen, machen auf viele Menschen einen starken Eindruck. Sie zu erwandern bedeutet die Überwindung der körperlichen Anstrengung, der schwindelerregenden Ausblicke, der schwierigen Wetterbedingungen und schenkt dem, der es, wie hoch auch immer geschafft hat, ein mediales Glücksgefühl, in dem für eine begrenzte Zeit die eigene kleine Existenz in einer großen aufgehoben scheint.)

Alle genannten Aktivitäten, die der inneren Sammlung und Selbstverwirklichung dienen, sind gewissermaßen strukturstabilisierend. Der so Gerüstete soll „vor dem Einsturz des Berges Taishan keine Furcht zeigen und angesichts der Überflutung des gelben Flusses nicht aus der Fassung geraten“. Voraussetzung dafür ist eine Verschiebung der inneren Referenzpunkte bezüglich dessen, was als wirklich und möglich akzeptiert werden muss. Während die Lehre der eingangs erwähnten Stoiker sich darauf beschränkt, eine mentale Haltung zu empfehlen, die das Ziel der emotionalen Gelassenheit verfolgt, mündet die asiatische Lehre in vielfältige praktische Übungen – Bewegungsübungen, Atemübungen, ritualisierte Kampftechniken, Ernährungsregeln, Liebestechniken, Regeln zur Kunstausübung – welche einen zugleich körperlichen und handlungspraktischen Ausdruck der inneren Einstellung beinhalten.

Gefördert werden sollen Emotionen der heiteren Freude, des Interesses und der Neugier, der ruhigen Sicherheit, der genussvoll intensiven Wahrnehmung von sinnlich-körperlichen, geistigen, künstlerischen und religiösen Erfahrungen. Bei kaum einem anderen Thema wird der Einfluss des Menschenbildes auf die normativen Aspekte des Erlebens so deutlich sichtbar wie in den Einstellungen zu Emotionen, wie sie in den Kulturen der Achsenzeit beschrieben sind. Ein Patentrezept für die Bewältigung von Lebensproblemen in der heutigen Zeit ist damit nicht unbedingt gegeben, aber doch für nicht wenige Menschen eine interessante Anregung für die Ausgestaltung ihres Selbst und ihrer Beziehung zur Welt.

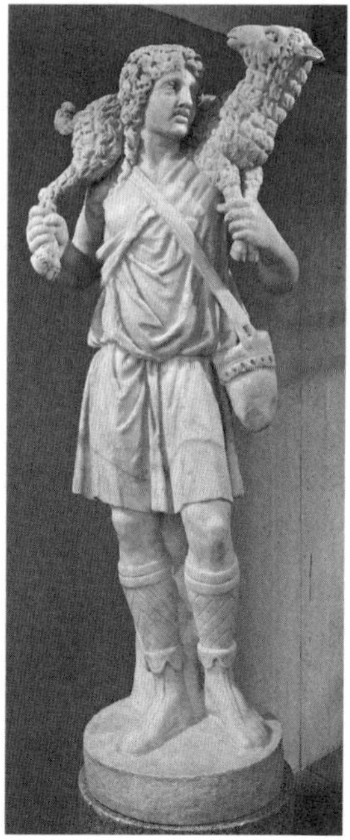

6 Der religiöse Mensch

„Ich respektiere, dass ‚der Weg, die Wahrheit und das Leben' für Juden die Thora, für Muslime der Koran, für Hindus das Dharma, für Buddhisten der achtfache Pfad, für Daoisten das Dao ist."

H. Küng (2010)

6.1 Die Suche nach dem Sinn

Manche sagen, der Mensch sei von Natur aus ein sinnsuchendes Wesen. Das bedeutet, er müsse den Sinn finden, der in den Dingen des Lebens liegt (Frankl 1975). Andere betonen, es gehöre zu den menschlichen Aktivitäten, dem Leben Sinn zu verleihen (Yalom 1989). Löffler et al. (2010) führen in Anlehnung an Baumeister (1991) aus, Menschen müssten sich aus dem Angebot ihrer jeweiligen Gesellschaft und Kultur ein individuelles Sinnsystem errichten, das insbesondere ein in sich widerspruchsfreies Ganzes bildet (Pöhlmann et al. 2009). Ob nun der Sinn aufgefunden oder hineingelegt wird, bleibt sich gleich. Das psychologische Interesse an dem Thema entspringt der empirisch abgesicherten Beobachtung, dass Menschen, die einen Sinn im Leben sehen können, zugleich größere Lebenszufriedenheit, weniger Depressivität, bessere Coping-Strategien, größere Therapiechancen etc. erkennen ließen. Ähnliches wurde bei religiösen Sinnüberzeugungen beobachtet. Offenbar lohnt sich eine Sinnorientierung, wenn man ein zufriedenes, langes Leben haben möchte. Dieser Zusammenhang sollte näher betrachtet werden. Löffler et al. (2010) erwähnen in ihrer Studie vier bedeutsame Aspekte einer Sinnkonstruktion: Zielgerichtetheit, Werte, Wirksamkeit und Selbstwert. Das erscheint auch psychodynamisch plausibel.

- **Zielgerichtetheit:** Wenn ich etwas als sinnvoll einschätze, wird das am ehesten etwas sein, das meinen persönlichen Zielen und Wünschen entspricht. Bei dem, was ich anstrebe und dringend benötige, kann es sich z.B. um Bedürfnisse handeln, die mir von klein auf unerfüllt geblieben sind und deshalb für mich eine besondere Bedeutung haben.

Diese Form der Bedürfnisstruktur bildet nach psychodynamischer Erfahrung eine starke motivierende Kraft. Wenn man die menschlichen Grundbedürfnisse ins Auge fasst (Rudolf 2014), kann es sich darum handeln,

- sicher existent und nicht alleine zu sein (Grundbedürfnis der Nähe),

- in einer verlässlichen emotionalen Beziehung geborgen zu sein (Grundbedürfnis der Bindung),
- autonom entscheiden und handeln zu können (Grundbedürfnis der Autonomie),
- die eigene psychosexuelle und soziale Identität leben zu können (Grundbedürfnis der Identität).

Je nach der individuellen Lebensgeschichte und den Entwicklungsbedingungen können einzelne dieser Bedürfnisse wenig erfüllt sein und daher wirkmächtige unbewusste Motivationen bilden, die einen Menschen die Welt in spezifischer Weise erleben lassen.

Vor diesem Hintergrund werden Zielrichtungen dann als besonders sinnvoll erscheinen, wenn sie die relevanten Grundbedürfnisse zu erfüllen versprechen.

- **Werte:** Dieser Aspekt weist daraufhin, dass es sich bei der Sinnstiftung nicht vorrangig um hedonistische Bedürfnisbefriedigung handelt, sondern um etwas, das auch mit den persönlichen Wertvorstellungen vereinbar ist (was voraussetzt, dass jemand Wertvorstellungen entwickelt hat und nach ihnen zu leben versucht).
- **Wirksamkeit:** Auch das ist ein interessanter Punkt, insofern er nahelegt, das Sinnvolle dort zu suchen, wo Fähigkeiten vorliegen, also das zu tun, was man am besten kann, worin man sich selbst als „wirksam“ erlebt hat und wo die eigenen Kompetenzen liegen.
- **Selbstwert:** Dass das Sinnvolle möglichst auch eine Auswirkung auf das eigene Selbstwerterleben haben sollte, gibt dem Konzept zusätzlich zu den oben genannten Wertvorstellungen eine weitere „positive Tönung“.

Die vier Punkte zusammengenommen lassen Sinnorientierung als etwas Positives, Gesundes, Unneurotisches erscheinen: Jemand achtet auf seine wichtigen Grundmotivationen; er setzt dabei seine am besten ausgebildeten

Fähigkeiten ein; er achtet darauf, dass sein Handeln den Selbstwert stärkt und mit den allgemeinen Wertvorstellungen im Einklang steht. Das ist im Kern ein salutogenetisches Konzept.

Aus psychodynamischer Sicht erscheint es optimistisch, anzunehmen, dass Menschen wissen, was gut für sie ist und dass sie wirklich danach handeln. Nach psychotherapeutischer Erfahrung ist das selten bereits die Ausgangsposition, sondern eher ein erwünschtes Lebens- oder Behandlungsziel. Was dem entgegensteht, sind die lebensgeschichtlich erworbenen pathogenen Überzeugungen und selbstdestruktiven Tendenzen, die tiefsitzenden Zweifel an eigenen Fähigkeiten, die Bereitschaft zur Selbstentwertung und ein neurotisch gestaltetes Wertesystem, das zwischen übergroßer Strenge und anarchistischen Tendenzen schwankt. Vor einem solchen unbewussten Hintergrund ist es für einen Menschen (hier als Patienten gedacht) schwer, eine Sinnkonstruktion im oben definierten Sinne zu entwerfen und danach zu leben. In einer gelungenen psychotherapeutischen Behandlung, wenn eine Stabilisierung und Umstrukturierung erfolgt ist, wird eine Annäherung an solche Sinnkonstrukte vorstellbar. Aus dieser Sicht verwundert es weniger, dass sich Menschen mit und ohne Sinnüberzeugungen in wichtigen Variablen des Erlebens, der Gesundheit, der Lebensgestaltung unterscheiden, weil es sich bei der einen Gruppe um eher gut strukturierte, gesunde, selbstfürsorgliche Menschen handelt, während die andere durch unbewusste, neurotisch-konflikthafte und selbstschädigende Tendenzen gekennzeichnet ist.

Die grundsätzliche Fähigkeit, dem eigenen Leben einen Sinn zuzuschreiben und sich danach zu verhalten, wäre demnach ein strukturelles Kriterium von Gesundheit und ein wünschenswertes Ziel für Psychotherapien. Freilich würde zu dem Gesundheitskriterium auch gehören, die eigene Sinnkonstruktion als eine ganz persönliche zu sehen und daraus keine allgemein verbindliche Norm abzuleiten. Nur dann ist sie als Ausdruck eines selbstreflexiven und autonomen Subjekts glaubwürdig. Je stärker die Tendenz sichtbar wird, in Gruppenüberzeugungen einzutauchen und sich von deren Sinnbestimmung tragen zu lassen, desto näher liegt die Vermutung, dass hier nicht erwachsene Eigenverantwortung, sondern kindliche Geborgenheitswünsche wirksam sind. Das gilt auch für die Gestaltung religiöser Sinnkonstruktionen. Diese verleihen, wie alle Sinnfindungen, eine große Sicherheit nur dann, wenn sie mit einer gewissen Kindlichkeit gelebt werden. Ansonsten bedeutet jeglicher Versuch, eine Sinnkonstruktion aufrecht zu erhalten, ein ständiges Ringen mit Zweifeln und speziell eine intellektuelle Auseinandersetzung mit den Sinngehalten.

6.2 Die Entwicklung religiöser Überzeugungen

Religiosität gilt vielen als eine im Menschen natürlich verankerte Bereitschaft, sich auf eine Transzendenz auszurichten. Sie wird gewissermaßen als Bestandteil der menschlichen Natur, als Wesensmerkmal des Menschen gesehen. Das ist eine These, die wissenschaftlich weder bestätigt noch widerlegt werden kann. Wenn wir im Folgenden Religiosität aus psychologischer Perspektive diskutieren, geraten wir auf ein schwieriges Gelände, da dieses Thema für religiöse Menschen ebenso wertbesetzt ist wie für areligiöse. Wie man auch dazu stehen mag, es ist unübersehbar, dass religiöse Orientierung in der Geschichte der Menschen und ihrer kulturellen Entwicklung eine außerordentlich wichtige Rolle gespielt hat, sodass wir dieses Thema nicht übergehen dürfen.

Die Bewältigung der Existenz durch religiöse Sinnstiftung

Nach unserer Vorstellung tritt mit der in der Menschheitsentwicklung wachsenden Fähigkeit zur selbstreflexiven Wahrnehmung an die Stelle reflexhaft-emotionaler Einstellungen und magisch-animistischer Zuschreibungen eine zunehmend realistische Wahrnehmung der Welt und vor allem ein vertiefter Blick auf die eigene innere Situation. Dadurch werden dem Menschen die Augen geöffnet für seine existenzielle Bedingung: Die Welt, der Sternenhimmel, die Meere sind unendlich groß und nicht zu verstehen. Das eigene Leben und das der wichtigen anderen ist notwendigerweise begrenzt, der Tod unausweichlich. Das eigene Überleben ist von Zufällen abhängig. Schmerzliche Erfahrungen wie Krankheiten, Hunger, Verletzungen, Verluste sind unvermeidbar. Partiell vermag das Erleben sozialer Gemeinschaft, familiärerer Verbundenheit oder Zweisamkeit zeitweise zu beruhigen, aber es kann keine dauerhafte Sicherheit geben. Alle diese Erfahrungen gilt es auszuhalten, ihnen etwas entgegenzusetzen, um sie zu bewältigen. In dieser Situation können wir den allmählichen Aufbau von Sinnstrukturen annehmen. Sie lassen, wie im vorigen Kapitel beschrieben, Stufen der religiösen Entwicklung annehmen, zunächst solche animistischer Verwobenheit, dann magischer Zuschreibungen und schließlich religiöse Überzeugungen göttlichen Wirkens, aus deren Sicht jeglichem Geschehen ein Sinn zuschrieben werden kann.

Die verschiedenen religiösen Orientierungen bieten Systeme der Sinnstiftung. Alle Fragen, die Menschen haben, lassen sich in solchen Systemen schlüssig beantworten: Wo kommen wir her, warum sind wir auf der Welt, wo werden wir sein, welchen Sinn hat das Leben, vor allem, wenn es ein leidvolles, unerfülltes Leben ist? Die sinnvermittelnden religiösen Antworten werden unter Bezug auf religiöse Traditionen oder heilige Texte gegeben. Das ist beruhigend und tröstlich, allerdings nur unter der Voraussetzung, dass der Fragende die sinnstiftende religiöse Antwort akzeptiert, das heißt, dass er gläubig ist.

Da das Leben für die wenigsten Menschen eine beständige Fülle des Glückes bereithält, sondern leidvolle Begrenzungen bietet, kennen fast alle Menschen die Sehnsucht nach einem neuen und womöglich besseren Leben unter anderen Bedingungen oder nach einem womöglich unbegrenzten Fortleben in einer anderen Welt. Alle Religionen stellen diese Möglichkeit in Aussicht und vermitteln damit eine beruhigende Vorstellung als Gegengewicht gegen erlebte existenzielle Bedrohungen. Die innere Auseinandersetzung mit dem Tod, dem eigenen Sein und Nicht-Sein, mit der Verbundenheit mit wichtigen anderen und deren unwiederbringlichem Verlust fand seit jeher in religiösen Vorstellungen eine mögliche Antwort.

Sinnfragen betreffen häufig etwas aus aller Regelhaftigkeit Herausfallendes, das in das Leben eingebrochen ist und nun in eine Sinnstruktur eingefügt werden soll. Letztlich bedeutet jedes Geschehen, das einen Menschen aus seiner gewohnten Lebenskonstellation herausbefördert und in etwas hineinwirft – von Jaspers als „Grenzsituation" bezeichnete –, dass es die bisher gültigen Sinnkonstruktionen radikal infrage stellt. Es ist verständlich, dass Menschen im Zustand solcher existenziellen Verunsicherung nach einem Halt suchen, nach einem Gegenüber, das eine Orientierung ermöglicht. Letztlich kann jede Beziehungskrise, jeder gesundheitliche Einbruch, jedes berufliche Scheitern, jede wirtschaftliche Notlage, jede Beziehungskrise, jeder Todesfall, das heißt jedes menschliche Lebensereignis eine solche Labilisierung bewirken und das Verlangen nach einem starken Gegenüber mobilisieren.

Welchen Sinn soll es haben, dass ein Oberschüler in den letzten Tagen eines Krieges zum Militär eingezogen und bei einem ersten bedeutungslosen Schusswechsel getötet wird? Hier sind es die verzweifelten Eltern, die an der oft genannten Sinnlosigkeit des Krieges leiden. Aber auch Überlebende scheitern an dem Versuch, sich Sinnfragen zu beantworten, zumal wenn wichtige andere nicht überleben konnten und ein Gefühl der Überlebensschuld hinzukommt. Juliane Koepcke (2005) beschreibt, wie sie als 17-Jährige bei einem Flugzeugunglück über dem südamerikanischen Urwald aus dem Flugzeug herausgeschleudert, den Sturz in die Tiefe, angeschnallt an ihre Sitzbank, verletzt aber lebend überstanden hat, während alle übrigen Passagiere, einschließlich ihrer Mutter zu Tode kamen. Sie beschreibt weiter, wie sie sich mit ihren Verletzungen, ohne jede Hilfsmittel 14 Tage durch den Urwald hindurch gearbeitet hat, bis sie von Eingeborenen gefunden und versorgt wurde. Wie soll ein solches höchst unwahrscheinliches, „unsinniges" Geschehen erklärt, verstanden und irgendwie als sinnvoll in das eigene Leben integriert werden können? In einem anderen Fall zeigt ein Foto in einer aktuellen Tageszeitung einen Kleinwagen, der durch einen herabstürzenden Felsblock völlig zertrümmert wurde. Das geschah wenige Sekunden, nachdem die Fahrerin das Auto eingeparkt hatte und ausgestiegen war. Die „Geworfenheit des Daseins" manifestiert sich im Alltag immer wieder mehr oder weniger dramatisch, was Menschen Anlass gibt, die Sinnfrage zu stellen und diese unter Umständen religiös zu beantworten, indem sie ein planvolles göttliches Wirken annehmen.

Die Entwicklung unterschiedlicher Gottesbilder

Ein Blick auf die Kulturen zu verschiedenen Zeiten lässt erkennen, wie unterschiedlich die Gottesbilder sind, die Menschen sich gemacht haben: In den frühen Kulturen sind es nahrungsspendende, oft weibliche Gestalten, später sind es Tiergötter, dann zunehmend Götter in Menschengestalt, in der griechischen Antike wird eine große Götterfamilie hierarchisch geordnet. Die griechischen Götter wurden unter anderen Namen von den Römern übernommen und dort zu speziellen Anlässen geehrt (Jupiter, Juno, Neptun, Mars, Pluto, Apollo, Minerva, Venus, Diana, Bacchus, Ceres, Vulkanus). Sie standen für bestimmt Bereiche, ähnlich den Ressorts einer heutigen Regierung: Landwirtschaft, Krieg, Familie, Seefahrt usw.

Das römische Reich erstreckte sich aber nicht nur auf das Gebiet von Italien und Griechenland, sondern umfasst den gesamten Mittelmehrraum von Nordafrika und Ägypten im Süden, vom heutigen England und Spanien im Westen bis nach Anatolien und Judäa im Osten. In diesem riesigen Reich fand ein Austausch nicht nur von Waren und Gütern, von Techniken und Militär statt, sondern auch von religiösen Ideen, denen die römischen Soldaten, Beamten und Kaufleute in den verschiedenen Regionen begegneten. So verwundert es nicht, dass im römischen Reich neben den oben erwähnten griechisch-römischen Göttern auch solche geehrt wurden, deren Ursprung in Ägypten liegt (Isis) oder in Anatolien (Kybele) oder in Persien (Mithras). Diese wurden (neben Dionysos) Gegenstand beliebter mythischer Kulte, die ihre Anhänger durch geheim gehaltene Initiationsrituale an sich banden und in der Gemeinschaft spezielle Rituale pflegten. Da Judäa eine von vielen römischen Provinzen war, versteht es sich, dass auch die Ideen der neu gebildeten Christengemeinde in diesen Prozess einbezogen wurden. Dass sich in dieser Vielfalt gerade das Christentum durchsetzen konnte und schließlich zur Staatsreligion erklärt wurde, hat viele Gründe. Eine große Rolle spielt wahrscheinlich die Tatsache, dass das Christentum im Unterschied zu den übrigen orientalischen Kulten eine Kultur der Sprache besaß, die auf der ebenfalls stark sprachbetonten jüdischen Religion aufbaute und deren Texte einbezog.

Während die übrigen Kulte eher nach außen abgeschlossen und im Geheimen geübt wurden, hatten die Christen von Anfang an den missionarischen Anspruch, sich in allen Ländern an alle Völker zu wenden und ihnen die „frohe Botschaft“ der eigenen Lehre zu vermitteln, so wie sie in den heiligen Schriften niedergelegt war. Der monotheistische Anspruch, den einzigen wirklichen und wahren Gott zu verehren, schloss die Möglichkeit eines Nebeneinanders mit anderen zu verehrenden Gottheiten, wie sie bislang üblich war, strikt aus. Die Ablehnung, der Hass und die Verfolgung, welche die Christen damit auf sich zogen, ließ sie zu Märtyrern werden, die für ihre Wahrheit bereitwillig in den Tod gingen. Mit den heiligen Schriften, auf die sie sich beriefen, konnten sie, ähnlich wie zuvor die Juden, auf einen schriftlichen Vertrag mit Gott verweisen, der ihnen das Recht, die Macht, die Wahrheit und das ewige Leben zusicherte. Etwa ab 500 n. Chr. hatte diese Lehre das Übergewicht gewonnen, zumal das römische Imperium in sich zusammenbrach und immer mehr der neuen Herrscher sich der christlichen Lehre zuwandten.

Wenn die übrigen Kulte abgeschafft und verboten waren, hieß das nicht, dass ihre Inhalte dadurch völlig verschwanden. Viele thematisch-bildhafte Motive tauchen unter neuen Namen wieder auf. Das Bild der ägyptischen Isis mit dem Horus-Knaben an der Brust kehrt als Marienbild wieder. Auch die kultischen Themen von der Erneuerung des Lebens und Weiterlebens nach dem Tode, wie sie im Kult der Demeter anklingen, sind zentral für den christlichen Glauben; Rituale wie das kultische Mahl der Mithras-Gemeinde fanden sich in der christlichen Liturgie wieder. Selbst die Feiertage wurden umgedeutet: aus dem Fest der Isis am 01./02. November wurde Allerheiligen/Allerseelen, aus dem Tag der Kybele am 25.03. wurde Mariä Verkündigung, aus dem Fest des Mithras, dem Sol invictus, dem unbesiegbaren Sonnengott zum Zeitpunkt der Wintersonnenwende, wurde Weihnachten. Es hat den Anschein, dass die großen Themen des menschlichen Lebens – Geburt, Mutterliebe, Leben im Schutz der Gemeinschaft, rauschhaftes Glück, Tod und Frage des Weiterlebens danach, verknüpft mit Naturgegebenheiten wie Licht und Dunkel, Sommer und Winter, Hunger und Sättigung, sexuelle Erregung und Verzicht – jene Inhalte bilden, die von jeglicher Religion ausgestaltet werden. Es sind dies Themen, die alle Menschen berühren und, in welcher Gestalt sie auch angeboten werden, das Interesse vieler Menschen finden.

Grundsätzlich machen alle Religionen das Angebot eines hilfreichen Gegenübers und die Menschen haben sich zu allen Zeiten auf je zeittypische Weise an dieses Gegenüber gewandt. In der christlichen Kultur konnte man sich an den mächtigen Vater-Gott wenden, an den „lieben" Gott, an Gottes Sohn, an die Gottesmutter Maria als Vermittlerin und auf einer banaleren Ebene an zahllose Heilige, die als Nothelfer für Schwierigkeiten jeder Art zuständig gemacht wurden. In der Begegnung mit dem Heiligen entwickeln Menschen unter Umständen konkretistische Bedürfnisse, das heißt, sie möchten es mit eigenen Augen anschauen und mit den eigenen Händen berühren. Das kann man tun, indem man z.B. zum Grabmal eines Heiligen pilgert. Das Mittelalter erfand eine weitere Möglichkeit zur Erfüllung dieses Bedürfnisses. So wurden die (vermeintlichen) Gebeine von Heiligen geraubt und nach Europa gebracht, wie z.B. die heiligen drei Könige nach Köln. Im christlichen Abendland entstand ein gewaltiger Reliquienkult (und im Vorderen Orient eine bedeutende Reliquienindustrie), in denen vor allem Skelettteile, aber auch andere Körperteile, die Windeln Jesu, das Kleid Mariens, Holz vom Kreuz Christi, Erde aus dem heiligen Land etc. in die europäischen Kirchen und Klöster gebracht wurde. Diese entwickelten dadurch eine unglaubliche Anziehungskraft für die Gläubigen, was ihnen zugleich einen erheblichen wirtschaftlichen Aufschwung garantierte. Selbst in jüngster Zeit, als der Papst heiliggesprochen wurde, fand sich bald eine Reliquie von ihm in Gestalt eines Röhrchens mit Blut (das vermutlich bei einem seiner Krankenhausaufenthalte entwendet wurde). Die katholische Kirche blickt bis heute nachsichtig auf diese magischen Praktiken und sieht darin den Ausdruck der Volksfrömmigkeit.

Die Tatsache, dass Menschen sich eine Vorstellung von dem göttlichen Gegenüber machen, dass sie es verehren, fürchten, lieben sagt nichts über die Existenz des Gegenübers aus, sondern dass Menschen ein Bedürfnis danach haben. Die Frage nach der Existenz des göttlichen Gegenübers lässt sich nicht beantworten. Sie ist außerhalb der Theologie auch nicht diskutierbar.

6.3 Freuds Verständnis der Religion

Der sehr rationale Freud, der in seiner religionskritischen „Die Zukunft einer Illusion“ (1928) von „unserem Gott Logos“ spricht, erklärt Religiosität aus der Bereitschaft, sich der Illusion vom guten Vater im Himmel zu überlassen. In seiner späten Schrift „Der Mann Moses und die monotheistische Religion“ (1939) beschäftigt sich Freud nochmals mit der Entstehung der Gottesvorstellungen. Er greift dabei psychoanalytische Überlegungen auf, die er 25 Jahre zuvor in Totem und Tabu entwickelt hatte (Freud 1912). Ausgangspunkt ist die Vorstellung einer familiären Urhorde, die unter der Gewaltherrschaft des jeweils ältesten Mannes lebt, der ähnlich wie der Silberrücken einer Primatenhorde über die Weibchen verfügt und die Söhne von der Fortpflanzung ausschließt. Der Aufstand der Söhne macht diesem Herrschaftssystem ein Ende. Dabei greift Freud auf die vorliegende Totem-Theorie zurück, dass die Bruderhorde den Vater nicht nur tötet, sondern gemeinsam verzehrt. An die Stelle des Vaters wird das Totem-Tier eingesetzt und fortan als Schutzgeist der Gruppe verehrt. Zugleich nehmen die Brüder Abschied von ihrem inzestuösen Anspruch auf die Mutter und werden exogam. Mit der Vermenschlichung der Tiergottheit und der Entwicklung eines Gottesbildes erfolgt die Wiederkehr des Verdrängten, das heißt der Urvater gewinnt als Vater im Himmel seine Macht zurück. Die Erinnerung an den Vatermord begründet das Schuldbewusstsein und die Überzeugung von einer Erbsünde. Die Weiterentwicklung zu der christlichen Gottesvorstellung beinhaltet die Erlösung von der Erbsünde durch den Opfertod des Gottessohnes, wodurch sich die christliche Religion fortan von der monotheistischen Vaterreligion absetzte und eine Sohnesreligion entwickelte. Im Ritus der christlichen Kommunion werde mit Einverleibung von Fleisch und Blut des Gottes an die Totem-Mahlzeit erinnert. In einer solchen Religion sei auch Platz geworden für eine Muttergottheit und zahlreiche untergeordnete Göttergestalten des Polytheismus. Diese Religion verschloss sich, wie Freud sagt, nicht „dem Eindringen abergläubischer, magischer und mythischer Elemente, die für die geistige Entwicklung der nächsten zwei Jahrtausende eine schwere Hemmung bedeuten sollte“.

Freuds Konzeption dient ihm nicht zuletzt zur Bestätigung psychoanalytischer Annahmen, von der Bewältigung des ödipalen Vaterhasses, der Verbrüderung der Söhne, ihr Verzicht auf ihren inzestuösen Anspruch, die Verdrängung und die Wiederkehr des Verdrängten, die schuldhafte Unterwerfung unter den Gott und die Überwindung der Schuld durch den Opfertod des Gottes. In diesem psychoanalytischen Modell ist Religion gewissermaßen als Symptombildung menschlicher Konflikte verstanden.

Das archaisch-totemistische Ausgangsbild widerspricht allerdings den heutigen soziobiologischen Vorstellungen.

Gemeinschaftlich lebende Tiere, wie z. B. Säugetiere, sind keineswegs so geartet, dass eines das andere beliebig tötet oder auffrisst. Die Erstellung von Rangordnungen und deren ritualisierte Aufrechterhaltung in sozialen Gruppen mithilfe von Drohgebärden (anstelle von aggressiven Handlungen) schafft soziale Infrastrukturen mit klaren Beziehungsregeln und vermeidet Blutvergießen in der eigenen Gruppe, die Aggression wendet sich gegen die Außenfeinde. Dass die jeweiligen Alphamännchen, die den sexuellen Zugang zu den geschlechtsreifen Weibchen haben, ihre Position verteidigen müssen und, wenn sie älter und schwächer werden, von jungen Rivalen aus dem Feld geschlagen werden, begründet nicht die Freudsche These, dass sich regelhaft die „Brüderhorde" zum Vatermord zusammenfindet.

6.4 Das Mythische

Am Anfang aller Religionen stehen mythische Erzählungen, die beschreiben, wie die Götter die Welt und die Menschen geschaffen haben und die begründen, dass gerade die Menschen dieser Religion und dieses Glaubens dabei besonders bevorzugt wurden. Schließlich gilt es, zu erklären, wie und warum aus Nichts etwas entstehen konnte und wie und warum gerade das entstanden ist, was heute existiert. Diese Mythen wurden in die später sich entwickelnden religiösen Überzeugungen hineingewoben, wie z. B. die mythischen Geschichten des Alten Testaments in die christliche Kultur. Dabei werden, wie schon erwähnt, bestimmte bildhafte Motive weitergegeben, die wichtige menschliche Erfahrungen spiegeln, wie z. B. das Thema der Mütterlichkeit aus alten matriarchalen Religionen über die Göttin Isis mit ihrem Sohn Horus auf dem Schoß, bis zu dem identischen Bild der christlichen Madonna mit dem Jesuskind.

Der Themenkatalog menschlicher Grundkonstellationen ist begrenzt und taucht daher in vielen Religionen auf.

Ein Beispiel dafür liefert das heute noch erhältliche Buch „Der Physiologus“, dessen griechische Version 200 n. Chr. verfasst wurde. Dahinter verbergen sich Fabeln und Mythen des ägyptischen Kulturkreises, die im Laufe von Tausenden von Jahren vielfach überarbeitet wurden und z. B. hellenistische Einflüsse aufgenommen haben (Brunner-Traut 1988). Beschrieben werden in dem Buch 55 Tiere, Pflanzen und Steine, deren naturwissenschaftlich beschreibbare Eigenschaften (wie sie z. B. Aristoteles beschrieben hat) vermischt sind mit ägyptischen Mythen, in denen diese Lebewesen gegensätzliche Kräfte wie gut und böse, Tod und Leben, Tag und Nacht etc. verkörpern. Eingewoben werden diese Naturgegenstände aber schließlich und abschließend in eine christlich-allegorische Ausdeutung. Ein Beispiel:

Von der Natter

Der Physiologus hat über die Echidna dies gesagt: Das männliche Tier hat das Antlitz eines Mannes, das weibliche das Antlitz eines Weibes. Bis zum Nabel haben sie Menschengestalt, aber dann den Schwanz eines Krokodils. Im Schoß hat das weibliche Tier keine Scheide, sondern nur ein Nadelöhr. Wenn nun das Männchen das Weibchen belegen will, lässt es den Samen ihm in den Mund fallen. Nun will das Weibchen den Samen herunterschlucken und dabei beißt es dem Mann die Scham ab und dieser stirbt. Wenn nun die Jungen heranwachsen, fressen sie den Bauch der Mutter und kommen so heraus und daher stirbt auch sie und übrig bleiben nur die Jungen wieder ein Männliches und ein Weibliches. Trefflich hat Johannes der Täufer zu den Pharisäern gesagt: Ihr Otterngezücht, wer hat euch denn gewiesen, dass ihr dem künftigen Zorn entrinnen werdet. Gleichermaßen wie Echidna ihren Vater und ihre Mutter tötet, so haben sie getötet ihre geistlichen Eltern, die Propheten und die Apostel, ja sogar unseren Herrn Jesus Christus und sie haben die Kirche verfolgt. Der Vater zwar und die Mutter, der Herr und die Kirche werden leben bis in Ewigkeit, sie selbst aber sind gestorben. Schön also redet der Physiologus von ihnen.

Die für die Christianisierung typische Allegorisierung gelingt nicht immer ohne Schwierigkeiten. Am Beispiel des Mythos von Adam und Eva zeigt K. Flasch auf, welche Mühe die christlichen Denker mit der Integration eines vorchristlichen Mythos haben, wenn sie z. B. die Geburt Evas aus der Seite bzw. Rippe Adams und die Verführung Evas durch die redende Schlage wörtlich nehmen und fortan mühevolle Erklärungen konstruieren müssen, um die Geschichte in sich konsistent zu halten (Flasch 2004). Das rationale und das mythische Denken vertragen sich nicht gut miteinander; vielleicht hätten es die heutigen Gläubigen leichter mit der Akzeptanz kirchlicher Dogmen, wenn diese als „mythische" Wahrheiten angeboten würden statt als Wirklichkeiten, die trotz ihrer hochgradigen Unwahrscheinlichkeit geglaubt werden sollen.

Die Beschäftigung mit dem Mythos führt immer wieder zu Fragen der Bewertung, insbesondere dort, wo der Mythos dem Logos gegenübergestellt wird. Dem einen ist Mythos eine Art Urform des Denkens und dadurch ein wertvolles Fundament, dem anderen erscheint er als eine kindlich-märchenhafte Sichtweise, die noch nicht zur Rationalität des Logos gefunden hat.

Rationale Auseinandersetzungen mit dem Mythischen lassen sich schon in früher Zeit beobachten. So haben beispielsweise bereits die Vorsokratiker versucht, die bis dahin mythologisch beschriebene Welt naturwissenschaftlich zu erklären, wodurch verständlicherweise die Rolle der Götter relativiert wurde. Xenophanes (ca. 500 v. Chr.) äußerte:

> „Wenn Ochsen oder Löwen Hände hätten und damit malen und Bildwerke herstellen könnten wie eben die Menschen, dann würden die Pferde pferdeähnlich und die Ochsen ochsenähnlich die Gestalten der Götter malen und solche Körper bilden, wie sie gerade jeweils selbst die Gestalt hätten."

Er folgert daraus, dass ein Gott den Sterblichen weder an Aussehen noch an Gedanken ähnlich sein könne.

Von einem anderen Vorsokratiker heißt es:

„Prodikos von Keos behauptet, dass die Menschen der Urzeit Sonne und Mond, Flüsse und Quellen und überhaupt alles, was für unser Leben von Nutzen ist, wegen des von ihnen gespendeten Nutzens für Götter gehalten hätten, wie z. B. die alten Ägypter den Nil, und daher sei das Brot für die Göttin Demeter gehalten worden, der Wein für den Gott Dionysos, das Wasser für Poseidon, das Feuer für Hephaistos und dementsprechend jedes Ding... Prodikos behauptete, dass es keinen Gott gäbe." (Capelle 1968)

Eine interessante Überlegung stellt Jaspers an, wenn er die mythischen Erzählungen als Vorläufer der Philosophie versteht. Die Mythen beschäftigten sich mit den großen Fragen des Menschen, nicht in einem reflexiven Sinne des Fragens und Nachdenkens, sondern indem sie Geschichten erzählen und mögliche Antworten geben. Jaspers betont das Eigengesetzliche in der Gestaltung des Mythos, deren Wesen es ist, nicht übersetzbar zu sein in eine andere Sprache und dessen Deutung nur durch andere Mythen möglich ist. Jaspers warnt vor der Tendenz zu entmythologisieren und auf die Mythen ganz zu verzichten, „das würde bedeuten, ein Grundvermögen unserer Vernunft zum Erlöschen zu bringen" (Jaspers 1954).

Der Ägyptologe Jan Assmann (2007) unterscheidet das Mythische vom monotheistisch Religiösen so: „Wenn die Götter zur Zeitlosigkeit des Mythos gehören, dann ist Gott die Zukunft", äußert er bezogen auf Thomas Manns Josefs-Romane. Der Mythos der Götterwelt liegt wie ein zeitloses Fundament unter den jeweiligen religiösen Vorstellungen, eine monotheistische Religion jedoch sei ein Mythos der Zukunft, eine Religion der Verheißung, auf die der Glaube sich ausrichten kann.

Für die Romantiker liegt der Mythos nahe bei der Dichtung. Schlegel fordert 1800 eine neue poetische Mythologie, „es muss das künstlichste aller Kunstwerke sein, denn es soll alle anderen umfassen, ein neues Gefäß für den alten ewigen Urquell der Poesie". Von hier ist es nicht mehr weit bis zu den romantischen Vorstellungen des Unbewussten, das dann später bei C. G. Jung alles dies einschließt, das Mythische, das Göttliche, das Künstlerisch-Bildhafte, in dem für ihn alle Weisheit eingeschlossen liegt.

6.5 Religiöse Einstellungen

Religiöse Erfahrungen in der Kindheit bilden offenbar eine von verschiedenen möglichen Voraussetzungen für die Entwicklung religiöser Überzeugungen. „Wenn ihr nicht werdet wie die Kindlein, so werdet ihr das Himmelreich nicht schauen", heißt es in der Bibel. In der Tat zeigen manche Gläubige eine gewisse Kindlichkeit in dem Bedürfnis, ein Gegenüber zu haben, das alles weiß und alles kann, das für alles zuständig und verantwortlich ist, das man ansprechen und bei dem man sich beklagen und bedanken kann, zu dem man aufblickt, von dem man sich wahrgenommen und gerecht behandelt fühlen bzw. leiden, bzw. bei dem man über Ungerechtigkeiten klagen kann. Man muss kein Freudianer sein, um in dieser Einstellung die kindlichen Entwürfe von idealen Elternpersonen zu erkennen. „An wen soll ich mich wenden? ..." heißt es in einem Kirchenlied. Das Bedürfnis, seine offen gebliebenen Fragen, seine Gefühle von Schmerz, Enttäuschung, aber auch von Freude und Dankbarkeit, seine drängenden Wünsche an ein annehmendes Gegenüber zu richten, ist bei allen Menschen vorhanden und es ist umso größer, je eher kindliche Seiten in einem Erwachsenen lebendig sind.

Gibt es neben solchen Phänomenen auch eine nicht-kindliche, reife Form von Religiosität? Es gibt sie zweifellos dort, wo Menschen mit einer ausgereiften Persönlichkeitsstruktur, mit einem stabilen kohärenten Gefühl für ihr Selbst und ihren Weltbezug ein Gegenüber annehmen, ein innerseelisches Objekt, das auch ins Außen projiziert werden kann, das sie in ihren inneren Dialog einbinden und wodurch sie ihren Dialog gewissermaßen triangulieren. Unmittelbare Antworten erhalten sie nicht, weil Gott bekanntlich nicht spricht und das innere Objekt eher als atmosphärische Gestimmtheit erlebt wird. Aber die eigene Position, die eigenen Gedanken, Gefühle, Bedürfnisse, Anliegen, Reflexionen werden in diesem Dialog, der auch als Gebet formuliert sein kann, ungleich deutlicher, sodass auch Lösungen, Entscheidungen und Einsichten sich einstellen können, die dann vielleicht als Hilfe Gottes verstanden werden. Diese Art des religiösen Nachdenkens ist vergleichbar dem philosophischen Nachdenken, das sich auch von Frage zu Frage weiterbewegt, ohne dass endgültige Antworten gefunden werden. Die Erfahrung, die von religiösen Menschen Gott genannt wird, heißt in der Philosophie häufig „Transzendenz", so z.B. bei Jaspers (2000):

> „Sofern wir die Transzendenz denken als das Umgreifende, nennen wir sie das Sein (...) Sofern wir mit der Transzendenz leben, ist sie die eigentliche Wirklichkeit. Sie ist uns fühlbarer als das uns wesentlich Angehende, das uns Anziehende, Haltgebende (...) Sofern in dieser Wirklichkeit ein Forderndes, Herrschendes, uns Umfangendes zu uns spricht, nennen wir die Transzendenz Gottheit (...) Sofern wir als Einzelne uns persönlich getroffen wissen als Person zur Transzendenz als Person einen Bezug gewinnen, nennen wir sie Gott (...) Als Sein, Wirklichkeit, Gottheit, Gott wird zwar Transzendenz kein Gegenstand aber die Namen weisen hin auf die Erfahrung, in denen sie berührt wird."

Das religiöse Nachdenken ist, wie das philosophische an Werten orientiert, die dem Menschen eine Ausrichtung auf das Gewünschte, Richtige, Gute, Erstrebenswerte vermitteln. Küngs Ansatz, eine Weltethik zu formulieren, also eine Synopsis der Wertvorstellungen aus verschiedenen Religionen zu bilden, lässt erkennen, dass Menschen zu allen Zeiten und in allen Kulturen und Religionen zu vergleichbaren Grundwerte tendieren (vgl. Kap. 7).

Glaubensinhalte und ihre Auswirkungen

Da von den Menschen verschiedener Weltgegenden so viel Unterschiedliches geglaubt wird, scheint es weniger wichtig, welche konkreten Inhalte der Glaube hat, als vielmehr, dass die Geschehnisse des Lebens sinnvoll interpretiert werden können. Religiöse Überzeugungen bringen Ordnung in eine chaotisch erlebte Welt. So betrachten tibetische Buddhisten eine Felsspalte auf dem heiligen Berg Kailash, ihrer wichtigsten Wallfahrtsstätte, als den Mittelpunkt des Universums. Zu wissen, wo die Mitte ist und selbst eine Mitte zu erleben, ist für Menschen beruhigend als Gegengewicht gegen die Angst, sich im Nichts zu verlieren. Die Menschen in der Nähe südamerikanischer Vulkane z. B. glauben, dass der Vulkan lebt und mit Ehrfurcht behandelt werden soll, weil auf seinem Gipfel die Geister und Götter wohnen und in seinem Inneren die Seelen der Verstorbenen versammelt sind. Im Vergleich zu solchen naturnahen religiösen Überzeugungen sind die monotheistischen Religionen anderer Art. Sie beschreiben einen einzigen Gott, der im Gegensatz zum Polytheismus als der wahre und wirkliche angesehen wird und der dem an ihn glaubenden Volk ein exklusives vertragliches Verhältnis angeboten hat – Jahwe dem jüdischen Volk, Gott den Christen, Allah den Muslimen. Dadurch werden weniger regionale Naturgegebenheiten sinnhaft, wie bei den Bewohnern der Vulkanregion, sondern es werden die jeweiligen Völker in ihrer Identität definiert als die einzig richtig glaubenden und handelnden Menschen, die daraus auch das Recht ableiten, auf die Ungläubigen herabzusehen oder sie zu bekämpfen. So entsteht die Tatsache, dass die monotheistischen Religionen für den Umgang der Gläubigen untereinander differenzierte und ethisch anspruchsvolle Verhaltensregeln etabliert haben, ebenso wie Regeln für den Umgang mit der Gottheit. Die Beziehung zu den Andersgläubigen jedoch ist problematisch, wie sich z.B. am mittelalterlichen Umgang der Christen mit den Heiden oder am neuzeitlichen Umgang mit den kolonialisierten Völkern Südamerikas oder Afrikas ablesen lässt. Auch die Muslime sehen das Recht, ihre Religion mit Feuer und Schwert auf andere Völker zu übertragen. Lediglich die monotheistische Religion der Juden verzichtet auf diese aggressive Durchsetzung der eigenen Überzeugungen.

Auch dort, wo keine Zweifel bestehen an der religiösen Grundorientierung eines Staates, können zwischen religiösen Teilgruppen heftige Machtkämpfe ausbrechen, wie z.B. zwischen Katholiken und Protestanten im Dreißigjährigen Krieg oder zwischen Schiiten und Sunniten in muslimischen Ländern. In solchen Fällen ist es schon nach kurzer Zeit nicht mehr möglich, zu entscheiden, ob die politische Macht gesucht wird, um die richtige Religion durchzusetzen oder ob die religiöse Überzeugung den Vorwand liefert, die Macht zu gewinnen. Die Auseinandersetzungen bedeuten notwendigerweise für die Menschen einen Verlust der Freiheit, eine leidvolle Unterordnung oder Vernichtung ihrer Existenz, speziell für die jeweils unterliegende Hälfte der Gesellschaft. Sie tragen in sich zweifellos das Verlangen nach Rache und nach Umkehr der Machtverhältnisse. Ohne einen Akt der Aufklärung, der den Werten der Freiheit und Gleichheit allgemeine Gültigkeit verleiht, ist ein Ende religiös motivierter oder religiös verbrämter Gewalt kaum zu erwarten.

Für das Thema des Menschenbildes bedeutet das, dass Menschen unter Umständen in ein religiöses System hineingeboren und durch dieses geprägt sind, sei es christlich, muslimisch, buddhistisch oder atheistisch (auch der Atheismus hat Züge eines Glaubenssystems). Jeder von uns, der mehr oder weniger stark von einem dieser Systeme beeinflusst ist, begegnet in jedem anderen entweder einem vertrauten Glaubensgenossen oder einem merkwürdigen Fremden, den er mit Skepsis oder vielleicht auch Ablehnung betrachtet. Intoleranz ist offenbar ein Risiko religiöser Überzeugung, die es nahelegt, sich selbst auf der richtigen und guten Seite zu sehen, während die anderen das bedrohliche Böse und Fremde verkörpern. Das verweist freilich auf eine Spaltungstendenz und Bereitschaft zur Projektion, vergleichbar den unreifen Abwehrmechanismen, wie sie bei frühen Störungen der Persönlichkeitsentwicklung auftreten, die ein zwar eindeutiges, aber katastrophal unrealistisches Weltbild vermitteln. Das kann eine gefährliche Dynamik im Sinne eines kollektiven, destruktiven Narzissmus befördern, vor allem dort, wo das Religiöse die staatliche Struktur bestimmt. Religionen sind häufig in großen Institutionen organisiert, die wie z.B. die ägyptische Priesterschaft die staatlichen Einrichtungen durchsetzen, sodass der oberste Herrscher, der Pharao zugleich Staatslenker, Kriegsherr, Hohepriester, Repräsentant des Gottes und nach seinem Tod selbst Gott ist. Die christlichen Monarchen herrschten bis Anfang des 20. Jahrhunderts „von Gottes Gnaden“ und auch der Papst versteht sich bis heute als Stellvertreter Gottes auf Erden – was in der Geschichte zu nicht wenigen Auseinandersetzungen führte, in denen Papst und Kaiser einander wechselseitig zu entmachten versuchten.

Gesellschaftliche Strukturen und Religionen sind offenbar zwei Hervorbringungen menschlicher Kultur und es hat den Anschein, dass sie einander ergänzen und stabilisieren, indem sie die Welt gewissermaßen aufteilen. Das, was an Bitten, Erwartungen oder Klagen an die Religion herangetragen wird, würde den Staat, wäre er der Adressat, in Verlegenheit bringen. Er müsste seine Ungerechtigkeit und Ohnmacht eingestehen und würde die Enttäuschung und den Zorn der Bürger auf sich ziehen. In der Religion genügt ein Hinweis auf „Gottes unergründlichen Ratschluss", um das Thema zu beenden.

6.6 Religiosität und Spiritualität

Alles das sind historische Einflüsse, die in heutigen Menschen nachwirken. Aber darüber hinaus sehen wir in der westlichen Welt enorme Umbrüche bezüglich dieser Thematik seit Mitte des 20. Jahrhunderts die letzten autoritären Systeme zusammengebrochen sind und demokratische Überzeugungen sich ausgebreitet haben. Dadurch wurde das Ideal des selbstbestimmten, selbstreflexiven Subjekts gestärkt, das nun nicht mehr bereit ist, Anweisungen „von oben" entgegenzunehmen bzw. von dort über Richtig und Falsch informiert zu werden. Zusätzlich zu dem Recht, selbst zu denken, eröffnete eine moderne Informationstechnologie die Möglichkeit, sich selbst kundig zu machen und über alles und jeden jederzeit etwas zu erfahren.

Etwas nur zu glauben, anstatt es zu wissen oder gar Vorschriften über das zu Glaubende entgegenzunehmen, erscheint vielen heutigen Menschen nicht mehr akzeptabel. Die kirchlichen Drohungen von Sünde, Schuld, Teufel und Hölle im Falle des Unglaubens haben ihre Wirksamkeit verloren. Dort, wo die Herrschenden in Staat und Kirche nun nicht mehr gläubig verehrt, sondern kritisch betrachtet wurden, erwiesen sie sich häufig als fehlbare Menschen, die nicht selten ihre Macht über andere (z. B. sexuell) ausnutzten und dadurch viel an Glaubwürdigkeit verloren haben. Diese Entwicklung hat verschiedene Folgen. In der Kirche ist man bemüht, Vernunft und Glaube in Einklang zu bringen, was bislang die Masse der Menschen nicht überzeugt hat. Ritualisiertes kirchliches Handeln, wie z. B. hierzulande Oster- oder Weihnachtsgottesdienste oder Prozessionen, entwickeln sich zunehmend zu folkloristischen Ereignissen, denen eher Zuschauer als Gläubige beiwohnen. Die christliche Kirche verliert zunehmend an Mitgliedern, Gemeinden und Pfarreien werden zusammengelegt und von Pfarrern und Schwestern betreut, die, einst in Indien missioniert, nun ihrerseits als Missionare zurückkehren. Dort aber, wo Kirchliches floriert, z. B. in den evangelikalen Freikirchen, entwickelt sich eine Kultur des emotionalen Singens und Betens, sodass ein charismatischer Prediger in einer Sportarena 20.000 Gläubige in religiöse Begeisterung versetzen kann. Die geglaubten Inhalte treten in ihrer Bedeutung zurück, sie sind teilweise kindlich-magisch, wie z. B. bei manchen Gruppen, die überzeugt sind, dass Gott den Adam vor ziemlich genau 6.000 Jahren ins Paradies gesetzt hat und dass jede alternative Vorstellung, z. B. die Evolutionstheorie, Gott beleidigt. So entstehen neben religiöser Gleichgültigkeit Formen des religiösen Fundamentalismus im christlichen wie im muslimischen Bereich, sodass zwischen beiden Welten Spannungen entstehen, die dazu führen, dass vom Krieg der Kulturen gesprochen wird.

Neben diesen Formen der immer seltener werdenden christlichen Religiosität, der sich ausbreitenden religiösen Indifferenz und dem vielgesichtigen Fundamentalismus gibt es aktuell eine Variante religiösen Erlebens, die sich selbst mit dem Begriff der „Spiritualität“ beschreibt. Innerhalb der christlichen Tradition meint Spiritualität vor allem ein Ziel, das es zu verwirklichen gelte: ein ganzer Mensch zu werden, der seine Fähigkeiten und Möglichkeiten, Licht und Schatten in seine Persönlichkeit integriert, in der Zuversicht, dass auch Gott integriert und dadurch erhält und heilt. Auf diese Weise werde das Bild verwirklicht, das Gott sich von dem Einzelnen gemacht hat. In dieser Definition mischen sich psychologische Zielsetzungen (Integration, Selbstverwirklichung, Verbundenheit) mit religiösen Überzeugungen, „dass ich mich dem Bild annähere, das sich Gott von mir gemacht hat“, was wiederum psychologisch ein Aufgehobensein im Willen Gottes bedeutet.

Zu den Rechten, die das selbstbestimmte Subjekt beansprucht, gehört auch, sich eine religiöse Orientierung nicht länger von einer Institution vorschreiben zu lassen, sondern im Sinne der Globalisierung Elemente aus unterschiedlichen Religionen auszuwählen und zusammenzufügen. So sind in Westeuropa unter anderem Anleihen aus dem Buddhismus beliebt als Elemente einer persönlich gestalteten Spiritualität. Sie gelten als wenig dogmatisch, machen kaum Verhaltensvorschriften und kollidieren wenig mit einem wissenschaftsorientierten Denken.

Häufig handelt es sich jedoch bei den zeitgenössischen Entwürfen von Spiritualität um den Versuch, sich das Göttliche verfügbar zu halten. Das gilt speziell dort, wo animistische Praktiken geübt, Kristalle genutzt, Gestirne befragt, Engel angerufen werden, wo sich ein gläubiges Gefühl auf Dinge der Natur richtet und ihnen Bedeutungen zuschreibt, die historisch zum Aberglauben gerechnet wurden. Die Bandbreite des Themas lässt sich an den Regalen der Buchhandlungen ablesen, wo sich dem Bereich der Psychologie die „Lebenshilfe“ anschließt mit Themen wie Burnout, Depression, Inneres Kind, Sterben, Trauma und es dann nahtlos übergeht zur „Spiritualität“ mit Themen wie Astrologie, Chakra, Engel, Karma, Meditation, Mond, Nummerologie, Wunder, Schamanen, Tarot, Yoga, ehe dann das Regal mit den religiösen Schriften beginnt.

Das Gemeinsame von Religiosität und Spiritualität liegt wohl in der Tatsache, dass Menschen die gläubige Überzeugung entwickeln können, sich in der Beziehung zum Göttlichen zu erleben und dass diese Bezogenheit ihnen ein Gefühl der Sinnhaftigkeit und Geborgenheit vermittelt, auf das sie verzichten müssten, wenn sie ihre spirituelle oder religiöse Ausrichtung nicht mehr hätten.

6.7 Das Angebot der Religionen

Alle Religionen machen dem Menschen bestimmte Angebote, sie wenden sich an unterschiedliche Seiten des Menschen und erreichen daher unterschiedliche Persönlichkeiten.

- Religionen liefern ein in sich geschlossenes Verständnis des menschlichen Daseins, indem sie das Seiende in ein – wie Jaspers es nennt – Umgreifendes einbetten. Sie geben dadurch dem Leben, das für Menschen oft in beunruhigender Weise unverstehbar bleibt, einen sinnvollen Grund oder Rahmen.
- Religionen kommen dem menschlichen Bedürfnis entgegen, leidvolle Wirklichkeiten (wie z.B. die Realität des Todes) zu transzendieren und sich eine andere Wirklichkeit vorzustellen, in der das Undenkbare denkbar wird.
- Religionen positionieren in diese andere Wirklichkeit ein Gegenüber, das immer ansprechbar ist für die persönlichen Belange eines jeden Menschen, für seine Klagen, Bitten, Danksagungen, Schuldgeständnisse. Menschen, die ihre Ungeborgenheit erleben, suchen und finden hier Sicherheit und Gerechtigkeit bei einer höheren Macht.
- Religionen begründen ein Wertsystem bezüglich dessen, was Menschen sollen und dürfen bzw. was ihnen verboten ist. Sie stellen damit eine ethische Leitvorstellung des Handelns zur Verfügung und die Vergebung von schuldhaftem Handeln in Aussicht.
- Religionen bieten sich an als ein einigendes Band für soziale Gemeinschaften, deren Mitglieder sich mit ihrer jeweiligen Religion identifizieren und für sie engagieren, ob sie nun Kathedralen bauen, miteinander die Messe

feiern oder Kreuzzüge führen und den Tod als Märtyrer suchen.

- Religionen bieten mythische Geschichten an, die Geschehnisse aus einer unbestimmt weit zurückliegenden Zeit auf symbolisch vieldeutige Weise erzählen und ahnen lassen, dass die Geschichten zugleich eine zeitlose Bedeutung für die heutigen Menschen und ihre Suche nach einem Sinn haben können.
- Religionen können für manche Zwecke missbraucht werden, sei es um pseudo-philosophische Denkgebäude zu errichten, sei es um die Natur und das Leben mit kindlichen Erklärungsmustern zu versehen oder sei es um politische Machtstrukturen und aggressiv-destruktives Verhalten zu rechtfertigen.

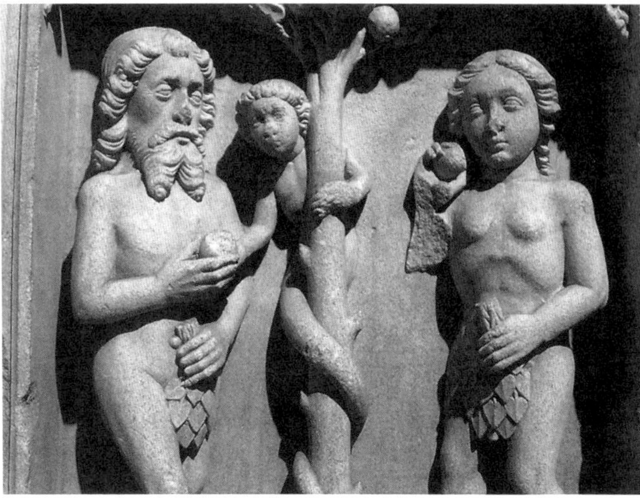

7 Der moralische Mensch

„Du sollst niemals einen Menschen lediglich als Mittel gebrauchen, du hast in ihm immer auch den Selbstzweck anzuerkennen, der er ist (...) Das ist eine Zumutung an unsere Selbstliebe und deren drängende Gewalt."

H.-G. Gadamer (1993)

7.1 Prinzipien des Handelns

Menschen hoffen darauf, ein langes, gesundes, erfolgreiches und glückliches Leben führen zu können. Es soll aber auch zugleich ein gutes, ein „richtiges" Leben sein, das den eigenen inneren Wertvorstellungen und denen der wichtigen Bezugsgruppen entspricht. Vieles von dem, was in den bisherigen Kapiteln diskutiert wurde, ist für die Beantwortung der Frage nach dem richtigen Leben von Bedeutung:

Der Umgang mit der eigenen animalischen Bedürftigkeit und der eigenen Emotionalität; die Gestaltung der Gefühlsbeziehungen zu anderen Menschen; die eigenen Entscheidungen und die Verwirklichung eigener Ziele; das eigene Selbstverständnis und die Realisierung eigener Identitätsentwürfe; das Eingebundensein in soziokulturelle Gemeinschaften und in ein Sinnganzes, das möglicherweise religiös geprägt ist.

Angesichts dieser vielfältigen Einflüsse stellt sich seit jeher die Frage, wie frei oder wie festgelegt Menschen in ihren Entscheidungen und Handlungen sind und wie sie eine Maxime für ihr Handeln finden können. Das Bemühen, diese Frage zu beantworten, füllt ganze Bibliotheken von der Antike bis in die Gegenwart. Unter dem Stichwort „Moral" werden die Prinzipien und Normen diskutiert, anhand derer der Einzelne richtiges und falsches Handeln wertbezogen gegeneinander abwägen kann. Der Begriff „Ethik" verweist auf übergeordnete Prinzipien in spezifischen Kontexten, wie z.B. christliche Ethik, medizinische Ethik, Sozialethik etc. Als „Tugenden" gelten Einstellungen, die die Verwirklichung moralischer Werte begünstigen.

Was von alledem liegt im Menschen bereit, sodass es nur abgerufen werden muss; welche dieser Einstellungen müssen von jedem Einzelnen mühsam innerlich aufgebaut oder den Kindern anerzogen werden; inwieweit sind solche Wertüberzeugungen Teil des gesellschaftlich-kulturellen Erbes oder Ausdruck des aktuellen Lebensgefühls; wer trägt die Verantwortung für die Durchsetzung von Wertvorstellungen?

Die 10 Gebote der jüdisch-christlichen Religion bilden zum Beispiel einen solchen tradierten Kanon von Wertideen, die als Sollensnormen formuliert sind. Wahrscheinlich sind die wenigsten der heutigen Schulkinder imstande, sie aufzuzählen und die wenigsten Erwachsenen wären bereit, sie alle inhaltlich zu vertreten. Dennoch wird darin etwas angesprochen, das alle Diskussionen über ethische Normen kennzeichnet. Es handelt sich nicht einfach um eine Verbotsliste, ähnlich derer, die besagt, was in einem Stadtpark nicht erlaubt ist. Vielmehr bringen die formulierten Menschenpflichten („Du sollst/du sollst nicht") etwas zum Ausdruck, was aufseiten des Gegenübers Menschenrechte beinhaltet (z.B. das Recht auf Unversehrtheit, auf Schutz vor Angriffen und Beraubung etc.) und damit zugleich die Menschenwürde begründet, die nicht verletzt werden darf. Menschenrechte hat der Einzelne in Abgrenzung zu den Ansprüchen der anderen (z.B. das Recht auf Freiheit und Selbstbestimmung). Damit verbunden ist seine Menschenwürde, die ihm von anderen nicht durch demütigendes Verhalten genommen werden darf. Umgekehrt sind dem Einzelnen im Umgang mit seinen Mitmenschen und der Welt Pflichten auferlegt, die ihn mitverantwortlich machen. Internationale Gremien haben sich um verbindliche Definitionen der drei Begriffe bemüht, die in Grundgesetzen und Deklarationen niedergelegt sind (z.B. UNO-Menschenrechtsdeklaration) und die eine Handlungsgrundlage für internationale Gerichtshöfe bilden. Auch das Grundgesetz berücksichtigt diese Aspekte.

Die Vorstellung, was zu den unabdingbaren Rechten eines Menschen gehört, ist freilich in verschiedenen Gesellschaften unterschiedlich. Wenn in manchen Staaten das Recht auf freie Meinungsäußerung oder Demonstration akzeptiert ist, wird dieses in anderen Kulturen z.B. als „oppositionelles Verhalten" verurteilt und bestraft. Ähnliches gilt für die Möglichkeit, sich über die modernen Medien über alles und jedes zu informieren, was in westlichen Staaten als „Recht auf Information" betont ist, anderswo aber unter strenger staatlicher Kontrolle steht. Die Rechte des Einzelnen und die des Staates müssen im gesellschaftlichen Diskurs immer wieder ausgehandelt werden. Es erscheint naiv, anzunehmen, die Rechte, die Menschen hier und heute besitzen, seien zugleich ein Maßstab für alle übrigen Kulturen oder Nationen.

Unumstritten sind jene Normen, die im Sinne Kants zum Ausdruck bringen, dass kein Mensch den anderen als Mittel zu etwas missbrauchen darf. So beinhalten die Gebote – nicht morden, nicht lügen, nicht stehlen, nicht Sexualität missbrauchen – die Forderung, die Gier nach Besitz, Macht und Triebbefriedigung zu kontrollieren und stattdessen „den anderen zu lieben wie sich selbst". H. Küng (1995) hat die ethischen Normen der großen Religionen vergleichend untersucht und festgestellt, dass sie im Kern die gleichen Wertvorstellungen zum Thema haben. In den zehn Geboten sieht Küng den christlichen Beitrag zu einem „Weltethos", das es in allen Kulturvölkern gibt. Dieses Postulat, dass jeder Mensch menschlich behandelt werden muss, begründet

- eine Kultur der Ehrfurcht vor dem Leben,
- eine Kultur der Solidarität und eine gerechte Wirtschaftsordnung,
- eine Kultur der Toleranz und ein Leben in Wahrhaftigkeit,
- eine Kultur der Gleichberechtigung und die Partnerschaft von Mann und Frau (Küng 2010).

Bis hierhin sind wünschenswerte Zielsetzungen beschrieben worden. Nun stellt sich die Frage, inwieweit ein Mensch imstande ist, diese Ziele im Auge zu behalten bzw. egoistische, triebhafte Impulse zu kontrollieren und abzuwägen, wie er handeln soll. Neurobiologische Untersuchungen wollen glauben machen, dass der innere Impuls zu einer Handlung in der Aktivierung des Gehirns Sekundenbruchteile früher nachweisbar sei als der Willensimpuls tatsächlich zum Bewusstsein kommt, sodass man die Existenz eines freien Willens infrage stellen müsse. Das ist wenig überzeugend, weil natürlich jeder Impuls aus einer affektiven Verfassung heraus aufgebaut werden muss, eher er dem Nachdenken vorgelegt wird. Dazu äußert Montaigne schon im 16. Jahrhundert: „Über das, was wir wollen, denken wir erst nach in dem Augenblick, da unser Wille schon entschieden hat."

So bleiben wir bei der Annahme, dass sich Menschen seit sie eine bestimmte evolutionäre Entwicklungsstufe des selbstreflexiven Bewusstseins erreicht haben, das heißt seit sie sich nicht mehr durch Geister oder Götter gelenkt fühlen, über ihr Handeln entscheiden können. Jaspers (1932) führt aus, dass Freiheit keine Eigenschaft sei, sondern eine Möglichkeit des Seinkönnens: „Im Freiheitsbewusstsein sind viele Momente verbunden ... Wahl ist nicht ohne Entscheidung, Entscheidung nicht ohne Wille, Wille nicht ohne Müssen, Müssen nicht ohne Sein" (S. 185). Freiheit zu einer Entscheidung ist also ein Aspekt menschlicher Existenz.

In Kapitel 5 war aufgezeigt worden, wie der Vorgang der inneren Abwägung, welche die freie Entscheidung vorbereitet und erfolgtes Handeln bewertet, seit den Zeiten der sokratischen Philosophie als die Aufgabe des „Erkenne Dich selbst" beschrieben ist. „Ein Leben ohne Selbsterforschung verdient gar nicht gelebt zu werden", sagt Sokrates. Im Vorgang der Selbstreflexion ist der Mensch nicht Zuschauer seiner eigenen Handlungen, sondern jemand, der sich reflektiert, abwägt und entscheidet und so die Verantwortung für sein Tun übernimmt, das heißt jemand, der an sich arbeitet und dadurch diese moralischen Fähigkeiten zu entwickeln.

7.2 Tugenden

Seit der Antike werden positiv bewertete Einstellungen – die Tugenden – diskutiert, mit deren Hilfe es möglich werden soll, moralische Wertvorstellungen zu verwirklichen. Die vier antiken Kardinalstugenden sind die Prudentia (so etwas wie vorausschauende Klugheit), Justitia (Gerechtigkeit), Constantia (innerer Halt, Tapferkeit) und Temperantia (die Fähigkeit, Maß und Mitte zu finden). Sie alle verweisen auf eine Haltung der gelassenen Stärke und gelingenden Selbststeuerung, also eine Gegentendenz zu Impulsivität und rauschhafter Befriedigung

In der christlich-mittelalterlichen Kultur wurden jene Tugenden betont, die dem Menschen einen Zugang zu Gott eröffnen, wie z. B. Glaube, Hoffnung, Liebe, aber auch die mönchischen Tugenden Armut, Keuschheit, Gehorsam, die unschwer das Ziel des Triebverzichts erkennen lassen. Ein heutiges Tugendbrevier von Comte-Sponville (2010) nennt Einstellungen wie Höflichkeit, Mäßigung, Mut, Gerechtigkeit, Barmherzigkeit, Dankbarkeit, Toleranz, Aufrichtigkeit und die Formen der Liebe (Eros, Philia, Agape) und auch die Demut. Es sind dies alles Einstellungen, von denen Montaigne sagt, dass sie es ermöglichen, „wahrhaftig und wie es sich gehört ein Mensch zu sein". Wie wird man ein solcher Mensch? Es sind am ehesten prägende Einflüsse von Bildung, Erziehung, Sozialisation, Enkulturation, welche die vorhandenen Möglichkeiten eines jungen Menschen in bestimmte wünschenswerte Richtungen entwickeln sollen. In der Zauberflöte wird anschaulich beschrieben, wie die erreichte Tugendhaftigkeit junger Menschen geprüft und in einem Initiationsritual bestätigt wird. Nur wer tugendhaft ist, kann weiterkommen, d. h. kann den nächsten anstehenden Entwicklungsschritt vollziehen.

Der Begriff Tugend klingt altmodisch, kein junger Mensch wäre heute ernsthaft daran interessiert, als tugendhaft zu gelten (womöglich waren junge Menschen das auch in früheren Zeiten nicht). Es entspricht wohl eher der Hoffnung der Erwachsenen, dass junge Menschen durch elterliche, schulische, universitäre Einflüsse so erzogen werden können, dass sie nicht nur ein gutes Sachwissen erwerben, sondern auch fähig sind, Situationen und sich selbst zu reflektieren und schließlich verantwortlich zu handeln. Diese

Entwicklung kann als Persönlichkeitsbildung verstanden werden. Freilich wird in dem Kapitel über das Gesellschaftliche anzumerken sein, dass ein Teil der heutigen Lehrer und Eltern (von der Universität ganz zu schweigen) darauf verzichtet, diesen Aspekt der Bildung zu fördern.

Das Beispiel der Demut

Die Demut beschreibt eine religiös geprägte Einstellung, die die Allmacht Gottes anerkennt und das eigene Wollen hinter den Willen Gottes zurückstellt. Freilich hat schon Nietzsche – wer sonst – kritisch vermerkt, dass aus der erwähnten demütigen Ergebung an Gott nichts anderes resultieren könne als Feigheit, Schwäche, Unterwürfigkeit und Klagsamkeit. In der gegenwärtigen Gesellschaft sind wir vollends davon abgekommen, Tugend einzufordern. Wahrscheinlich gibt es heute kaum jemanden, den wir uns als demütig vorstellen, vielleicht von Mutter Theresa abgesehen. Tugenden haben keine Konjunktur, sie erscheinen seit den Post-68er-Zeiten überholt, überflüssig, geradezu lächerlich, möglicherweise sogar gefährlich. In den Diskursen jener Zeit war betont worden, dass die sogenannten „deutschen Tugenden“ wie Gehorsam, Ordentlichkeit, Treue, Sparsamkeit usw. ideale Eigenschaften seien für Befehlsempfänger, die alles Schreckliche ausführen, was man ihnen aufträgt. Des Weiteren wurden die Tugenden der Sexualmoral als doppelbödig, triebfeindlich, neurotisch bewertet und die Tugenden der gesellschaftlichen Umgangsformen als hohl, verlogen und muffig entlarvt. Diese Umwertung der Tugendwerte prägte fortan auch die Erziehung. Niemand erwartete fortan von Kindern, dass sie brav, ordentlich, höflich oder lieb seien. Man freute sich, ein freches, lautes Kind zu haben, weil nur dieses erkennen ließ, dass es seine Gefühle kommunizieren, seine Bedürfnisse ausdrücken, sein wahres Selbst leben konnte. Darin werden natürlich implizit neue Tugenden erkennbar, sie heißen nicht mehr Demut, Fleiß, Höflichkeit oder gar Keuschheit, sondern Authentizität, Lebendigkeit, Offenheit, Spontaneität. Es sind dies allerdings allesamt Tugenden, die weniger auf die Interessen der Gemeinschaft als auf die Verwirklichung des Individuums zielen (was z. B. bedeutet, dass ein Reisender im ICE nicht das Recht hat, gegen die quälend lautstarke Selbstverwirklichung der offenen und spontanen Mitreisenden einzuschreiten).

Demut erschiene unter diesen neuen Voraussetzungen als so etwas wie eine angezogene Handbremse. Die Menschen der Gegenwart, insbesondere die westlichen Menschen, haben sich dem Faustischen Ideal verschrieben: alles zu machen, was machbar ist, alles zu versuchen, was denkbar ist, alle Grenzen ständig zu erweitern. Auch auf die Gefahr des Scheiterns und Zerbrechens muss man das Unmögliche wagen, so wie sich schon Prometheus gegen Zeus aufgelehnt hat.

Auf die menschlichen Lebensalter bezogen, können wir in dieser Einstellung eine hoffnungsgetragene Jugendlichkeit erkennen, eine Zuversicht des unbegrenzten Voranschreitens. „Immer das Höchste vor Augen haben", lehrte der Großvater des Schriftstellers Thomas Bernhard seinen Enkel, einen früh allein gelassenen Jungen, der selbst keine Ahnung hatte, was genau „das Höchste" inhaltlich sein sollte, der aber die narzisstische Attitüde seines Großvaters übernahm und schon als Kind seine Volksschullehrer entwertete. Er war ein sprachlich und musikalisch hochbegabter Junge, der ein Leben lang ein Außenseiter blieb und mit seinen narzisstischen Anmaßungen viele seiner Mitmenschen bis aufs Blut ärgerte und zugleich als Schriftsteller seine Lesergemeinde bestens damit unterhielt. Demut war seine Sache keinesfalls, er blieb immer der Adoleszent, der den Anspruch vertrat, jedermann die Wahrheit, speziell seine subjektiv erlebte Wahrheit, um die Ohren zu hauen, das war seine Tugend (vgl. Kap. 9).

Das Risiko des jugendlich unbeirrbaren Voranschreitens liegt also in der Entwicklung eines Narzissmus, der ohne Rücksicht auf die möglichen Folgen unempathisch über alles hinwegstiefelt, vor allem über das, was anderen wichtig ist und der dadurch Beziehungen belastet oder unmöglich macht und eine egozentrische Außenseiterexistenz begründet. Narzissmus, so brachial er sich darbietet, kommt allerdings nie aus der eigenen Stärke, sondern resultiert immer aus der eigenen Verletztlichkeit. Wer Bernhards autobiografische Bücher gelesen hat und das Elend seiner Biografie nachvollzogen hat, wird ihm seine destruktiv-narzisstische Haltung nachsehen können.

Bei Jugendlichen lässt sich die undemütige Aufbruchsstimmung positiv konnotieren, gleichwohl wäre die narzisstische Übersteigerung und Verleugnung jeglicher Demut auf Dauer schwer zu ertragen, bliebe nicht die Hoffnung auf weitere Entwicklungen. Was geschieht mit der undemütigen Jugendlichkeit im zunehmendem Lebensalter? Das fortschreitende Leben bringt in der Regel die Erfahrung der Begrenzung und grundsätzlicher Endlichkeit aller Bemühungen mit sich. Diese Einsicht anzunehmen, ist ein mühsamer Entwicklungsvorgang, der freilich auch scheitern kann. Dann sehen wir nicht gereifte Menschen, sondern gealterte Jugendliche vor uns, die ganz undemütig ihren Narzissmus leben oder es zumindest versuchen, solange es geht, was durchaus nicht immer lebenslang gelingt, sondern in den mittleren Lebensjahren oft krisenhaft zusammenstürzt.

Damit hätten wir Demut als mögliches Ergebnis einer Lebensentwicklung gesehen, die mit dem jugendlich-hoffnungsvollen Voranschreiten beginnt und darin durchaus narzisstisch undemütig auftritt, die aber dann permanent Erfahrungen der Begrenzung, der Einschränkung, des

Scheiterns, des Verlustes von Illusionen erleben und verarbeiten muss. Diese Verarbeitung aber ist es, die letztlich eine Persönlichkeit, einen Charakter ausbildet und die schließlich, so hoffen wir zumindest, nicht in Bitterkeit und Enttäuschung mündet, sondern in der Akzeptanz des eigenen Lebens, der eigenen Person und der Mitwelt. Diese akzeptierende Haltung kann man Demut nennen. Demut ist somit der durch die Realitäten der Lebensentwicklung erzwungene Verzicht auf den narzisstischen Hochmut oder wie Voltaire sagt, „Demut als Gegengift des Stolzes“.

Damit ist zugleich auch das Verhältnis von Demut und Mut geklärt: Mut braucht jemand, um zu handeln, dort wo gehandelt werden kann und gehandelt werden muss. Demut ist erforderlich, um das zu akzeptieren und zu bewältigen, was durch eigenes Handeln nicht verändert werden kann, aber auch „ein Bewusstsein des Zurückbleibens hinter der erstrebten Vollkommenheit“ (so sagt es ein philosophisches Wörterbuch).

Das könnte resignativ klingen, ist es aber nicht. Sich anfreunden mit dem, worüber man keine Macht hat und das annehmen, was ist und was kommt, ist zugleich eine Definition der Gelassenheit und die ist eine heute hochgeschätzte Tugend. Wir dürfen uns daher den Demütigen auch als einen Gelassenen vorstellen.

„Demut“, so formuliert der schon erwähnte Comte-Sponville, „bedeutet also nicht, dass man verkennt, wie man ist, sondern erkennt und anerkennt, was man *nicht* ist“ ... „es ist die Tugend eines Menschen, der weiß, dass er nicht Gott ist“. Um so weit zu kommen, braucht es, wie er sagt, „illusionslose Ehrlichkeit, denn diese ist für den Ehrlichen eine ständige Lektion der Demut; umgekehrt fördert die Demut die ehrliche Selbstschau“.

Wir haben dem Beispiel der Demut deshalb so viel Aufmerksamkeit gewidmet, weil es nicht nur allgemein von Bedeutung ist, sondern speziell auch für das psychotherapeutische Geschehen aufseiten der Patienten (in ihrem Bemühen um Selbstverständnis und Selbstakzeptanz) und aufseiten der Therapeuten (die sich bescheiden müssen, in dem was sie verstehen und erreichen können).

Die Nähe zu der modernen Tugend der Gelassenheit wurde schon erwähnt. Diese setzt nicht nur das Steuernkönnen andrängender Impulse und Affekte voraus, sondern darüber hinaus ein zeitweiliges Loslassenkönnen und Verzichten auf Ziele, Aufgaben und Absichten. So entsteht eine vorübergehende „Selbstvergessenheit", die geeignet ist, das Denken und Empfinden aus dem Festgelegten zu lösen, sodass auch überraschend neue Gedanken auftauchen können, seien es selbstreflexive, erinnernde, spielerisch kreative oder lösungsorientierte. Um sich selbst zu begegnen, ist es offenbar nötig, sich vorübergehend selbst zu vergessen. Diese Zielsetzung verfolgen heutige Menschen am ehesten, indem sie meditative, körperorientierte Techniken zu Hilfe nehmen.

7.3 Das Böse

Das Böse, sagt Anselm Grün (2011), entzieht sich dem psychologischen Verständnis: „Das Geheimnis des Bösen (...) das bleibt auch für die psychologische Forschung etwas Unfassbares." Dazu bedürfe es der mythologischen Bilder und religiösen Begriffe. Auch Thomas Philipp (2013) fragt aus theologischer Sicht, ob das psychodynamische Konzept „der Brüchigkeit, Abgründigkeit und Bosheit des Phänomen Mensch genügend Rechnung trägt ... da das menschliche Drama oft genug von unheimlichen, ja dämonischen, jedenfalls unbegreiflichen Kräften geprägt ist".

Wo und wie erfahren Menschen „das Böse"? Zum Beispiel kann jemand, der einem mitleidlos-aggressiven und ausbeuterischen anderen ausgeliefert ist, diesen in seinen

Absichten und Handlungen als „böse“ erleben. Zum anderen ist „böse“ eine moralische Bewertung, die in der älteren Pädagogik eine große Rolle gespielt hat. In der früheren Kindererziehung wurde einem Kind, das etwas kaputt gemacht hat oder das sich gegen seine Eltern aggressiv verhielt, ernsthaft vermahnt, „das ist ganz böse von Dir“. Die Gegenfigur lautete „ganz lieb“ und so war für das Kind ein Handlungsrahmen abgesteckt. Wer nicht lieb ist, sondern böse, dem entziehen die Eltern ihre Zuneigung, drohen Strafen an oder verhängen sie. Die verärgerten Eltern äußern „ich bin böse mit Dir“ und demonstrieren dem Kind, was es bedeutet, ein böses Gegenüber zu haben. Wenn nun aber Erwachsene ein Kind nicht nur streng erziehen, sondern es willkürlich sadistisch quälen, könnte vielleicht wirklich etwas Böses zum Vorschein kommen. Freilich ist es relativ selten, dass jemand aggressiv handelt im Bewusstsein, selbst böse sein zu wollen. In der Regel macht er sich die Vorstellung, der andere habe die aggressive Handlung „verdient“, sie sei gerechtfertigt und notwendig – was freilich eine Rationalisierung für eigene aggressive Tendenzen sein kann. Nicht selten handeln solche Menschen lieblos-aggressiv, die selbst misshandelt wurden; die selbst Missbrauchten missbrauchen andere; die früheren Opfer aktivieren ihre Täter-Introjekte und machen wieder andere zu Opfern. Da mag es aus theologischer Sicht so scheinen, als mache sich „das Böse“ selbstständig und ziehe wie ein Dämon durch die Welt, aber gleichwohl kann das Geschehen psychodynamisch als eine destruktiv-narzisstische Entwicklung oder Täter-Introjektion verstanden und als Folge extrem liebloser Beziehungserfahrungen interpretiert werden.

Ein weiterer verwunderlicher Aspekt betrifft die zeitverzögerte moralische Bewertung von gut und böse. Vieles, was in Deutschland während der NS-Zeit geschah, wurde auch bei Ende der Nazi-Herrschaft nicht infrage gestellt. In manchen Fällen dauerte es 50 bis 70 Jahre bis z. B. ein auch in der Nachkriegszeit angesehener, erfolgreicher Industrieller damit öffentlich konfrontiert wurde, dass er seinen Erfolg und sein Vermögen nicht zuletzt dadurch erzielt hat, dass er Zehntausende von KZ-Häftlinge unentgeltlich und ohne ausreichende Verpflegung und Versorgung Sklavenarbeit leisten ließ und ihren Tod billigend in Kauf nahm. Er selbst äußerte nie ein Unrechtsbewusstsein. Seine Handlungsintention war wahrscheinlich egozentrisch auf die Interessen der eigenen Person, der eigenen Firma, der eigenen sozialen Gruppe ausgerichtet. Die moralischen Rücksichten, die Menschen eigentlich beanspruchen können, werden für „die Fremden" außer Kraft gesetzt, die wegen ihrer Fremdheit zugleich als potenzielle Feinde angesehen werden. Unter dieser Voraussetzung können die basalen moralischen Gesetze des empathischen Mitfühlens mit anderen aufgehoben werden. Auch hier ist das genuine Böse als eigene Kategorie nicht zu sehen, es ist, wie Hannah Arendt formulierte, „banal", es ist die Auslöschung des Guten durch die aufgehobene Verpflichtung zur Mitmenschlichkeit, die das Böse entstehen lässt. Dann allerdings kann es sich in das in Kapitel 2 beschriebene Anal-Aggressiv-Quälerische und Narzisstisch-Destruktive hinein entfalten. Im Grunde wird auch das Böse des christlichen Denkens in seiner mythologischen Begründung als das Nicht-mehr-Gute gesehen, denn die Teufel werden als abgefallene, untreu gewordene Engel beschrieben, die sich nicht länger unterordnen wollten.

7.4 Zur Entwicklungspsychologie der Moral

Das menschliche Wertesystem hat verschiedene psychologische Grundlagen. Das, was üblicherweise als das Über-Ich bezeichnet wird, ist eine Errungenschaft der vergleichsweise späten Kindheit, in der das Kind bereits mit Realitätssinn und Identitätsbewusstsein ausgestattet ist und daher die

Spannung zwischen elterlichen Ge- und Verboten einerseits und eigenen Impulsen und Bedürfnissen andererseits erleben und abwägen kann. Damit verbunden erfährt und verinnerlicht es die elterlichen Vorstellungen von der Welt und insbesondere ihre Wertüberzeugungen, die immer auch zeittypisch und gesellschaftlich geprägt sind. In diesem Entwicklungsabschnitt ist die Tendenz zur Übernahme von sozialen Rollen (seien sie identifikatorisch bezogen auf vertraute Personen, seien sie antithetisch im Protest gegen sie) besonders ausgeprägt. Wenn die inneren Widersprüche groß sind, die eigenen Impulse wenig integriert bleiben und das Verhalten der wichtigen anderen als ängstigend erlebt wird, kann das zur Folge haben, dass das eigene Handeln als gefährlich und schuldhaft erlebt wird und insgesamt ein negativ bewertetes Bild der eigenen Person in Erwartungen von Zurückweisung und Verurteilung resultieren.

Das Über-Ich ist die Widerspiegelung der sozialen Regelungen einer gesellschaftlichen Gruppe. Wie die Gesellschaft, in die jemand hineinsozialisiert wird, so ist auch das Über-Ich gestaltet oder umgekehrt, ohne differenzierte Sozialisation, das heißt ohne Einführung in die Verhaltensregeln der Gesellschaft, vermittelt durch intensive Beziehungen zu ihren Vertretern, gibt es kein funktionsfähiges Über-Ich. Nunberg (1931) betont, dass das Über-Ich „die Anforderungen der Gesellschaft widerspiegelt, es ist der Repräsentant der Gesellschaft im Ich". Franz Alexander hat das Über-Ich ein nach innen versenktes und erstarrtes Gesetzbuch genannt. Es könnte einem hier auch Kant einfallen, der in der „Metaphysik der Sitten" das Gewissen beschreibt als einen „inneren Gerichtshof, wo jeder Mensch durch einen inneren Richter beobachtet, bedroht und in Respekt gehalten wird. In äußerster Verworfenheit vermag er, sich daran nicht zu kehren, aber die furchtbare Stimme zu hören, kann er doch nicht vermeiden". Hier wird recht anschaulich der christlich-jüdisch-abendländische Hintergrund des Über-Ich-Konzepts deutlich gemacht.

In der psychoanalytischen Konzeption wird auch aufgezeigt, dass das Über-Ich nur eine dünne Decke zivilisierter Wohlanständigkeit ausbreitet und darunter Triebhaft-Sexuelles, Aggressiv-Destruktives, Kindliches, Emotionales etc. andrängt. In dieser Auseinandersetzung zwischen Über-Ich und Es soll das Ich vernünftig und besonnen entscheiden, den verinnerlichten gesellschaftlichen Normen einerseits und den andrängenden Bedürfnissen andererseits Rechnung tragen. Freud hat bereits früh, in einem Brief an Jung, erkennen lassen, dass er das Ich in dieser Aufgabe für ziemlich überfordert hält: „Das Ich spielt doch die Rolle des Dummen August im Zirkus, der überall seinen Senf dazugibt, damit die Zuschauer glauben, er ordne alles an, was da vor sich geht." Gleichwohl hat sich die Gesellschaft darauf verständigt, dass Menschen mit ihrem Ich für das verantwortlich seien, was sie tun. Sie können sich nicht auf ihre Es-Impulse herausreden.

Ein zweiter, noch wichtigerer Aspekt der Moral ist anders geartet als die gesellschaftlich ansozialisierten Über-Ich-Normen. Diese basale Moral resultiert aus den entwicklungsgeschichtlich frühen Erfahrungen der ersten menschlichen Lebensjahre (Rudolf 2007b, 2013). Dabei geht es um den Aufbau von Nähe, Beziehung und Bindung und die darin erfahrene empathische Zuwendung der wichtigen anderen und den Aufbau eigener Empathie für diese anderen. Das Vorhandensein empathischer Fähigkeit hat von da an entscheidende Bedeutung für die Berücksichtigung des Mitmenschen: „Was Du nach eigener Erfahrung an Verständnis von anderen bekommen hast, was Du Dir wünschen würdest, das man Dir tue, das richte auch auf andere." Oder umgekehrt: „Was Du nicht willst, dass man Dir tu, das füge auch keinem anderen zu."

Das größte Hindernis für die Entwicklung von moralischem Erleben und Unrechtsbewusstsein ist die eingeschränkte Fähigkeit, sich in die Situation der anderen hineinzuversetzen und probehalber mit ihnen identifizieren zu können. Das wäre aber die Voraussetzung dafür, die anderen als Individuen mit eigenen Empfindungen und Absichten gelten zu lassen. Fehlende Empathie bei persönlichkeitsstrukturellen Störungen schafft ein größeres moralisches Problem als ein untaugliches Über-Ich. Es verweist zugleich auf das Fehlen eigener erlebter stabiler Beziehungserfahrungen und die fehlende Internalisierung von guten Objekterfahrungen. Diese benötigen Menschen nicht nur, um die anderen berücksichtigen zu können, sondern auch um sich selbst im Sinne einer Selbstbeelterung affektiv beruhigen und die eigenen Impulse steuern zu können (Rudolf 2014).

Freilich genügt es nicht, dass die frühkindlichen Entwicklungsvoraussetzungen gegeben waren. Die beschriebenen Fähigkeiten müssen auch in der weiteren Erziehung der Kindheit und Jugend hinweg geübt, gepflegt, sozialisiert und kultiviert werden, damit sie einem jungen Erwachsenen verlässlich zur Verfügung stehen. Ihm müsste es dann möglich sein, seine eigene innere affektive Situation und die eines anderen auch im Konfliktfall so abzugleichen, dass die grundsätzlichen Rechte und die Würde der eigenen Person und die eines anderen nicht grob verletzt werden.

Ein Risiko, auf das schon verschiedentlich hingewiesen wurde, liegt in der menschlichen Fähigkeit, die zentrale moralische Voraussetzung – die Empathie für andere – im Interesse der eigenen Gruppe gleichsam abzuschalten, sodass dann eine Kettenreaktion einsetzt: Mobilisierung eigener, gegen die anderen gerichteten aggressiven Impulse ohne die Bremse der reflektorischen Empathie für andere; das Ausleben von Feindseligkeit ohne Skrupel und Zweifel, weil alles im Dienste der eigenen Gemeinschaft, das heißt der guten Sache geschieht. So haben einzelne Nazi-Täter vor ihrer Verurteilung und Hinrichtung in den Nürnberger Prozessen formuliert, sie empfänden sich „weder vor Gott noch vor ihrem Gewissen noch vor ihrem Volk als schuldig". Eine solche subjektive Überzeugung kann freilich Menschen nicht davor bewahren, vor dem kollektiven moralischen Bewusstsein, welches als „das Recht" kodifiziert ist, als schuldig erkannt und verurteilt zu werden.

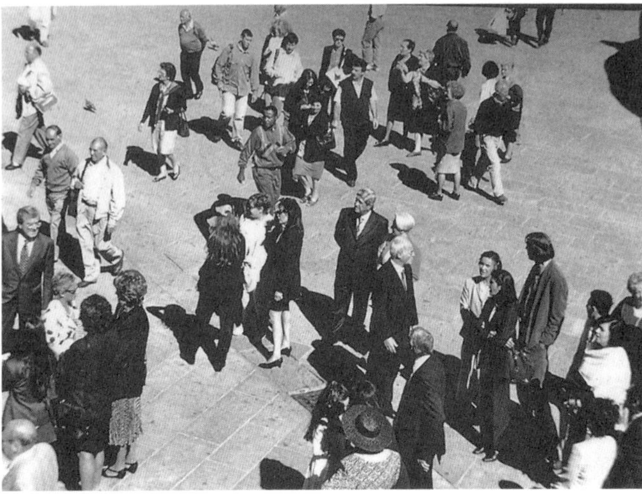

8 Der gesellschaftlich geprägte Mensch

„Der Mensch hat aber von Natur aus einen so großen Hang zur Freiheit, dass, wenn er erst eine Zeit lang an sie gewöhnt ist, er ihr alles aufopfert. Eben daher muss denn die Disziplin auch (…) sehr frühe zur Anwendung gebracht werden, denn wenn das nicht geschieht, so ist es schwer, den Menschen nachher zu ändern. Er folgt dann jeder Laune."

I. Kant (1776)

8.1 Die soziodynamische Betrachtungsweise

Psychodynamisches Denken und therapeutisches Handeln stellt sich bekanntlich die Aufgabe, das bewusst zu machen und damit verantwortlich umzugehen, was nicht bewusst erfahrbar ist, sondern, was dem Bewusstsein verborgen im Hintergrund wirkt und von dort andrängt. Das sind beim einzelnen Menschen unbewusste Bedürfnisspannungen und Gefühlsregungen, unbewusste Beziehungskonflikte, die, wie das psychoanalytische Konzept es beschreibt, eine innere Dynamik entfalten. Diese Begrifflichkeit hat Parallelen zu der Terminologie des Aristoteles, der in seiner Metaphysik dynamis als das Bereitliegende, Mögliche, auf Verwirklichung Drängende beschreibt und es kontrastiert zur energeia, womit die verwirklichte Möglichkeit gemeint ist. Menschen leben in einer Spannung zwischen verwirklichten und ungelebten Möglichkeiten. Das Verwirklichte müssen sie leisten und verantworten, aber es schenkt ihnen auch die Lebendigkeit der energeia. Das Nicht-Verwirklichte, Ausgeblendete, verdrängt Bereitliegende aber ist nur scheinbar beseitigt, in Wirklichkeit entfaltet es die erwähnte dynamis, die Kraft, die nach Verwirklichung drängt. In diesem Sinne untersucht das psychodynamische Verfahren die Vorgänge an der Grenze zwischen den beiden Gebieten, insbesondere dann, wenn es zu Zwischenfällen und Krisen gekommen ist und bemüht sich um die Vermittlung zwischen beiden Bereichen. Freilich haben wir inzwischen gelernt, dass es sich dabei nicht nur um pathogene unbewusste Konflikte handelt, sondern auch um die Struktur der Persönlichkeit und ihre (unter Umständen eingeschränkte) Funktionsfähigkeit. Mit dem Bewusstwerden der Konflikte ist noch wenig gewonnen, sie müssen dann auch gelöst oder bewältigt werden und das gelingt nur, wenn die strukturellen Fähigkeiten des Patienten ausreichend verfügbar sind. Falls das nicht der Fall ist, müssen zunächst die strukturellen Funktionen therapeutisch gefördert und stabilisiert werden.

Diese Sichtweise ist bezogen auf den einzelnen Patienten, den individuellen Menschen zweckmäßig. Gleichwohl wurde in den vorhergehenden Kapiteln immer wieder erkennbar, wie sehr die Individuen zugleich Gruppenwesen sind, deren Leben und Handeln in starkem Maße durch die jeweils gegebenen sozialen, technologischen, ökonomischen und kulturellen Bedingungen geprägt wird.

Menschen „kommen zur Welt", die für sie immer schon da ist. Sie leben in einem Gefüge der Konstanz und Kontinuität und zugleich in der Erfahrung ständiger Veränderung. Ihr Dasein ist, mit den Worten Heideggers (1924) gesagt, „immer ein Mit-einander-sein und Für-einander-sein".

Während sich biologische und psychologische Bedingungen, wie gezeigt wurde, nur sehr langsam verändern, zeigt der Blick auf den aktuellen sozialen Kontext rasante Wandlungen der Lebensbedingungen und der damit verbundenen kollektiven Überzeugungen und Wertvorstellungen. Hier kollidieren zwei Menschenbildaspekte: Der Mensch, wie er aufgrund seiner biologischen und psychologischen „Natur" erscheint; auf der anderen Seite der von gegenwärtigen Lebensbedingungen bestimmte Mensch, der seine Identität ganz anders ausrichtet als es noch seine Eltern und Großeltern getan haben und wieder anders als es seine eigenen Kinder tun werden. Diese sozialpsychologische Perspektive, die z. B. zu Zeiten Mitscherlichs lebhaft diskutiert wurde, danach aber auch psychoanalytisch-marxistisch überstrapaziert wurde, findet heute weniger Beachtung. Sie ist aber für das Verständnis von Menschen generell und für das von Patienten enorm wichtig. Mitscherlich kennzeichnete seinen Beitrag als „Versuch, die Welt besser zu verstehen"; das war in den 60er-Jahren, als man die die Schrecken des vorausgegangenen Krieges und der Nazi-Herrschaft noch in keiner Weise ins Auge gefasst hatte, auch dringend nötig.

Mitscherlich (1967) argumentierte dabei zunächst aus einer psychosomatisch-psychotherapeutischen Position heraus:

„Sie (die psychosomatische Medizin) treibt nicht nur Individualtherapie. Sie ist vielmehr Sozialmedizin in einem völlig veränderten Sinn. Sie wird am Einzelfall, wie bruchstückhaft auch immer, die krankheitserregenden Lebensbedingungen der Gesellschaft zu erkennen versuchen. Ein solch neuer sozialmedizinischer Aspekt bedeutet aber, dass die Gesellschaft hier in die Lage versetzt wird, etwas über sich selbst zu erfahren und zwar gerade das, wofür sie sonst kein Wahrnehmungsorgan besitzt." (S. 33).

In seiner Zielsetzung sind für Mitscherlich psychoanalytische und soziologische Ansätze „natürliche Verbündete". Daraus leiten sich mehrere Aufgaben ab:
- Die erste Zielsetzung ist es, bei dem individuellen Patienten zu verstehen, wie eine sozial determinierte Lebenssituation das Individuum in unlösbare Konflikte zieht und ihn daran erkranken lässt.

Dieser klinische Blick auf den einzelnen Patienten und seine gesellschaftliche Situation ist hypothesengenerierend für den zweiten Untersuchungsansatz:
- Die zweite, sozialwissenschaftliche Zielsetzung ist es, gesellschaftliche Strukturen zu durchleuchten, welche das Krankwerden des Einzelnen begünstigen.

Aus diesem Verständnis, „dass jede Gesellschaft ihre eigentümlichen Krankheiten hervorbringt", lassen sich weitere Aufgaben ableiten:
- Die politische Zielsetzung ist es, bei dem Einzelnen ein kritisches Bewusstsein, ein ethisches Empfinden und eine soziale Verantwortung für das Ganze zu mobilisieren. Das bedeutet, dass eine psychotherapeutisch gewonnene selbstreflexive Einsicht nicht genügt, es müssen ihr auch Taten folgen.

Als eine letzte Weiterung, die über das politisch engagierte und verantwortliche Individuum hinausgeht, lässt sich das gesellschaftliche Ganze in den Blick nehmen. Dieses besteht zwar aus zahllosen Individuen, entwickelt jedoch auch eine Gesamtstruktur.

- Die darauf bezogene Zielsetzung ist es, das gesellschaftliche Ganze, seine Kommunikationsformen, seine Identität, seine Kultur vor dem Hintergrund geteilter Wertüberzeugungen zu reflektieren und politisch auszuhandeln.

Wenn wir diese Themen heute wieder aufgreifen, stellt sich uns die Frage, wie selbstverantwortlich und selbsterhaltend das gesellschaftliche Ganze sich gegenwärtig verhält. Birgt die spürbare dynamis, die nach Verwirklichung drängt, Entwicklungsmöglichkeiten in sich oder Gefahren der Selbstzerstörung? Stehen wir am Anfang einer wunderbaren Entwicklung oder kurz vor dem Absturz in eine möglicherweise endgültige selbstverschuldete Unmündigkeit? Manchmal liegen solche Alternativen ganz dicht nebeneinander. Das sind einige Prämissen, unter denen Aspekte des Gesellschaftlichen diskutiert werden sollen.

8.2 Menschenbilder verändern sich

Ein kursorischer Blick auf die gesellschaftliche Situation verschiedener Epochen lässt uns unterschiedliche Menschenbilder und im Zusammenhang damit verschiedene Vorstellungen des Psychischen und des Therapeutischen erkennen.

Das traditionelle christliche Menschenbild: Der Mensch als Geschöpf Gottes

- **Wertvorstellung:** Das Bemühen um ein gottgefälliges Leben, orientiert an Tugenden wie Gehorsam, Demut, Keuschheit, Bescheidenheit.
- **Seelische Störung:** Besessenheit durch das Böse.
- **Behandlung:** Sich dem Guten zuwenden, das Böse überwinden.

Hier ist nicht der Mensch das zentral Wichtige, sondern Gott. Das Ziel des Menschen ist nicht ein gutes individuelles Leben, sondern eines, das nach dem Tode die Auferstehung ermöglicht.

Menschenbild der Aufklärung: Der vernunftgesteuerte, autonome, gleichberechtigte Mensch

- **Wertvorstellung:** Die Möglichkeit, selbst zu wissen und an dem Erkannten teilhaben zu können.
- **Seelische Störung:** Störungen des Denkens, der geistigen Abläufe, des Gehirns.
- **Behandlung:** Menschen erziehen und bilden, ihre Seelenkräfte fördern.

Der Mensch und seine Seele sind zentral wichtig geworden. Es geht dabei um Vorstellungen, Ideen, Ahnungen, Wahrnehmungen, Sprache und Denken, Schlaf und Traum im Sinne einer Seelennaturkunde und Seelenheilkunde.

Menschenbild der Romantik: Der schöpferische Mensch zwischen Träumen und Wachen

- **Wertvorstellung:** Sich mit dem Ganzen der Seele, des Unbewussten, der Natur, der Kunst, des Unendlichen in Verbindung setzen. Eintauchen in die Tiefen der Gefühle.
- **Seelische Störung:** Umnachtung des Geistes.
- **Behandlung:** Die Subjektivität des schöpferischen Geistes und die Poesie der Seele fördern.

Die Vernunftorientierung der Aufklärung wird durch eine mythisch-poetische Sichtweise abgelöst, in der auch „das Unbewusste“ eine große Rolle spielt.

Menschenbild der Moderne: Der Einzelne vor dem Hintergrund seiner soziokulturellen Prägung und verinnerlichten Konflikte

- **Wertvorstellung:** Das Erleben des selbstreflexiven Subjekts.
- **Seelische Störung:** Unbewusstes Wirksamwerden von internalisierten familiären und gesellschaftlichen Konflikten.
- **Behandlung:** Unbewusstes bewusst machen (das psychoanalytische Konzept). Dysfunktional Gelerntes korrigieren (das verhaltenstherapeutische Konzept).

Die verschränkten Aspekte von Innen und Außen werden weiter konkretisiert; hier die Phänomene des bewussten und unbewussten Erlebens, dort die Einflüsse des Gesellschaftlichen, Kulturellen und Biografischen. In der psychischen Störung ist beides internalisiert, die Behandlung soll daher sowohl innere Einstellung wie äußeres Verhalten verändern.

Menschenbild der Postmoderne: Das flexible Individuum in sich stetig verändernden und virtuellen Welten

- **Wertvorstellung:** Vermeidung von definitiven Festlegungen und Zugehörigkeiten; Fähigkeit, sich selbst optional erfinden zu können; Kommunikation aller mit allen; Streben nach Perfektionierung, Erfolg und Genuss, Streben nach subjektivem Wohlgefühl, Glück und Sinn.
- **Seelische Störung:** Sich verlieren, sich überfordern, überflutet und desintegriert werden; keine Identität finden.

- **Behandlung:** Aspekte aus allen vorgenannten Ansätzen: den Menschen stützend begleiten, ihn zur Einsicht seiner selbst führen, aber auch ihn perfektionieren.

Weniger als zuvor können Menschen sich „zuhause" fühlen in ihrer Person, in ihrem Körper, in ihrer Sozietät. Alles ist im Fluss der Veränderung; alles erscheint grundsätzlich machbar. Hohe Anforderungen an Flexibilität und Effektivität stehen neben regressiv wirkenden Glückshoffnungen und ebensolchen Opferüberzeugungen.

Im aktuellen psychotherapeutischen Vorgehen klingen alle genannten Themen an, die im kulturellen Gedächtnis gespeichert sind: das Thema des Bösen im Menschen, das ausgeleitet werden soll; die Hoffnung auf die steuernde Kraft der Vernunft; mythische Vorstellungen von der Seelentiefe und dem Unbewussten; die Bewusstmachung der verinnerlichten Erfahrungen; die Förderung des selbstreflexiven Subjekts; die Bewältigung der Selbstüberforderung und des Selbstverlustes in einer Welt ohne Geborgenheit.

Das psychotherapeutische Selbstverständnis lässt unterschiedliche Akzente erkennen: Psychotherapie als Bestandteil des offiziellen Gesundheitssystems; als Sachwalter des Humanen; als revolutionärer Ansatz; als Möglichkeit zur Einrichtung von Gegenwelten; als Anwalt der Opfer (Rudolf 2014, S. 310f.).

8.3 Entwicklungslinien der jüngeren Vergangenheit

Zum Verständnis der heutigen Situation kann es beitragen, wenn die Entwicklungslinien der letzten ca. 80 Jahre, das heißt in der Spanne eines langen Lebens oder in der Abfolge von ca. vier Generationen verdeutlicht werden. Auch hier lassen sich, vereinfacht typisiert, unterschiedliche Menschenbilder erkennen. So zeigt sich die Situation der 1930er-/40er-Jahre hierzulande geprägt durch die Autorität der Staatsmacht, die der Einzelne oft in einer anerzogenen Autoritätshörigkeit akzeptiert hatte, der er dann aber speziell im Krieg zunehmend ausgeliefert war. Die teils schuldhaften, teils schuldlosen Verstrickungen des Einzelnen in ein verbrecherisches System endeten mit unsagbarem Grauen und einer kaum vorstellbaren Zahl von getöteten, gefallenen, vermissten und nachhaltig beschädigten Menschen.

Die Reaktion der 50er-Jahre war durch eine globale Verleugnung gekennzeichnet. Niemand wollte an die Opfer erinnert werden und keiner erinnerte sich, selbst zu den Tätern gehört zu haben. Die Überlebenden flüchteten sich überwiegend in eine heile Welt des guten Tons, der Etikette und der kulturellen Ernsthaftigkeit.

In der Nach-68er-Epoche wurde „der Mief und Muff von 1.000 Jahren" mit aggressiver Heftigkeit verworfen. Die Individuen sollten in jeder Hinsicht frei und gleich sein, zwischen ihnen sollte Offenheit und Ehrlichkeit herrschen. Autorität jeder Art wurde als Herrschaft von Menschen über Menschen abgelehnt. Die angestrebte Geschwisterlichkeit bedeutete freilich auch, dass niemand in der Rolle des Erwachsenen agieren mochte. Alle blieben, auch gegenüber den eigenen Kindern, in der Position von Jugendlichen, die leidenschaftlich und häufig irrational für politische Ideale kämpften.

Die Folgegeneration der 80er- bis 90er-Jahre entwickelte eine eher politisch desinteressierte Position und ein ausgeprägtes Interesse an Konsum und Unterhaltung verbunden mit narzisstischen Zügen („Was ziehe ich an, wie sehe ich aus, wen rufe ich an?"). Das beförderte verständlicherweise eine zunehmende Vereinzelung der Menschen und der Schwierigkeit, sich auf verbindliche Beziehungen einzulassen.

Dies sind, sehr grob vereinfacht, Entwicklungslinien, vor deren Hintergrund die Situation der Gegenwart und neue Tendenzen erkennbar werden, mit denen wir uns auseinandersetzen müssen. Von außen gesehen ist das Leben in Deutschland und generell in den westlichen Industrienationen nach dem Zweiten Weltkrieg geprägt durch eine Epoche ohne regionale kriegerische Konflikte, mit stetig wachsendem Einkommen bei reduzierter Arbeitszeit, mit selbstverständlicher Freiheit der Lebensgestaltung und großer Mobilität. Sinkende Säuglingssterblichkeit und hohes Lebensalter sprechen für eine gute Ernährungslage und gesundheitliche Versorgung der Bevölkerung. Hohe Quoten der Absolventen höherer Schulen und Universitäten verweisen auf gute Bildungschancen. Konsum und Unterhaltung spielen eine große Rolle für die Menschen, aber auch für die Wirtschaft, die zum Teil davon lebt. Dass der Traum von der Freiheit des Denkens und Handelns, in Europa lebendig seit der Aufklärung, nahezu, wenn auch noch nicht ganz verwirklicht sei, gehört zu den Grundüberzeugungen vieler Menschen; die Psychotherapie als Bewegung hat zu dieser Überzeugung nicht unwesentlich beigetragen.

Es werden freilich auch Ideologien erkennbar, die für unser Thema wichtig sind. Zunehmend in den Vordergrund tritt eine neoliberale Idee vom egoistisch starken Einzelnen, der um jeden Preis Gewinn macht, der unter starkem Druck von Wettbewerb und Konkurrenz steht, der die anderen möglichst kontrollieren muss und für sich alleine den großen Erfolg anstrebt. Auf der Gegenseite steht das Bild des Verlierers, der ins Nichts abstürzt und kein Mitgefühl erwarten darf, weil er selbst schuld ist. Einer der Gewinner bekommt z. B. 80 Millionen Bonus pro Jahr zusätzlich zum Gehalt, die Verlierer kämpfen um einen Mindestlohn von wenigen Euro.

Viele von uns erleben diese Situation als Mitarbeiter des Gesundheitssystems, d. h. in Kliniken, die z. B. von privaten Trägern gewinnorientiert geführt werden und damit zunehmend Druck auf die Patientenversorgung ausüben. Das ist die sich selbst finanzierende Alternative zu den chronisch defizitären kommunalen Krankenhäusern früherer Zeit und zu der Selbstausbeutung konfessioneller Häuser. Die politische Steuerung tut sich seit eh und je schwer, hier ein vernünftiges und ethisch plausibles Modell für eine angemessene Krankenversorgung zu entwickeln; es sind wahrscheinlich zu viele politisch mächtige Interessen im Spiel, als dass ein guter Kompromiss möglich würde.

8.4 Das Subjekt in einer gemachten Welt

Wir wenden uns im Folgenden wieder dem Erleben des einzelnen Menschen zu, der unter den angedeuteten heutigen Bedingungen lebt. Was sieht das autonome, selbstreflexive Subjekt, wenn es morgens die Augen öffnet? Was kann es mit seinem Anspruch anfangen, autonom zu handeln und sich darin selbst in seinem Tun zu verwirklichen?

Es sieht eine vorwiegend „gemachte“ Welt, in der zahllose Macher um seine Aufmerksamkeit konkurrieren. Mithilfe von Printmedien, Radiosendungen, Internet-Angeboten, Fernsehen vermitteln die Macher Bilder der Welt und Einschätzungen der aktuellen Situation. Sie machen dem Einzelnen Vorschläge, sich zu identifizieren und damit auch Identitätsangebote: So kann und sollte man sein, so locker, so kauffreudig, so emotional, so alterslos jugendlich. Sie versuchen, glauben zu machen, dass jeder Einkauf, jedes Essen, jede Veranstaltung ein unglaubliches emotionales Event sein könne. Da wird das Geschäft als Einkaufsparadies, der Hotelaufenthalt als Wellness-Erlebnis, die Musikdarbietung als Mega-Event definiert. Alles ist emotionszentriert und insbesondere auf positive Emotionserfahrungen ausgerichtet. Von allen Ereignissen wird vor allem erwartet, dass sie „Spaß machen“.

Die Vernetzung der Subjekte

Die Veränderung begann wie so häufig mit technologisch ermöglichten Antworten auf Fragen, die niemand gestellt hatte. Die Technologie der Vernetzung schuf die Möglichkeit einer Globalisierung auf allen Gebieten, zunächst in der Zusammenarbeit von Börsen, Banken, Wirtschaftsunternehmen, dann zunehmend aber auch in Informationsdiensten, sodass schließlich die Kommunikation aller mit allen möglich wurde. Der Einzelne vernetzt sich mit anderen in der illusionären Vorstellung, jede seiner Äußerungen werde beachtet, jede Regung ernst genommen, jedes Foto mit Interesse angeschaut. Im Vordergrund steht das Angebot der modernen Systeme, den Menschen weltweit und jederzeit mit jeder verfügbaren Information zu versorgen. Während ein Mensch in seinen Überlegungen immer nur den Ursache-Wirkungs-Zusammenhang zwischen einigen wenigen Fakten herstellen kann, um sich etwas zu erklären, sind die modernen technischen Systeme imstande, Millionen von Daten zu erfassen und daraus Hunderte oder Tausende von Variablen zu extrahieren und zu korrelieren.

In den Vordergrund gestellt werden stets die positiven neuen Möglichkeiten der Informationsgewinnung, die es dem Einzelnen erlauben sollen, an wichtigen Entwicklungen teilzunehmen. Als in den USA die technische Neuentwicklung des Fernsehens auch breiten Bevölkerungsschichten zugänglich gemacht werden sollte, argumentierte man damit, dass Menschen, die aus sozialer Scheu nie eine Opernaufführung oder eine Theatervorstellung aufsuchen würden, nun die Möglichkeit hätten, an solchen kulturellen Ereignissen teilzuhaben. Aus heutiger Sicht weiß man, dass die sozial schwachen Fernsehzuschauer wenig Interesse an Hochkultur haben, umgekehrt aber die kommerziellen Sender eine große Fertigkeit besitzen, sich den speziellen Interessen dieser Zuschauer anzupassen und sie bei der

Gelegenheit durch permanent eingestreute Werbung einzufangen. Hinter hochtönenden Äußerungen zur Kultur stehen häufig handfeste wirtschaftliche Interessen.

Dazu kommt ein Weiteres. Es hat den Anschein, dass die modernen gesellschaftlichen Systeme für die meisten gänzlich undurchschaubar bleiben. Alles ist mit allem vernetzt, fast alle beteiligen sich freiwillig an vielfältigen Netzwerken, sie empfangen und geben massenhaft Informationen. Was geschieht tatsächlich mit den Daten, die alle Menschen ständig über ihre technischen Hilfsmittel preisgeben? Wer hat daran mehr Interesse, die Wirtschaft, die potenzielle Kunden ausfindig macht und sie gezielt bewirbt, oder staatliche Informationssysteme, die aus den erfassten Aktivitäten Verhaltensmuster herauslesen, vielleicht um potenzielle Straftäter zu identifizieren, vielleicht auch zu anderen Zwecken. Menschen spüren, dass sie gar nicht die autonomen Akteure sind, für die sie sich gehalten haben. Sie sind Material für Ziele, die sie nicht kennen, sie sind Ware, die ge- und verkauft wird. Sie wissen nicht, ob sie sich als Herren der Welt fühlen sollen, oder als die Blattläuse, die von den Ameisen gemolken werden. Die Manipulationsmöglichkeiten dieses „Big Brother“ sind praktisch unbegrenzt und seine jeweiligen Aktivitäten sind nicht bekannt.

Diese Daten werden, wie zum allgemeinen Erschrecken bekannt wurde, in großem Umfang abgeschöpft und ausgewertet. So können aus dem ausgewerteten Kaufverhalten, Gesundheitsverhalten, Bewegungsverhalten, Sozialverhalten subtile Analysen der Persönlichkeit erstellt werden, die insbesondere eine Vorhersage über künftige Absichten (speziell Kaufabsichten), aber auch über gesundheitliche oder soziale Risiken erlauben. Das vermeintlich autonome Individuum wird, ohne dass es etwas davon ahnt, an unsichtbaren Fäden bewegt. Nach der Meinung mancher, z. B. des Herausgebers der FAZ, Schirrmacher, stehen wir hier vor der größten technologischen Umwälzung der Neuzeit.

Die Netzwerke, in die jeder einzelne eingebunden ist, betreffen nicht nur die Kommunikationssysteme, sondern auch die globalisierten ökonomischen Systeme, deren Gesetzmäßigkeiten weitgehend undurchschaubar sind, aber deren Schwankungen die Menschen beunruhigen. Eine der oft diskutierten Fragen lautet: Was geschieht mit dem Geld, wo fließt es hin, wieso sammelt sich in manchen Taschen ein unglaublicher Reichtum, wieso droht im Hintergrund ständig die große terminale Krise? Auch jene, die BWL oder VWL studiert haben, wissen nicht genau, wie die systemischen Beziehungen zwischen Banken, Finanzsystemen, Wirtschaften, Staaten, Interessensverbänden zu erklären sind. Anlässlich der letzten großen Finanzkrise fragte man sich gegenseitig, wer das System eigentlich versteht, wer es konstruiert hat und wer es steuert. Überzeugende Antworten wurden nicht gegeben, die Experten äußerten sich widersprüchlich. Komplexe Systeme, die alles umfassen, scheinen ein Eigenleben zu führen, ohne dass sie verlässlich reguliert werden könnten. Sie basieren letztlich auf naturwissenschaftlich-technischen Entwicklungen und Technik lässt sich, wie Heidegger philosophisch aufwendig darlegt, durch den Menschen nicht meistern (zusammengefasst in Heidegger 1962a). Inzwischen hat man längst auf diesen Herrschaftsanspruch verzichtet, aber noch keine neue Position bezogen.

Auswirkung und Bewältigungsversuche

Vielleicht war das in früheren Zeiten ähnlich, aber heute wird diese Tatsache ständig ausgesprochen und permanent kommuniziert, sodass niemand mehr in der Ruhe des Ahnungslosen leben kann. Dass eine solche Situation Menschen basal beunruhigt, liegt auf der Hand. Das selbstreflexive Subjekt versteht die Welt nicht. Das vermeintlich autonome Individuum wird an unsichtbaren Fäden bewegt. Der in Umfragen am häufigsten geäußerte Wunsch ist der nach Sicherheit. Die häufigste Klage ist die des Überfordertseins, eine der meistdiskutierten Fragen gilt der Identität des Einzelnen. Vor diesem Hintergrund ist es vielleicht eine willkommene Ablenkung, wenn die Medien alle paar Tage etwas Aufregendes in den Vordergrund stellen, das die Aufmerksamkeit bindet. Unablässig werden negative Situationen aufgedeckt und als Skandale und Affären angeprangert, an die sich kurze Zeit später kaum noch jemand erinnert. Es wird gewissermaßen eingeladen, sich gemeinsam zu empören. Die modernen Informationskanäle erlauben es, rasch Gruppen von Menschen zusammenzubringen, die ihre Empörung gemeinsam artikulieren und gegen Missstände zu Felde ziehen,

Der Einzelne, der zunehmend den Überblick verliert, fordert verstärkt, er müsse gehört werden. Er erlebt einen großen Abstand zwischen dem eigenen als hochberechtigt empfundenen Anliegen und den einengenden Vorgaben, die von weit her kommen, von der Regierung oder gar „aus Brüssel". In einer vergangenen analogen Welt gab es einen langen Weg von den Gruppen einzelner Menschen über die kommunale und regionale Politik bis nach „ganz oben", wo die Parteien im Parlament ein Problem aufgreifen und beraten konnten. Die heutige digitale Welt macht es möglich, das eigene Anliegen oder das einer kleinen Gruppe auf dem Weg der modernen Medien sofort und lautstark überall publik zu machen, die vermuteten eigenen Rechte einzufordern. Eine solche Art von direkter Demokratie, an der alle an allen Entscheidungen mitwirken wollen, erscheint allerdings fraglich, weil Gruppen leicht emotionalisierbar sind und dabei der notwendige Aspekt der rationalen Abwägung zu kurz kommen kann. Die Politik wird sich darin üben müssen, diese von den Bürgern ausgehenden Impulse wahrzunehmen und sich in geeigneten Gremien ernsthaft damit zu beschäftigen, da andernfalls das Risiko besteht, dass die nicht Beachteten nicht mehr zur Wahl gehen oder „denen da oben Denkzettel verpassen", indem sie randständige und populistische Parteien wählen, die letztlich noch weniger imstande sind, das Interesse des Ganzen im Auge zu behalten.

8.5 Die wissenschaftlich optimierte Welt

Unsere Zeit ist stolz darauf, vieles in der Welt und im Leben der Menschen wissenschaftlich begründen zu können. Wahrscheinlich ist die technologische Entwicklung in ihren Auswirkungen aber sehr viel gewichtiger als die des Wissens. Man verweist zum Beispiel gern auf die technisch möglich gewordene Decodierung des menschlichen Genoms als einen Meilenstein der medizinischen Entwicklung. Tatsächlich ist damit aber relativ wenig gewonnen, weil sich nun zeigt, dass die Funktionalität des genetischen Systems, das heißt die Aktivierung oder Hemmung von Genfunktionen wiederum von epigenetischen Einflüssen abhängt, die bisher noch wenig durchschaut sind. Dennoch wird an der Aktivität großer Informationsfirmen wie Google erkennbar, dass man sich ein riesiges Geschäft mit medizinischen, speziell genetischen Informationen verspricht, wenn z. B. die Genomdaten von Millionen Menschen maschinell sequenziert, gespeichert, auf Krankheitsrisiken untersucht und dann mit therapeutischen Angeboten vernetzt werden.

Spätestens hier wird erkennbar, in welchem Maße die moderne Medizin in einem Dilemma steht zwischen dem traditionellen ethischen Anspruch des Verhinderns oder Heilens von Krankheiten und den Realitäten einer sich rasch entwickelnden Gesundheitsindustrie, welche Gesundheit als Ware mit wirtschaftlichen Zielsetzungen vermarktet. Damit scheint „das Ende der klassischen Medizin" gekommen zu sein (Unschuld 2014), sodass die Rolle des Arztes ebenso neu definiert werden muss wie die des Patienten. In der ökonomistischen Logik sind Ärzte Dienstleistende, während die Patienten sich als Kunden verstehen dürfen und beide sind Lieferanten für jene Ware, mit der das gesundheitswirtschaftliche System Handel treibt.

Inhaltlich richten sich gegenwärtig große Hoffnungen auf die „Entschlüsselung des Gehirns", die in weltweiten Forschungsprojekten mit Milliardenbeträgen gefördert wird. Mittlerweile hat es sich auch unter vielen (aber nicht bei allen) Gehirnforschern herumgesprochen, dass man das Organ Gehirn nicht mit der menschlichen Psyche verwechseln sollte. Freilich muss man fürchten, dass hier keineswegs nur ein Faustischer Wissensdrang am Werke ist, sondern dass vor allem wirtschaftliche, vielleicht auch politische Interessen den Wettbewerb um die erste Eingriffsmöglichkeit in das menschliche Gehirn anheizen. Zweifellos werden aber physikalisch-chemische Manipulationen an Gehirnarealen oder Gehirnfunktionen massive Auswirkungen auf die menschliche Psyche haben. Alles geschieht mit der Begründung, Krankheiten zu heilen oder die menschliche Persönlichkeit optimieren zu wollen. Frankensteins Monster bietet ein literarisches Beispiel für das möglicherweise katastrophale Ergebnis solcher Bemühungen (Rudolf 2008). Wissenschaft unterstützt die Entwicklung von Technologien, auch auf die Gefahr hin, dass diese sich, nicht zuletzt aus wirtschaftlichen oder politischen Gründen, verselbstständigen und eine Eigendynamik entwickeln. Die nachdenklichen Voten des von der Politik eingesetzten Ethikrates bleiben in dieser Konstellation ohne große Wirkung. Offenbar ist die Zwiespältigkeit zwischen Wissenschaftsorientierung und Fortschrittshoffnungen einerseits und der Angst vor der Zerstörung des autonomen Subjekts andererseits noch lähmend. Die Entzifferung des Gehirns wird also weiterhin weltweit als wissenschaftliches Ziel mit großem Aufwand verfolgt werden. Für das Menschenbild bedeutet das im günstigen Falle, dass Menschen ihr neurophysiologisches Funktionieren besser verstehen. Das betrifft z. B. das Verständnis lebensgeschichtlich früher Entwicklungen und ihrer Störungsfolgen, die im Zusammenspiel genetischer, neurobiologischer, hormonaler und sozialer Faktoren viel komplexer sind, als früher vermutet wurde (z. B. Roth u. Strüber 2014). Im weniger günstigen Falle heißt es, dass Menschen den Anspruch vorantreiben, sich selbst neu zu erfinden oder zumindest wesentlich zu verbessern. In der antiken Sage hat Prometheus dieses Ziel verfolgt und es auch partiell realisiert, er wurde freilich dafür von Jupiter schwer bestraft.

Die Hoffnung solcher Unternehmungen zur Verbesserung des Menschen gilt immer auch dem Bemühen, Leid zu verringern und Lebenschancen zu verbessern. In früheren Zeiten wurden diese Ziele eher in generationsübergreifenden Anstrengungen verfolgt, so wie sie hierzulande noch bei manchen Migranten erkennbar sind; sie rackern, „damit es die Kinder einmal besser haben“. Die meisten Zeitgenossen aber wünschen keine Verbesserungen in ferner Zukunft, sie möchten hier und jetzt alles optimieren. Die Optimierung wird für alle Lebensbereiche gefordert: die erfüllte Beziehung, die im Konsens gleichberechtigter Partner intensiv erlebte Sexualität, die glückliche Familie, die beste Erziehung und optimale Förderung der Kinder, der berufliche Erfolg, die wirtschaftliche Sicherheit und nicht zuletzt die Optimierung der körperlichen und mentalen Leistungsfähigkeit, Genussfähigkeit und Gesundheit.

Beruf und/oder Elternschaft

Gesellschaftspoltisch wird immer wieder betont, es bestehe heute für junge Frauen selbstverständlich die Möglichkeit, Berufsausbildung und berufliche Karriere einerseits und das Aufziehen eigener Kinder andererseits in Einklang zu bringen. Wenn jedoch der Vater des Kindes nicht bereits gut verdient oder eine stabile Großelternfamilie wirtschaftliche und faktische Hilfen anbietet, ist die Lage der jungen Familien prekär. Die gleichzeitige Betreuung von Kleinkindern und eine berufliche Qualifikation ist für junge Mütter finanziell und vor allem emotional sehr schwierig. Für relativ viel Geld müssen verlässliche Babysitter oder Tagesmütter gewonnen werden; die personelle Ausstattung von Horten und Krippen ist meist bescheiden. Eine durchgängige Betreuung außerhalb der Familie ist ohnehin kaum möglich, da kleine Kinder physiologischerweise alle paar Wochen einen Infekt haben, der die Mutter zwingt, das Kind zuhause zu lassen, wodurch sie oder ihr Mann gezwungen werden, der Arbeit fern zu bleiben.

Anstatt die jungen Mütter in dem schlechten Gewissen schmoren zu lassen, dass sie zwangsläufig gegenüber ihrer vernachlässigten Arbeit oder ihrem nicht gut versorgten Kind haben, wäre es ehrlicher, die wirkliche Alternative zu benennen: Junge Frauen, deren Lebensalltag nicht durch wohlhabende Angehörige abgesichert ist, stehen vor der Alternative, ihre Kraft entweder für eine berufliche Entwicklung aufzuwenden und eine Karriere anzustreben, so wie Männer das für sich beanspruchen – oder – sie können ihr Engagement der Beziehung zu einem Kleinkind widmen und beruflich, vielleicht nicht auf jede Tätigkeit, aber gewiss auf eine systematische Qualifizierung verzichten. Diese beiden Alternativen müssten gesellschaftlich als gleichrangig bewertet werden, denn so wie der Berufstätige etwas für die Gesellschaft leistet, so garantieren die Kinderversorgenden dafür, dass die Gesellschaft überlebt. Dieses Engagement müsste ihnen z. B. in der Berücksichtigung von Rentenansprüchen honoriert werden. Eine Frau oder eine junge Familie, die beide Ziele kompromisshaft zu verwirklichen sucht, sollte sich bewusst sein, dass dies nicht der moderne Normalfall oder gar Idealfall ist, sondern ein sehr anspruchsvolles und riskantes Unternehmen, das die im Folgenden beschriebenen problematischen Einstellungen begünstigt.

Das gegenwärtige Denken liefert den Einzelnen und die Gemeinschaft einem großen Erfolgsdruck aus. Bei Nicht-Erfolg gibt es die Alternative, sich selbst die Schuld für das Scheitern zu geben, oder aber jemanden anderen (z. B. die Eltern) oder etwas (z. B. die gesellschaftlichen Verhältnisse) verantwortlich zu machen. Ältere Denkweisen waren davon ausgegangen, dass es im Leben oft anders kommt als man gehofft hatte, dass es ein Schicksal gibt, das Menschen ereilt, ohne dass sie es „verdient" hätten und ohne dass sie sich ihm entziehen können. Noch ältere religiös gefärbte Denkweisen sahen alles dies „in Gottes Hand" liegen, wodurch ihnen die Verantwortung abgenommen und die Akzeptanz erleichtert wurde. In diesem Zusammenhang wurden auch die Affekte – die passiones, die Leidenschaften – als etwas schicksalhaft Erlittenes verstanden, während das zeitgenössische Denken den Einzelnen und das gesellschaftliche Ganze für Glück und Unglück verantwortlich macht. Das erzeugt einen hohen Druck auf Eltern, ihre Kinder glücklich zu machen und selbst Elternglück zu erfahren, das Gleiche gilt für Beziehungen, Berufserfolg usw. Freilich hatte schon Freud (1930) die Vermutung geäußert, dass Glück im Schöpfungsplan für den Menschen nicht vorgesehen sei.

Der Wunsch, alles zu optimieren, betrifft auch das Funktionieren der Gesellschaft. Hier wird neben dem traditionellen Wert der Freiheit vor allem die Gleichheit betont. So heißt es bekanntlich, dass alle Menschen vor dem Gesetz gleich sind, dass allen die gleichen Rechte zustehen, dass niemand aufgrund irgendwelcher Merkmale benachteiligt werden darf. Das ist eine Idealität, ein virtuelles Ziel, das kaum je realisiert werden konnte. Es lohnt sich, für diese Grundsätze einzutreten und ihre Verwirklichung anzustreben, aber genauso notwendig ist es, realistisch damit umzugehen, dass eine solche Welt der idealen Gleichheit und Gerechtigkeit kaum zu realisieren ist.

In vielen gesellschaftlichen Bereichen ist ein Bewusstsein für die Ungleichheit besonders ausgeprägt: Frauen und Männer sind verschieden, heterosexuelle und homosexuelle Menschen sind unterschiedlich, Gesunde und Behinderte unterscheiden sich, Einheimische und Fremde sind nicht gleich, Wohlhabende und Arme leben verschieden. Sie alle sind im Grundsatz als Menschen gleich, es stehen ihnen die gleichen Menschenrechte zu, aber dennoch existieren sie unter sehr verschiedenen Lebensbedingungen und Lebensmöglichkeiten und häufig auch in unterschiedlichen Wertwelten.

Die Betroffenen erleben die Ungleichheit unter Umständen als Diskriminierung, sie fordern Gleichstellung und Chancengleichheit durch Förderung der jeweils Benachteiligten. So artikulieren z. B. homosexuelle Paare, ob Männer oder Frauen, das „Recht auf ein Kind“, so als sei die Verfügung über ein (adoptiertes) Kind ein ähnliches Recht wie das Wahlrecht oder das Recht auf gleichen Lohn. In dieser Logik artikulieren sich in den Medien tagtäglich gesellschaftliche Gruppierungen, die sich über die Verletzung ihrer Gleichheitsansprüche empören.

8.6 Die private und berufliche Welt

Wo gibt es am ehesten Sicherheit und Zuversicht, vielleicht in den privaten Beziehungen und speziell in der Familie? Es sieht nicht so aus. Wenige entschließen sich, zu heiraten, die Quote der Scheidungen bzw. Trennungen ist hoch.

Nach erfolgter Trennung leben speziell Alleinerziehende unter großem emotionalen und finanziellen Druck, die Ämter müssen häufig eingreifen, um Privatinsolvenzen abzuwenden oder Erziehungskatastrophen zu begegnen. Auf der anderen Seite verbleiben viele junge Erwachsene sehr lange in der (finanziellen) Abhängigkeit von ihren Eltern, viele Menschen leben in Ein-Personen-Haushalten alleine. Das geschieht auch vor dem Hintergrund der Idealvorstellung von Selbstbestimmtheit und Freiheit. Zufriedenheit, diese erlangt zu haben, wird selten spürbar.

Bei zahlreichen Psychotherapiepatienten, soweit man das aus den Berichten entnehmen kann, wird ein auffallendes Übertragungsmuster erkennbar. Auf das Ganze der Gesellschaft, den Staat, auf die Firma, auf die Krankenkasse etc. werden große Ansprüche im Sinne von Versorgungswünschen gerichtet, also eine Mutterübertragung, derart, dass der Patient zu wenig bekommen hat, zurecht etwas klagen darf, sich überfordert fühlt und nun entlastet und getröstet und zugleich liebevoll gesehen werden möchte. Diese anspruchsvolle Einstellung führt zu Enttäuschungen auf allen Gebieten. Während die Lebensbedingungen und Genussmöglichkeiten sich linear verbessern, bewegt sich die Lebenszufriedenheit ebenso linear abwärts. Insbesondere das Berufsleben gibt Anlass zu Klagen. Bei gleichzeitig wachsendem Anspruch an Flexibilität und steigendem ökonomischen Druck in der Arbeitswelt wird die Erwartung an Familiarität, gerechte Behandlung und persönliche Bestätigung umso eher frustriert. So liest man in den Regionalzeitungen (RNZ 24.03.13), „Stress am Arbeitsplatz" gehöre für viele Berufstätige zum Alltag und werde immer mehr zum Problem für Arbeitgeber, auch Fehlzeiten nähmen aufgrund psychischer Belastungen kontinuierlich zu. Laut einer Umfrage kommt mehr als jeder Vierte immer oder immer öfter an Grenzen seiner körperlichen und seelischen Belastbarkeit. 88 % der Arbeitnehmer wünschen sich von dem Unternehmen mehr Schutz vor Leistungsdruck und Stress am Arbeitsplatz. Andererseits wird berichtet, dass Firmen, die versuchen, ihren Mitarbeitern einen Ausgleich zu bieten – flexible Arbeitszeiten, breites Sportangebot, Fitnessstudio, Yoga in der Mittagspause, regelmäßige Gesundheitschecks –, damit selten mehr als die Hälfte ihrer Mitarbeiter erreichen. Bemutternde Bemühungen helfen also auch nicht weiter.

Der spezielle Blick auf Jugendliche bietet das gleiche Bild, es werden ähnliche Aussagen wie über die erwachsene Berufswelt gemacht: Jeder 7. Jugendliche sei mit seiner persönlichen Situation unzufrieden. Die Lebenszufriedenheit deutscher Kinder und Jugendlicher erreiche im internationalen Vergleich Rang 22 (obgleich die Bewertung von Bildung, Gesundheit und Wohlstand in einem Unicef-Vergleich Deutschland auf Rang 8 sieht, RNZ 84, 2013).

Auch die Erklärungen gehen in die gleiche Richtung: „Die einseitige Konzentration auf Leistung führe dazu, dass sich viele Kinder und Jugendliche von der Gesellschaft ausgeschlossen fühlen.“ Sie seien vor allem unzufrieden mit der Schule: „Dort wünschen sie mehr Mitbestimmung und Einfluss auf Regeln, Abläufe und Umgangsformen.“ Von den im schulischen Bereich Tätigen wird allgemein das Gegenteil berichtet: eine begrenzte Leistungsfähigkeit und Leistungswilligkeit der Kinder und Jugendlichen bei hohen Ansprüchen der Eltern an die schulische Förderung. Unter diesem Druck sind die Lehrerinnen und Kindergärtnerinnen nur zu bereit, bei den Kindern psychische Störungen zu vermuten und Therapien zu empfehlen.

8.7 Kindheit und Erziehung

Die Klage vieler Menschen über negative Lebensbedingungen in Schule, Beruf und im familiären Alltag findet eine Parallele in der psychotherapeutischen Sicht auf die Kindheit des Patienten. Wenn Menschen psychische Symptome entwickeln, wenn sie habituell in ihren Beziehungen scheitern, wenn sie durch negative innere Überzeugungen belastet sind, lohnt es sich therapeutisch, ihre kindlichen Entwicklungsbedingungen und familiären Erfahrungen zu untersuchen. Nicht selten wird dann deutlich, wie nachhaltig familiäre Belastungserfahrungen – unlösbare Familienkonflikte, Personenverluste durch Scheidung der Eltern, durch Krankheit oder Tod von Angehörigen – in die heutigen Überzeugungen und Verhaltensbereitschaften eines Patienten hineinwirken. Aus diesen jeweils im Einzelfall zu prüfenden Hypothesen ist jedoch heute nicht selten eine reflektorische Vorannahme geworden: Wenn jemand psychisch leidet, muss es in der Kindheit jemanden gegeben haben, der das verschuldet hat. Unter den Ansprüchen von heute ist auch der Blick in die Vergangenheit regelhaft enttäuschend.

Dies sei an einem Beispiel verdeutlicht:

Aus der Biografie einer Patientin wird berichtet, dass diese eine komplizierte Geburt hatte und sich aufgrund von zerebraler Schädigung verzögert entwickelte, spät laufen und sprechen lernte, sodass die Mutter z.B. mit ihr Krankengymnastik machen musste und das Kind ständig „der Mutter am Rockzipfel hing“. Der Vater wird als gutmütig, aber emotional verschlossen beschrieben. Aus diesen biografischen Fakten wird die psychodynamische Annahme abgeleitet, dass „die frühe Kindheit der Patientin von emotionaler Ablehnung, Ungebundenheit und Desinteresse gekennzeichnet“ sei. „Die mütterliche Figur ist emotional vereinnahmend, unterdrückend und klein haltend, die väterliche ist zurückgezogen, im Stich lassend. So blieben für die Patientin sowohl Geborgenheitsbedürfnisse als auch die Möglichkeiten zu positivem aggressivem Ausdruck weitgehend frustriert, es war der Patientin nicht möglich, ausreichend gute Objektrepräsentanzen zu integrieren. Innere Sicherheit vermochte die Patientin nur über das Verdrängen eigener Bedürfnisse, Unterordnung an die Erwartung anderer zu erlangen.“

An diesen Überlegungen ist sicher manches denkbar, aber auch vieles fragwürdig. Es wird nicht gefragt, welches Beziehungsmuster sich zwischen den Eltern und ihrem entwicklungsbehinderten Kind entwickelt hat und wie ein solches eher abhängiges Kind später Autonomie ausbilden konnte. Es werden stattdessen Vorwürfe an die Eltern formuliert und in dem Behandlungsplan unter anderem das notwendige Zulassen von Wutaffekten gegen die Eltern genannt.

Welches Bild wird im Vergleich hierzu von idealen Eltern gezeichnet? Sie müssten, wie immer wieder formuliert wird, „dem Kind die bedingungslose Liebe und Anerkennung schenken, die es benötigt, um eine stabile autonome Persönlichkeit entwickeln zu können". In Biografien, in denen diese Idealforderung nicht erfüllt wurde, heißt es, dass das Kind eben dadurch kein stabiles Selbst ausbilden konnte, dass es seine Bedürfnisse und Gefühle unterdrücken und sich in den privaten und beruflichen Beziehungen unterordnen musste – die Patientin als Opfer der lieblosen Welt.

Bezogen auf die angenommene emotionale Defiziterfahrung der Kindheit erscheint die Therapie dann als das Angebot, das entbehrte „Gute" endlich zu erfahren, was unter Umständen auf eine Spaltung hinausläuft: Hier die böse Welt, da die gute Therapie, ein Konzept, das prognostische Risiken birgt, weil die Patientin, die eigentlich in ihrer Autonomie gefördert werden sollte, eher in ihrer Abhängigkeit bestätigt wird. Das erschwert nicht zuletzt eine Beendigung der Behandlung, denn diese erfordert immer auch das Akzeptieren von Begrenzungen.

Förderung der Kinder

Wenn wir unsere Aufmerksamkeit auf junge Menschen richten, die selbst Kinder haben, also Eltern geworden sind, findet sich nicht selten die gleiche Thematik mit umgekehrten Vorzeichen. Im Einklang mit den genannten psychologischen Einstellungen, die durch eine Flut von Ratgeberliteratur verbreitet werden, bemühen sich Eltern, ihre Kinder von klein auf in ihrer Emotionalität und ihrer Autonomieentwicklung zu fördern. Ab der Kindergartenzeit geht es auch um die Förderung der kognitiven Entwicklung, der motorisch-sportlichen Fähigkeiten, der Gruppenfähigkeit, der Musikalität usw. Ein vier- bis fünfjähriges Kind hat ein großes Programm und steht unter ständiger Beobachtung seiner Entwicklung. Dabei geht die Vorstellung verloren, dass Kinder gewissermaßen von selbst groß werden, dass sie spielen wollen und dabei ihre Interessen entdecken, dass sie sich von den Großen vieles abschauen und unter einer halt- und grenzgebenden elterlichen Begleitung allmählich zu ihrer Persönlichkeit finden. Eltern versuchen, ihren Kindern von klein auf alles das Gute zu geben, was sie nach Überzeugung der Ratgebenden dringend benötigen. In diesem oft krampfhaften Bemühen geht jede Gelassenheit und Natürlichkeit verloren. Die Eltern arbeiten als Amateurpsychologen mit denen in Schule und Kindergarten Hand in Hand.

Insbesondere bemühen sich Eltern, schon das ganz kleine Kind als autonomes Subjekt ernst zu nehmen, sie fragen ständig nach seinen Absichten und Wünschen und versuchen, sich danach zu richten. Kinder lernen schnell, dass sie mit Äußerungen wie „Ich habe Durst" oder „Mir ist langweilig" ihre Mütter rasch in beunruhigte Aktivität versetzen können. Umgekehrt verzichten Eltern häufig darauf, dem Kind Regeln, Normen oder gar Einschränkungen zu vermitteln. Obwohl es keine Kindergewerkschaft gibt, gilt das Recht auf Mitbestimmung: Laut einer Befragung an 1.645 Kindern von 6 bis 13 Jahren (Kids Verbraucheranalyse 2013) „genießen Kinder in ihren Familien weitgehende Mitbestimmungsrechte": 82 % der 6–9-Jährigen und 90 % der 10–13-Jährigen dürfen mitbestimmen, was die Familie unternimmt; mitentscheiden über Lebensmitteleinkäufe dürfen 71 % der Kleinen und 85 % der Großen; über ihre Zimmereinrichtung entscheiden 63 % der Kleinen und 84 % der Großen mit; bei der eigenen Kleidung sind es 56 % der Kleinen und 77 % der Großen. Unbeaufsichtigt im Internet surfen dürfen immerhin 26 % der kleinen und 70 % der größeren Kinder. Dabei geht es vorwiegend um Mails, Musikhören, Chatten, Informationsbeschaffung und die Nutzung kostenfreier Online-Spiele (Schaaf 2013).

Die Funktionsfähigkeit einer kindlichen Struktur ist aber nur gegeben, wenn sie altersentsprechend von einer erwachsenen Struktur gehalten wird. Ohne diesen Halt ist sie mit der Regulation, Steuerung, Entscheidung, Verantwortungsübernahme überfordert. Das bedeutet, dass Kindern bei manchen Gelegenheiten gesagt werden muss, was „geht" und was „nicht geht", was für sie gut und was für sie zu viel wird (z.B. an Essen, Geldausgabe, Toben, Fernsehen etc.), ferner was im Interesse der Großen nicht erwünscht ist (an Lärm, Geldausgaben, Unordnung) und wo dem kindlichen Wollen Grenzen gesetzt sind. „Realität ist das, was uns Widerstand leistet", heißt es bei Jaspers. Eine Repräsentanz dieser Realität und ihrer Forderungen wird in der beschriebenen Erziehungsform nicht internalisiert und damit auch kein Über-Ich, das später helfen könnte, Regeln zu akzeptieren und mit den eigenen Bedürfnissen steuernd umzugehen.

Jugendliche

Realitätsverwirrend wirkt sich für Kinder auch die Idee der Erwachsenen aus, sie müssten das Kind für alles eigentlich Selbstverständliche loben und bewundern, z.B. dafür, dass eine gute Mahlzeit auch wirklich gegessen wurde. Einschulung, Klassenarbeiten, Versetzungen sind Anlässe für Feiern und Geschenke. Geburtstage, egal ob der 4., 11. oder 18., werden in den Regionalzeitungen mit Farbfotos und Glückwünschen der begeisterten Erwachsenen gefeiert. Für das wie auch immer bewältigte Abitur gibt es ein Auto und eine Weltreise. Ein 40-jähriger Patient, der sich wegen erheblicher Arbeitsstörungen in Psychotherapie begab, wundert sich nachträglich darüber, dass seine wenig betuchten Eltern ihm anlässlich des Abiturs ihr Auto schenkten, selbst zu Fuß gingen und seine Benzinkosten und reichlichen Strafzettel bezahlten. 20 Jahre nach dem Ereignis dämmerte es ihm, dass daran etwas nicht stimmte. Verständlicherweise scheute er lange davor zurück, erwachsene Funktionen und Verantwortungen zu übernehmen.

Freilich ist für Jugendliche die Entwicklung eines verantwortlichen Selbst und einer erwachsenen Identität dadurch erschwert, dass die Gesellschaft immer weniger die gewachsene Persönlichkeit und Leistung des Einzelnen honoriert, sondern die öffentliche Rückmeldung, z. B. in Facebook oder gar im Fernsehen. Fernsehsendungen, die einen Sänger als Superstar, ein Supertalent, ein Topmodel küren, haben großen Zulauf von jugendlichen Menschen. Für eine solche Sendung bewarben sich im Jahre 2013 32.000 Personen. Man rechnet, dass in den 10 Jahren, seit es solche Sendungen gibt, etwa eine halbe Million Menschen an den Auswahlprozessen für Casting-Shows teilgenommen haben (Freidet 2013). Dabei sinkt der Altersdurchschnitt, mittlerweile gibt es diese Veranstaltungen schon für Kinder-Stars. Dabei spielt wahrscheinlich die Hoffnung auf millionenfache Anerkennung und finanzielle Vorteile eine große Rolle.

Eine weitere große Rolle spielt die Entwicklung der Internet-Medien und die geradezu zwingende Notwendigkeit für Jugendliche, sich darin öffentlich zu machen und die Resonanz und Anerkennung der eigenen Person ständig zu evaluieren. Dadurch wächst zugleich die Macht der anderen, auf- oder abzuwerten. So sieht der Einzelne sich als das, was die anderen ihm als Resonanz zuzuschreiben. Das Netz bestimmt, wer ich bin. Und diese Resonanz kann jederzeit quantifiziert werden. Die Möglichkeit der wechselseitigen Auf- und Abwertung durch die ständig aktivierten Medien begründet auch das Problem des Cyber-Mobbing, mit dem Kinder und Jugendliche unliebsame Mitschüler niedermachen und, wie es verschiedentlich geschehen ist, in den Suizid treiben. Darin kommt nochmals die wenig empathische und sehr selbstbezogene Seite der entwertenden Kinder zum Ausdruck.

Überforderte Eltern

Wenn man Familien von außen beobachtet, fällt auf, dass viele Kinder ständig tun, was sie wollen, und zugleich unablässig Forderungen erheben. Dabei wirken sie nicht wie zufriedene Tyrannen, sondern häufig kreuzunglücklich. Am Nebentisch nimmt eine typische Familie Platz, Mutter, zwei kleine Söhne und Großeltern. Der ältere, etwa 7-jährige Junge beansprucht den einzigen Schattenplatz, die Übrigen müssen sich behelfen, Bitten an ihn, aufzurücken, werden überhört. Als das von ihm bestellte Schnitzel mit Pommes frites nicht rasch gebracht wird, haut er mit der Hand auf den Tisch und schreit wütend: „Jetzt hab ich aber bald genug!" Die Mutter versucht, ihn zu beschwichtigen und bestätigt ihm, wie schlimm es ist, auf sein Essen warten zu müssen. Der Junge ist mittlerweile vorwurfsvoll-weinerlich, die Großeltern wirken halb ärgerlich, versuchen aber, ihn durch Geschichten abzulenken. Die Mutter lächelt gequält, ihr offenbar doch vorhandener Ärger entlädt sich indirekt: Sie erzählt beiläufig, dass ein Nachbarjunge künftig bis 17 Uhr im Hort bleiben wird. Nun bricht der kleine Tyrann endgültig in Tränen aus, er werde überhaupt nicht in den Hort gehen, ruft er, er wolle nach der Schule heimkommen und dort sein Essen bekommen.

Die früheren Zeiten sind vorüber und die alten Erziehungsmethoden sind außer Kraft gesetzt. Dennoch lohnt vielleicht ein Vergleich mit den Vor-68er-Zeiten. Zu jener Zeit bekamen Kinder von den Eltern so etwas wie eine „Grundversorgung“, das heißt Mahlzeiten und Kleidung nach dem Geschmack und den finanziellen Möglichkeiten der Eltern und nach ihrer Überzeugung, was gut und richtig für das Kind sei. Was darüber hinausging, konnten Kinder erhoffen oder erbitten, sie versuchten, es sich durch Wohlverhalten zu verdienen, z.B. durch angebotene Dienstleistungen oder Bravsein. Auch Geschenke konnten sie nicht ordern, es war eine Überraschung, ob und was geschenkt wurde. Aus alledem, das unter Umständen für heutige Ohren schrecklich klingt, ging hervor, dass Kinder keinesfalls Erwachsenen gegenüber ein Anrecht vertreten und erst recht nicht durchsetzen konnten. Sie wussten, dass es über das Nötige hinaus nur bei ganz besonderen Anlässen etwas gibt und das auch nur, wenn es ihnen gelingt, sich den Erwachsenen angenehm zu machen und durch ein gewisses Wohlverhalten deren Erwartungen zu erfüllen. Die Unterordnung unter die Autorität der Eltern, der Schule, der Gesellschaft war das große Konfliktthema der 68er-Zeit, das es zu bewältigen galt. Nun, da es bewältigt ist, haben sich die Verhältnisse umgekehrt. Es sind die Eltern, die unter der Autorität des Kindes stehen und die versuchen, alles verfügbare Gute zu jeder Zeit und in jedem Umfang zur Verfügung zu stellen. Das Thema der Steuerung, der Selbstkontrolle von Impulsen und Affekten, das damals aufseiten der Kinder eine große Rolle gespielt hat, ist heute häufig verlorengegangen. Die Kinder fühlen sich ständig situativ überfordert, eine haltgebende Funktion der Eltern ist oft kaum erkennbar.

Hatte man früher die unter Druck stehenden Kinder bedauert, so können einem heute manche Eltern leidtun, die im Umgang mit ihren kleinen Nervensägen keinen anderen Weg finden als ihre ständig wechselnden Wünsche möglichst vorauseilend zu erfüllen und die dennoch häufig das Gefühl haben, das Kind unglücklich zu machen und selbst von ihm gequält zu werden. Bedauern kann man freilich auch manche Kinder, die keine realistische Vorbereitung für die Gegebenheiten des Lebens bekommen, wenn die Eltern sich selbst nicht primär als die Erwachsenen sehen, sondern als junge Leute, die gerne selbst mit ihren Freunden Spaß haben wollen und es ungern auf sich nehmen, ihren Kindern den Spaß zu verderben. Dadurch fehlt den Kindern das Training der Frustrationstoleranz, die Fähigkeit, auf etwas zu verzichten oder etwas zu beenden und bestärkt sie in der Tendenz, ihre Mitbestimmungsrechte durch lautstarken Protest einzufordern. So verwundert es nicht, dass Kinder, die keine Regeln, Normen und Grenzen kennengelernt haben, etwa ab der Präpubertät ihren Eltern über den Kopf wachsen und sich in keiner Weise mehr von ihnen steuern lassen wollen. In kindertherapeutischen Praxen begegnet man Müttern, die von ihren Kindern verprügelt werden und dringend bitten, das Kind in die Psychiatrie oder ins Heim einzuweisen, da ein Zusammenleben zuhause nicht mehr möglich sei. Andere Eltern kündigen ihrer aufsässigen 14-jährigen Tochter die Beziehung auf und werfen sie aus der Wohnung. Wenn das Jugendamt laut aktueller Statistik 2012 40.000 Kinder in Obhut nahm, kann man sich ausrechnen, dass die Zahl der Katastrophenfamilien wahrscheinlich ein Vielfaches davon ausmacht. Laut Statistik müssen pro Jahr 3.500 Kinder/Jugendliche wegen der Folgen körperlicher Misshandlung ärztlich behandelt werden, ca. 150 Kinder pro Jahr sterben an diesen Misshandlungen (Tsokos u. Guddat 2014).

Vor diesem Hintergrund der von vielen Eltern erlebten gewaltigen psychologischen Anstrengungen, ihren Kindern vorauseilend alle Ansprüche zu erfüllen, ihnen alles das

Gute zur Verfügung zu stellen und doch an dem Vorhaben immer wieder zu scheitern, verwundert es nicht, dass viele Menschen von vornherein darauf verzichten, Kinder zu bekommen (Seiffge-Krenke 2012).

Erklärungsversuche

Wie lässt sich abschließend das Zustandekommen dieser elterlichen Einstellungen verstehen? Womöglich sind sie in der Nach-68er-Zeit aufgewachsen, in einer Epoche, in der man sich von den eigenen Eltern und von dem Prinzip der Elterlichkeit überhaupt abgewandt hatte. Die neuen Eltern, die sich als Freunde und ältere Geschwister ihrer Kinder verstanden, schufen damit eine Schwierigkeit der Selbst-Objekt-Differenzierung. Die Großen sind eigentlich auch klein, die Kleinen werden von Anfang an als Große angesehen, deutliche Generationsschranken können sich nicht entwickeln, typische Rollen für Eltern und Kinder existieren nicht. Die so aufgewachsenen Kinder bleiben, auch wenn sie erwachsen werden, auf ihre Bedürfnisbefriedigung und Autonomieforderung ausgerichtet. Eines sind sie sicher nicht, nämlich selbstreflexiv.

Keine Geringere als Anna Freud schrieb 1965 in „Wege und Irrwege der Kinderentwicklung" über die Folgen des Versuchs, die Kinder durch psychoanalytische Pädagogik unter günstigeren Bedingungen angstfrei aufzuziehen. Sie schildert das Bemühen der Eltern, Kinder zu informieren und speziell sexuell aufzuklären, ferner feindselige Gefühle gegen Geschwister und Eltern zuzulassen und „eine ungeahnte Toleranz für die Äußerungen der prägenitalen, oralen, analen und phallischen Sexualität zu entwickeln". Das enttäuschende Ergebnis war, dass trotz dieser Befreiung von neurotisierenden Einflüssen kindliche Angstsymptome weiter auftraten, nun aber nicht als Ausdruck von Gewissensangst, sondern als überwältigende Angst vor der eigenen Triebstärke. Darüber hinaus zeigten sich „unerwartete Defizite der Moralentwicklung“. Das heißt, die triebhaften aggressiven Kinder ohne Moral (man könnte auch sagen ohne Struktur) sind nicht frei und glücklich, sondern einerseits unleidlich und unliebenswert und andererseits geängstigt. Der Fehler liegt nach Meinung von Anna Freud in den „unberechtigten Erwartungen“, die man an eine psychoanalytisch-triebfreundliche Erziehung gerichtet hatte.

Wenn eine Psychotherapie bei solchen Patienten auf die vermeintlichen Bedürfnisse, Ansprüche, Erwartungen, Rechte eines vermutlich zu kurz Gekommenen ausgerichtet bleibt, ist das problematisch. Die anhaltende Fokussierung auf die kindliche Seite des erwachsenen Patienten verfestigt seine kindlichen Ansprüche an Elternfiguren, anstatt dass sie seine erwachsenen Seiten und deren Verselbstständigung fördert und seine Selbstverantwortung stärkt. Die therapeutische Förderung der Selbstreflexion hätte die Chance, das Beharren des erwachsenen Patienten auf die eigene Kindlichkeit und die Vermeidung einer Auseinandersetzung mit typischen Lebensanforderungen und Einschränkungen kennenzulernen und sich damit auseinanderzusetzen.

8.8 Die gesundheitliche Situation des „neuen Menschen“

Die Menschen der Gegenwart müssen versuchen, mit der neuen Datenflut umzugehen, sie kognitiv und emotional zu bewältigen. Das altmodische menschliche Gehirn ist darauf nicht vorbereitet, es wird vor ganz neue Aufgaben gestellt und vermutlich auch erheblich unter Stress gesetzt.

Die in wenigen Jahrzehnten entstandenen völlig neuen Umweltbedingungen werden längerfristig nicht ohne Auswirkung auf die Entwicklung der Persönlichkeit bzw. des Gehirns bleiben. Menschen sind sehr adaptiv, das ist das Erfolgsgeheimnis ihrer Gattung. So wird aller Voraussicht nach auf die Dauer wieder einmal ein „neuer Mensch" entstehen, der nun nicht länger grübelnd zum Sternenzelt blickt, sondern der über seine Apps und Informationssysteme permanente Rückkopplungen über seine eigene – z.B. körperliche, gesundheitliche oder soziale – Situation erhält und sich durch Suchmaschinen über die Details der Welt informieren lässt. Bis das selbstverständlich sein wird und der neue Mensch sich herausgemendelt hat, wird der alte Mensch womöglich zunehmend unter Druck stehen. Welche Auswirkungen hat eine andauernde Flut von sehr kurz getakteten Informationsreizen mit hochemotionalen Stimuli auf das Gehirn eines Erwachsenen? Darüber wird unter dem Stichwort des Multitasking vieles diskutiert.

Erst recht stellt sich die Frage, was mit einem kindlichen Gehirn geschieht, das in frühen Lebensjahren täglich diesem Gewitter von emotionalen Reizen ausgeliefert ist (z.B. Spitzer 2012). Freilich sind Jugendliche und erst recht Kinder durch die Möglichkeiten fasziniert und sie versuchen, so früh wie möglich eines der aktuellen technischen Geräte zu bekommen. Im Nachgespräch einer Schulklasse, die gemeinsam eine Theateraufführung besucht hatte, berichteten die meisten Kinder, dass sie es kaum ausgehalten hätten, ihr Gerät über eine so lange Zeit ausgeschaltet zu lassen.

Womöglich steht die rasante Zunahme von Diagnosen wie Hypermotorik und Aufmerksamkeitsdefizit bei Kindern und Jugendlichen (mitsamt der Empfehlung psychopharmakologischer Behandlung) in diesem Zusammenhang. Türcke (2012) sieht darin die Folge einer „Aufmerksamkeitsdefizitkultur", die sich von der Erwachsenenwelt ausgehend auf die Kinder und speziell die Schule ausgebreitet hat. Überall, auch in der Pädagogik, werden, ähnlich wie in Filmen, möglichst rasche Wechsel von Schauplätzen, Einstellungen und Wahrnehmungen gefördert, was eine desorganisierende und desorientierende Wirkung auf Kinder und Jugendliche habe. Verloren gegangen seien im Schulunterricht und in der familiären Erziehung die haltgebenden, beruhigenden Wiederholungsrituale wie z. B. gemeinsame Mahlzeiten nach festen Regeln, Erzählen, Singen, Vorlesen von Geschichten aus verschiedenen Zeiten, die auch Grundkenntnisse der eigenen Kultur vermitteln. Solche Aktivitäten seien geeignet, Konzentration auf eine Sache und respektvolle Zuwendung zu den Dingen zu fördern – zwei Werte, die weitgehend verloren gegangen seien.

Als weiteres Risiko zeichnet sich ab, dass die mit der Benutzung der modernen Medien verbundene körperliche Inaktivität und die sich aufbauende diffuse Affektspannung und Erregtheit nicht durch körperlich-motorische Aktivität abgetragen wird, sondern z. B. durch Essen und Trinken, was den Anstieg von Übergewicht bei Kindern, Jugendlichen und Erwachsenen begünstigt. So hat es den Anschein, dass die Funktion der modernen Systeme, den Menschen in seinem Wissen zu unterstützen, sein begrenztes Denken zu erweitern und seine Entscheidungen zu stützen, eine Kehrseite besitzt, die ihn in seinem kognitiv-emotionalen Vermögen und in seinem körperlich-physiologischen Regulationen massiv fordern, womöglich auch überfordern.

Was in einer Gesellschaft als gesund oder krank angesehen wird, ist Sache offizieller Gremien (wie z. B. jener, die nun das Diagnosemanual DSM-5 formuliert hat), aber auf unbemerkte oft auch unreflektierte Weise auch Sache der jeweiligen Gesellschaft. So werden zum Beispiel ubiquitäre Beschwerdekomplexe des Menschen (ängstlich-niedergeschlagene Stimmung und vegetativ-funktionelle Körperbeschwerden) im Rahmen kulturtypischer Überzeugungen der verschiedenen Gesellschaften unterschiedlich interpretiert, in Nordeuropa anders als im Mittelmeerraum und dort anders als in Asien oder Ozeanien. Immer sind Menschen sich darin einig, dass es problematische Lebensbedingungen sind, die sie krank machen, seien es hierzulande „die Belastungen des modernen Lebens“ oder „Umweltgifte“, im Süden der „böse Blick eines Neiders“ und in fernen Ländern gekränkte Hausgeister.

Immer wieder werden neue syndromale Erklärungen populär und von Patienten als Selbstdiagnosen übernommen, bis eines Tages wieder andere Themen in den Vordergrund treten. Jeweils wächst die Überzeugung, dass die Quote psychischer Störungen erheblich angestiegen sei und neue Arten von Volkskrankheiten sich ausbreiten, während objektivierende epidemiologische Studien einen solchen Anstieg nicht bestätigen können (Finzen 2014).

In der aktuellen Diskussion ist dieses Thema mit Begriffen wie Burnout, Mobbing und Traumatisierung verknüpft. Das Erleben von Burnout im Sinne einer depressiven Erschöpfung wird auf die ständig wachsenden und massiv überfordernden Bedingungen des modernen Berufslebens zurückgeführt, das heißt die Erwartung an hohe Flexibilität und Mobilität der Arbeitnehmer bei hohem Konkurrenzdruck und wenig familiärem Betriebsklima. Die Zuschreibung Burnout bringt zum Ausdruck, jemand habe alles gegeben und sei nun mit seinen Kräften am Ende. Auch aus der Zuschreibung „Mobbing“ klingt an, dass die Betreffenden es mit einer verständnislosen, sie kränkenden und zurückweisenden Welt (in der Firma oder in der Schule) zu tun hatten und keine Möglichkeiten sahen, sich zu wehren oder sich durchzusetzen. Unbestritten gibt es, wie zuvor beschrieben, unempathisch-aggressive Tendenzen in den modernen gesellschaftlichen Strukturen. Daneben werden aber auch als zeittypische Entwicklung eine erhöhte Bedürftigkeit, Kränkbarkeit und daraus resultierende Beziehungsstörung beschrieben, die den Betreffenden eine realitätsgerechte Auseinandersetzung mit schwierigen Situationen erschwert oder unmöglich macht. Begriffe wie Burnout oder Mobbing unterstreichen die eigene Opferposition und sehen die Verantwortung in der lieblos-ungerechten Welt.

Der Begriff Traumatisierung bedeutet gegenüber dem Bisherigen nochmals eine Steigerung insofern, als der Gegenseite nicht nur eine ungerechte Haltung zugeschrieben wird, sondern eine feindselig-zerstörerische Tendenz. Definitionsgemäß ist Trauma die nicht-heilbare Folge einer überschweren Belastungserfahrung, so wie sie im körperlichen Bereich z. B. bei einem schweren Motorradunfall resultieren kann. Die Problematik des Traumabegriffs im Psychologischen liegt darin, dass nicht nur katastrophale Erfahrungen des Erwachsenenlebens, wie z. B. die Erfahrung von Gewaltdelikten und Überfällen als traumatisierend angesehen werden, sondern auch alle Formen von Zurückweisung, Vernachlässigung, Bestrafung in der Kindheit, auch in frühen Lebensphasen, an die es keine Erinnerung gibt.

Diese Themen, verknüpft mit der Annahme belastender sexueller Erfahrungen, führen zu der Diagnose der sexuellen Traumatisierung bzw. des sexuellen Missbrauchs. So zeigt sich in der Bewertung des Sexuellen nicht selten eine erhebliche Widersprüchlichkeit. Der offizielle Sexualkundeunterricht in den Schulen beschreibt sexuelles Erleben auf der einen Seite als etwas Natürliches und Erfreuliches. Dabei wird in manchen Bundesländern bereits 9-Jährigen der Gebrauch von Kondomen erklärt und es werden ihnen welche mitgegeben. Wenige Jahre später nimmt ein Großteil der Jugendlichen sexuelle Aktivitäten auf. Andererseits wird häufig der Verdacht des sexuellen Missbrauchs geäußert. Beispiel: Eine noch etwas kindlich-naive 15-Jährige geht mit ihrer Clique auf die Kirmes, wo reichlich Alkohol konsumiert wird. Einer der Jungs gefällt ihr zunehmend gut. Irgendwann zeigen die Jungs ihre Kondome und laden sie ein, mit ihnen nach draußen zu gehen. Sie geht mit, erschrickt aber über das sexuell-bedrängende Verhalten der Jungen und rettet sich zurück in den Festsaal. Weil sie sich nicht beruhigen lässt und immer wieder weinen muss, wird sie anderntags von ihrer Mutter zum Arzt gebracht, wo der Verdacht auf Traumatisierung durch sexuellen Missbrauch geäußert wird. Sie selbst und ihre Mutter halten daran fest, sie sei als Opfer einer Beinahe-Vergewaltigung traumatisiert.

Während Traumafolgestörungen (PTSD) epidemiologisch vergleichsweise selten sind, werden Traumathemen in Psychotherapien ungewöhnlich häufig benannt und im Rahmen von speziellen „Traumatherapien" bearbeitet, die den Patienten im ungünstigen Falle in seinen Opferüberzeugungen und Wiedergutmachungshoffnungen fixieren. Es ist anzunehmen, dass solche Akzentsetzungen nicht nur aus einem rationalen Krankheitsverständnis, sondern auch aus unbewussten gesellschaftlich-emotionalen Überzeugungen resultieren (Rudolf 2012c).

8.9 Zeitlichkeit, Krankheit und Tod

Eine der bedeutsamsten Auswirkungen des selbstreflexiven Bewusstseins ist das Erleben der Zeit. Das Bewusstwerden innerer Vorgänge und affektiver Zustände bedeutet stets eine Aktualisierung: die bereits vorhandenen Innenzustände treten eben jetzt in das Bewusstsein. Das Bewusstwerden von „ich" ist gleichbedeutend mit „ich in diesem Augenblick". Weder die Erinnerungen an früher – „ich damals" – noch die auf die Zukunft gerichteten Vorstellungen – „ich dereinst" – haben den intensiven Wirklichkeitscharakter von „ich jetzt". Dieser wird häufig ergänzt durch den Ort – „ich an dieser Stelle" – und um die Konstellation „ich in dieser Situation". Heidegger hatte schon 1924 vor dem Erscheinen von „Sein und Zeit" formuliert: „Das Dasein ist seine Gegenwart. Alles was ihm in der Welt begegnet, begegnet ihm als im Jetzt sich aufhaltend."

Es fällt auf, dass die Älteren eine Formulierung verwenden, die lautet „zu meiner Zeit". Das ist nicht ihre Gegenwart, auch nicht die Zeit ihrer selbstgewissen Zufriedenheit und Erfolge im mittleren Lebensalter, sondern die Zeit ihrer größten Aktivität als Jugendliche und junge Erwachsene. Es ist dies ein Lebensabschnitt voll von Bemühungen, gelegentlich begeisternden Erfahrungen, häufigem Scheitern, Zweifeln am eigenen Weg und eigenen Wert; eine Zeit der intensiven Begegnung mit wichtigen, interessanten, erotisch anziehenden aber auch schmerzlich enttäuschenden Menschen. Alles das beschreibt einen instabilen Zustand des „noch nicht", dessen hoffnungsvolle intentionale Vitalität aber so nachhaltig erlebt wird, dass diese Epoche als „meine Zeit" und bezogen auf die Altersgenossen als „unsere Zeit" dem eigenen inneren Besitz zugeordnet wird.

Unabhängig davon gibt es die Überzeugung, dass es für alles eine bestimmte Zeit gibt: „Eine Zeit zum Niederreißen und eine Zeit zum Bauen, eine Zeit zum Weinen und eine Zeit zum Lachen, eine Zeit zum Klagen und eine für den Tanz, eine Zeit zum Umarmen und eine Zeit, die Umarmung zu lösen ...", wie es in der wahrscheinlich meistzitierten Bibelstelle im Buch Kohelet des Alten Testaments heißt.

Eine der bedeutsamsten Aussagen der Auflistung lautet „es gibt eine Zeit zum Sterben". Damit wird als die bedeutsamste Konsequenz der Zeitlichkeit die Tatsache des Todes benannt. Das Bewusstwerden der Zeitlichkeit des Daseins beinhaltet zugleich das Bewusstsein seiner Begrenztheit und Endlichkeit, deren genauer Zeitpunkt bis zuletzt im Ungewissen bleibt. Mit dieser Einsicht umzugehen, hat Menschen seit jeher vor eine schwierige Aufgabe gestellt. Auch das Menschenbild einer Epoche ist maßgeblich dadurch geprägt, wie diese Aufgabe bewältigt wird. Der Lebensentwurf des christlichen Mittelalters war auf den guten Tod ausgerichtet, der als das wichtigste Ereignis des Lebens darüber entscheidet, ob ein zeitloses Weiterleben im Angesicht Gottes möglich wird oder nicht. Unser gegenwärtiges Menschenbild könnte dazu kontrastreicher nicht sein. Der Tod ist für die meisten Menschen unserer Kultur ein Worst-case-Szenario, das gefürchtet, möglichst weit hinausgeschoben oder als Tatsache einfach verleugnet wird. Niemand versteht sich als alt, bestenfalls als „älter werdend", während die Menschen im mittleren Lebensalter betonen, sie seien „noch jung". Jugendlichkeit, sei es im Aussehen, in der Bekleidung, im Verhalten ist ein hoher Wert für alle Altersgruppen und daher auch ein gewaltiger Markt für alle Industrien, die Mode, Kosmetik, Schönheitschirurgie, Wellness, gute Ernährung, Sportaktivitäten und jugendliche Formen des Entertainment anbieten. Die optischen Vorbilder in Zeitschriften sind Models im adoleszenten Alter, deren Bilder zusätzlich computertechnisch perfektioniert wurden. Ein durchschnittlicher Erwachsener, der sich mit solchen Idealkörpern und Idealgesichtern vergleicht, muss zu der Einschätzung kommen, dass er eigentlich miserabel aussieht, von den älteren ganz zu schweigen. Letztere werden zum Trost als „Betagte" oder „Hochbetagte" bezeichnet und es wird ihnen versprochen, dass sie ihr immer länger werdendes Leben gesund und geistig frisch genießen können, weil „das Gehirn ständig Neues lernen kann". Die Alten werden eingeladen, „die Jahre des Alterns trotz aller Verluste dennoch als Gewinn zu betrachten". Hier klingt unsere ökonomistische Grundorientierung an, die lebenslang Gewinne und Verluste gegenrechnet und überlegt, was dazu investiert werden muss. Da es ein wirklich empathisches Erleben bezogen auf ein Lebensalter, das deutlich höher ist als das eigene, nicht gibt, fühlen sich viele Alte unverstanden. Die Jüngeren können sich kaum vorstellen, was es heißt, dass man nicht mehr weit gehen kann, sich nicht mehr bücken, schwer aufstehen, sich mit Hörgeräten behelfen muss, deren winzige Batterien sie kaum noch sehen können, die sich allgemein verunsichert und rasch auch bedroht fühlen, wenn sie etwas nicht wiederfinden oder wirklich bestohlen werden. Ein kleiner Teil der Alten entwickelt unter diesen schwierigen Bedingungen eine Haltung des Akzeptierens und der Weisheit, die freilich gelegentlich von hilfloser Verzweiflung unterbrochen sein kann. Andere versinken in Resignation, manche entwickeln feindselig-paranoide Züge.

Auffallend schwer tut sich die Medizin mit diesen Menschen. Die enorme Quote von verordneten Schlafmitteln, Schmerzmitteln, Psychopharmaka und speziell Tranquilizern spricht für sich. Psychotherapie wird selten als das Mittel der Wahl angesehen. Die Jugendfixierung der Gesellschaft macht es schwer bis unmöglich, sich auf diesen Lebensabschnitt gut vorzubereiten und die Tatsache von Sterben und Tod bleibt eher ausgeblendet. Die heute weitgehend nicht mehr glaubwürdige christliche Orientierung hatte in ihren Gebeten und Fürbitten – „jetzt und in der Stunde unseres Todes“ – das Thema immer gegenwärtig. Ihr Wegfall hat eine Lücke im modernen Menschenbild hinterlassen, das auf die Frage keine Antwort hat. Die Gesellschaft mit ihrem starken Anspruch auf Glück und Autonomie des Einzelnen und ihrer hintergründig-regressiven Bedürftigkeit blickt peinlich berührt auf etwas, das da auf sie zukommt. Man ist sich darüber einig, dass ein „würdiger“ Tod eine tragfähige mitmenschliche Begleitung und eine kompetente ärztliche Versorgung voraussetzen würde. Ganz offensichtlich besteht aber ein Mangel an Familienangehörigen und ebenso an Klinikmitarbeitern, die geeignet und motiviert wären, jemanden im Sterben zu begleiten. So wird es umgekehrt auch für die vormals betont selbstbestimmt lebenden und nunmehr dem Tod entgegensehenden Menschen schwer, „sich jemandem zuzumuten".

Das Sterben als Zumutung – für die Sterbenden selbst und für ihre Mitmenschen – mobilisiert eine breite Diskussion über passive, indirekte oder aktive Formen der Sterbehilfe bis hin zum professionell assistierten Suizid, wodurch ein selbstbestimmter Tod gewährleistet werden soll. Die Überzeugung vom Tod als Vollender des Lebens, übernommen aus der antiken Philosophie und später religiös ausgestaltet, hat für viele ihren sinngebenden Halt verloren. Nun müssen im gesellschaftliche Diskurs neue Antworten auf die zentralen Fragen gesucht werden, die Menschen seit der Entwicklung des selbstreflexiven Bewusstseins und damit dem Wissen um die eigene Sterblichkeit umtreiben.

8.10 Der Blick auf das gesellschaftliche Ganze

Die beschriebene Art der in der Gesellschaft erkennbaren Selbstbezogenheit ist nicht gleichbedeutend mit dem, was früher narzisstisch genannt wurde. Es geht hier nicht nur um die Erhöhung des Selbstwertes und die Idealisierung des eigenen Selbst, verbunden mit einer aggressiven Entwertung des anderen. Es geht um eine Selbstigkeit, die der Idee anhängt, jeder könne sich selbst neu erfinden (vgl. Kap. 2, „Sexuelle Identitäten") und sich mit technisch-operativen und pharmakologischen Mitteln perfektionieren. Zum anderen geht es um eine Selbstbezogenheit, die in kindlicher Weise in der eigenen Person, den eigenen Bedürfnissen und Emotionen hängen bleibt und dabei viel Wichtiges aus den Augen verliert. In dieser Fantasie ist alles machbar, jedes Ziel soll erreichbar sein und zwar ohne Aufschub sofort; von jeder Beziehung wird Glück und Bestätigung erwartet und speziell an die Kindheit werden höchste Ansprüche gerichtet. Es ist offenkundig, dass solche Paradiesvorstellungen nicht realisiert werden können, aber dennoch wird daraus das Recht zu empörter Klage abgeleitet.

Es wäre denkbar, dass die modernen, technologisch geprägten Lebensbedingungen, insbesondere auch die Vernetzung soziodynamisch gedacht eine regressive Entwicklung der Einzelnen und des Ganzen fördern. Eine Regression, in der der Einzelne zunehmend auf sein Selbstsein verzichtet, sich im Schwarm organisiert und bewegt, zunehmend von ihm nicht bekannten Instanzen gelenkt wird und doch zugleich an der Illusion einer lustvollen Autonomie festhält. Therapeutisch notwendig wäre es für den Einzelnen, sich dieser seiner Situation in der Gesellschaft bewusst zu werden und dazu eine verantwortliche Einstellung zu entwickeln. Dazu gehört freilich auch der andere, das Interesse für andere, der Versuch, die Situation der anderen mitzudenken und im eigenen Handeln zu berücksichtigen. Das wäre eine Position der Mitverantwortung für den Einzelnen und die Gemeinschaft. Es geht nicht allein um mich, es geht um das Ganze der Mitwelt, um deren soziale Ausgestaltung, um die Weiterentwicklung der kulturellen Identität. In verschiedenen Zusammenhängen (vgl. Kap. 2 und Kap. 4) wurde auf das Risiko hingewiesen, in sozialen Gruppen einer kollektiven Regression zu verfallen und eine Spaltung zu erleben zwischen „den Unsrigen, den Guten, Schützenswerten", für die wir alles zu geben bereit sind und „den anderen", die als Fremde bedrohlich-böse erlebt, von unserer Empathie ausgeschlossen werden, sodass wir sie ohne Schuldgefühl bekämpfen und vernichten können. Dies in die Reflexion der eigenen sozialen Situation und des eigenen Erlebens einzubeziehen und dadurch die Spaltung aufzuheben, wäre eine der wichtigsten sozialen Leistungen des Einzelnen im Blick auf das soziale Ganze, das niemals nur „uns", sondern immer auch „die anderen" einbindet.

Damit ist zugleich angesprochen, dass es nicht nur um den Augenblick geht, der in der emotionsbetonten Welt besonders hochgeschätzt ist, sondern auch um das Künftige, um die Mitgestaltung der Zukunft und die Mitverantwortung für sie. So wie die wenigsten Menschen es heute wagen, an ihren Tod zu denken, so wenig denken sie generell an das Kommende, es sei denn in einer kindlichen Katastrophenstimmung, die befürchtet, dass über kurz oder lang alles „den Bach runtergeht“, das heißt irgendwie weggeschwemmt und zunichte gemacht wird. Der Wegfall der religiösen Denkmuster vom eigenen Tod und der Zeit danach und vom eigenen Sorgetragen für beides hat offenbar eine Leerstelle hinterlassen, und eine epikuräische unreligiöse Gelassenheit ist nur bei wenigen zu erkennen.

Das sorgende Bemühen darum, dass es trotz des eigenen zu erwartenden Todes grundsätzlich weitergehen wird, für die anderen nämlich, für die eigenen Kinder und Enkel – es müssen nicht die leiblichen sein – ist eines der aus dem Blick geratenen Ziele und Aufgaben. Es sind dies Bemühungen, die eine Mitverantwortung für das große Ganze beinhalten. Diese wäre notwendig als Maßstab des Handelns anstatt der vorrangigen subjektiven Ansprüche und kindlichen Gefühlsreaktionen. Der Blick auf das Ganze betrifft auch das Ganze der eigenen Person, mitsamt ihren Unvollkommenheiten und Schattenseiten, das Ganze der persönlichen Lebensgeschichte mit ihren Katastrophen und Glücksfällen: Ich bin mehr als mein momentaner Affektzustand. Zum Ganzen gehört auch die Geschichte meiner Familie und meiner sozialen Gruppe, ihre kulturelle Identität bildet meinen Hintergrund, sie ist für mich und ich bin für sie mitverantwortlich. Zum Ganzen gehören auch jene Menschen, die mir wegen ihrer Hautfarbe und ihres Verhaltens fremd sind und dennoch einen Teil der menschlichen Gemeinschaft ausmachen.

Die Verbindungslinien zwischen dem Einzelnen und dem Ganzen sind in der modernen Welt nur noch schwer zu erkennen. Mit der Emanzipation des Subjekts wurden

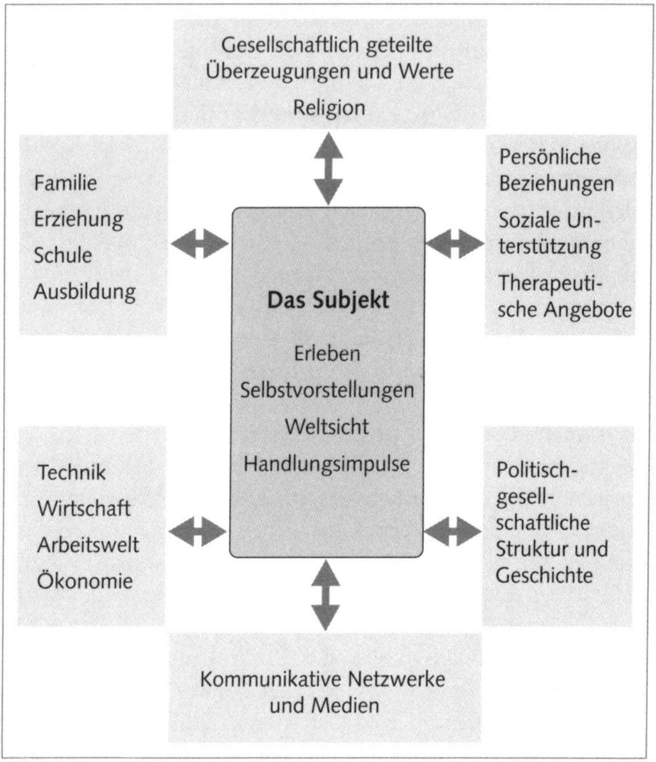

Abb. 1 Die gesellschaftlichen Bedingungen und die Situation des Subjekts.

sie mehr und mehr gelöscht. Die Rituale, die daran erinnerten, sind entfallen, zumal die religiöse Praxis als Hauptreservoir von Ritualen ihre Bedeutung verloren hat. Noch verblieben Rituale haben ihre soziale Funktion und ihre mythische Gestaltung verloren und tragen mehr und mehr den Charakter von Happenings und Konsumorgien (wie z. B. Konfirmationen, Hochzeiten oder Weihnachtsfeiern).

Wenn die Psychotherapie dies bedenkt, muss sie als ein wesentliches therapeutisches Entwicklungsziel nicht allein die Versubjektivierung des Einzelnen in den Vordergrund stellen, sondern auch seine Fähigkeit zur Mitverantwortung für das soziale und kulturelle Ganze ins Auge fassen, seine Bereitschaft, sich damit zu identifizieren und an der gemeinsamen Gegenwart und Zukunft mitzubauen, das heißt Gemeinsinn zu entwickeln (s. Abb. 1). Ein gutes Strukturniveau der Gesellschaft wäre eine wichtige Grundvoraussetzung für die strukturelle Stabilität der Einzelnen, seien es Kinder oder Erwachsene.

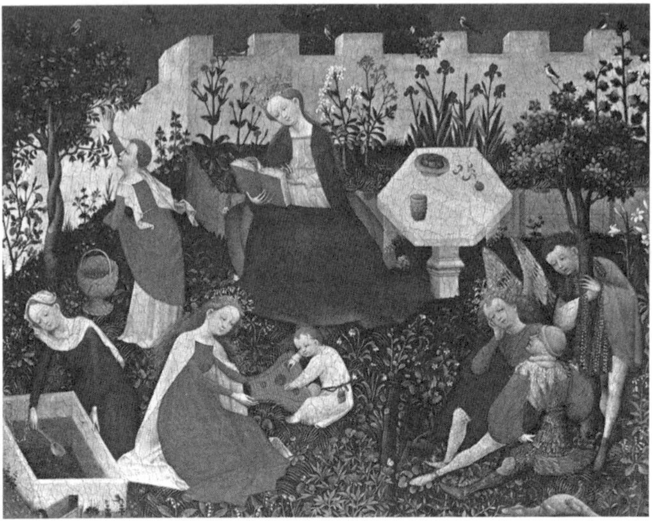

9 Der kultivierte Mensch

„Wir können das Wort des Aristoteles auch so auslegen, dass wir sagen: Die Kunst ist philosophischer als die Wissenschaft. Ein Wort, das uns zu denken gibt in unserem Zeitalter, wo der Glaube an die Wissenschaft, sprich Naturwissenschaft und Kybernetik, sich als die neue Religion einzurichten beginnt. Philosophischer als die Wissenschaft und strenger, das heißt näher am Wesen der Sache – ist die Kunst."

M. Heidegger (1996)

9.1 Bereiche des Kulturellen

Der kurze Blick auf die frühe Geschichte des Menschen ließ die Differenzierung seiner psychischen Funktionen erkennen in der Bewältigung seiner natürlichen Lebensbedingungen und in der Entwicklung von handwerklichen und künstlerischen Fertigkeiten. Wir gehen davon aus, dass diese äußeren Veränderungen parallel laufen zu Entwicklungen seiner psychischen und kommunikativen Fähigkeiten, seinem Selbstverständnis und Weltverständnis, seiner denkerischen und sprachlichen Möglichkeiten. Kulturelle Entwicklung umfasst beides, die Vermenschlichung des hominiden Tieres mit der Ausbildung menschentypischer Fähigkeiten und die Anwendung dieser Fähigkeiten auf die umgebende natürliche Welt, die dadurch in rasantem Tempo kulturell geprägt wird. Dieses kulturelle Wirken meint im ursprünglichen Wortsinne pflegende, aufbauende, verfeinernde Aktivitäten. Kultur schafft die Bahnen, in denen sich menschliches Leben fortan bewegt, sie bildet die Zeichen, die menschliches Erleben und Handeln zum Ausdruck bringen und, im übertragenen Sinne, die Gefäße, in denen menschliche Erfahrungen bewahrt werden können. Dazu gehören viele Bereiche, die sich alle systemisch entfalten und die als Indikatoren kultureller Entwicklung gelten:

- die Gestaltung der Landschaft (Ackerbau, Gartenbau, Bewässerung, Rodung)
- die geteilten Überzeugungen (Religion, Politik, Wertvorstellungen)
- das mündlich Weitergegebene (Mythen, Legenden, Märchen, oral history)
- die Schrift und das aufgeschriebene Gedachte (Wissenschaft, Philosophie, Literatur)
- die soziale Differenzierung der Gesellschaft (Krieger, Handwerker, Bauern, Priester, Sklaven)
- die Gestaltung des öffentlichen Raums (Architektur, Städtebau, Straßenbau)
- die Ausgestaltung und Reflexion des öffentlichen und privaten Lebens (Kunst)
- öffentliche und private Inszenierungen (Zeremonien, Liturgien, Rituale, Musik, Theater, Spiele)

- die Selbstdarstellung der Mächtigen (Standbilder, Bauwerke, Münzen, Bilder)
- die technische Produktion (Handwerk, Industrie)
- die ökonomischen Systeme (Handel)
- die militärischen Systeme (Armeen, Kriegszüge, militärische Anlagen)

Kulturelle Enwicklungslinien

Der Begriff Kultur geht zurück auf den Landbau (lat.: cultura) und unterstreicht, wie Harrison (2010) in seinem Buch über den Garten ausführt, dass „die Kultivierung des Erdbodens und die Kultivierung des Geisteswesens gleiche Aktivitäten sind", denn „der menschliche Geist und die Erde sind so etwas wie ein Garten, der seine Früchte den Vorkehrungen menschlicher Sorge und Bemühungen schuldet". Als ältester Ausdruck von Kultur gilt die vom Menschen angeordnete Pflanzenwelt, der bestellte Acker, der Weinberg, der Garten. Im Gartenbau verbindet sich das Zweckmäßige (der Anbau pflanzlicher Nahrungsmittel) mit dem Schönen (der Schmuck durch Blumen) in der Abgrenzung (durch Zäune, Hecken, Mauern) gegen die ursprüngliche Natur der wildwachsenden Pflanzen, der wildlebenden Tiere (und der bösen Nachbarn). Die zur Nahrung geeigneten Pflanzen müssen erst einmal gezüchtet, sodann gepflegt, gewässert, gedüngt, zurückgeschnitten und zur richtigen Zeit geerntet werden. Es braucht dazu viele spezielle Werkzeuge und Gefäße, es ist ein Wissen über die Natur im Jahreslauf erforderlich und über das Wesen der Pflanzen und Tiere. Der Garten, der auf diese Weise Nahrung schenkt und Sicherheit auf dem eigenen Besitztum gibt, dient nicht umsonst als Symbol für das Paradiesische. Freilich ist die Vorstellung von Paradiesen meist ein Wunschtraum, der nur zu leicht zerstört wird. Eine kleine

Klimaschwankung genügt und alles vertrocknet, sodass lange bestehende Hochkulturen (z. B. in Südamerika) in wenigen Jahrzehnten vom Erdboden verschwanden.

Für Menschen jeder geschichtlichen Epoche lässt sich diskutieren, welche Entwicklungen diese Systeme jeweils erreicht haben und was sie für den Einzelnen bedeuten. Der Blick auf kulturelle Entwicklungsschritte ist ungemein faszinierend. Zu dem Credo vieler Menschen gehört es, anzunehmen, dass hier ein beständiger Fortschritt auf allen Ebenen erfolgt und dass die jeweils aktuell lebenden Menschen sich auf dem Höhepunkt der bisherigen Entwicklung befänden. Dieses Fortschreiten auf bestimmten Ebenen (z. B. der technischen oder militärischen Systeme) ist kaum zu bestreiten. Da jedoch lineare Entwicklungen grundsätzlich selten sind und in der Geschichte Kulturen immer wieder entstanden und auch wieder vergingen, darf man an der Überzeugung des permanenten Fortschritts auch zweifeln.

Da durch die Ausbildung kultureller Fähigkeiten das Erbe des hominiden Tieres keineswegs überwunden, sondern nur lückenhaft überformt ist, hat Kultur auch in ihren höchsten Entwicklungsstufen immer zugleich destruktive Züge bezogen auf die Freiheit des Einzelnen, auf das Lebensrecht der Andersdenkenden, auf die Existenz ganzer Völker und nicht zuletzt auf die natürliche Umwelt. Hier spielt die kulturell geprägte Überzeugung von der Richtigkeit der eigenen Meinung und Weltsicht, der moralischen Überlegenheit der eigenen Volksgruppe, der begründeten Ansprüche und Rechte gegenüber Minderheiten eine entscheidende Rolle. Kulturen wurden seltener durch Klimaschwankungen zunichte gemacht als durch andere Kulturen, die sich schleichend oder mit aggressiver Gewalt gegen sie durchsetzen.

So wurde z. B. das hochkultivierte Reich der Azteken im heutigen Mexiko 1521 durch die ebenfalls hochkultivierten Spanier erobert, der gastfreundliche Herrscher Montezuma ermordet, immense Mengen von Gold und Silber geraubt, 90 % der Bevölkerung im Kampf und durch eingeschleppte Krankheiten getötet. Die Feststellung des Vatikans, dass die neu entdeckten Ureinwohner keine Seele besäßen, leistete dem Vorschub. Ferner wurden, wie ein Bericht festhält, 26.000 von den Indios verehrte Statuen zertrümmert und 500 Tempel zerstört, nicht ohne dass auf den Ruinen katholische Kirchen errichtet wurden. Das offizielle Motiv dafür war das Anliegen, das Christentum zu verbreiten, die eigentliche Triebfeder wohl eher die Ausweitung des eigenen politischen Einflussbereichs und die Gier nach Gold.

Die jüngere Erfahrung der beiden Weltkriege mit ihrer hochtechnisch organisierten Vernichtung ganzer Völker haben wir noch vor Augen. Aber auch, wenn wir in die Geschichte zurückschauen, finden wir immer wieder die Auseinandersetzung zwischen verschiedenen Kulturen. Die Historien des Herodot beispielsweise beschreiben aus der Zeit um 500 v. Chr. eine schier endlose Serie von fürchterlichen Vernichtungskriegen. Es ist deprimierend zu lesen, wie Menschen sich durch beiläufige Ereignisse so emotionalisieren lassen, dass sie bereit sind, ihr Leben zu opfern, um den Einflussbereich des eigenen Volkes zu vergrößern und persönlichen Nachruhm zu erlangen. Das gilt vor allem für die Helden und Herrscher, für die Masse der einfachen Soldaten galt das wahrscheinlich damals so wenig wie heute. Wenn Abulafia (2013) die Geschichte der Mittelmeervölker von der Frühzeit bis heute entfaltet, sehen wir wie in einem Zeitraffer eine schier endlose Abfolge von Kulturen, die aus unscheinbaren Anfängen auftauchen, erstarken, sich mit wirtschaftlicher Macht und militärischer Gewalt über die bereits bestehenden hinweg ausbreiten, bis sie nach einigen Jahrzehnten oder Jahrhunderten von neu entstehenden Gruppierungen geschwächt, übernommen oder ausgelöscht werden.

Kultur ist etwas, das zugleich aufbaut und zerstört, das sich selbst weiterentwickeln und sich zunichtemachen kann, das vor allem andere Kulturen zu fördern oder auszulöschen vermag. In diesem Zusammenhang ist von besonderer Bedeutung, dass die Identifikation mit der eigenen Kultur dazu führen kann, dass die natürliche Empathie für andere Menschen außer Kraft gesetzt wird, sodass die Angehörigen anderer Kulturen oder Minderheiten als vernichtenswerte Un-Menschen gesehen werden können.

So erscheint die Hoffnung, dass Kultur den Menschen nachhaltig veredelt doch sehr trügerisch. Auch die Deutschen, die sich für ein hochkultiviertes Volk von Dichtern, Denkern und Musikliebhabern mit christlicher Grundorientierung hielten, waren zum großen Teil einverstanden, Nachbarvölker auszurauben und Bevölkerungsgruppen zu vernichten. Menschen können offenbar tagsüber ein blutiges Geschäft ausüben und abends Literatur und klassische Musik genießen. In diesem Sinne erscheint die Kultur doch als eine recht dünne Decke. Dieser Einwand soll nicht den Wert der Kultur global in Zweifel ziehen, er soll lediglich überhöhte Erwartungen an die humanisierende Kraft der Kultur dämpfen. Auch von kultivierten Menschen kann man Schlimmes erwarten, weil kulturelles Engagement nicht gleichbedeutend ist mit moralischer Verantwortlichkeit und mit Resistenz gegen ansteckende destruktive Gruppenüberzeugungen.

Im Unterschied zu diesen kulturskeptischen Überlegungen betont die traditionelle psychoanalytische Kulturkritik den Preis, den der Einzelne für den kulturellen Fortschritt zu zahlen hat, das heißt sein Verzicht auf die eigene freie Entscheidung und die Befriedigung eigener Triebimpulse. Bis in die Monarchien des 19. Jahrhunderts waren das gewiss wichtige Themen, die sich in totalitären Systemen des 20. Jahrhunderts nochmals zugespitzt haben. Für das Menschenbild von heute erscheinen sie weniger relevant, hier sind es, wie im vorigen Kapitel beschrieben, andere Belastungen, die der Einzelne durch das Ganze der heutigen Soziokultur zu tragen und zu bewältigen hat.

9.2 Bedeutung der Kunst

Aus den zahlreichen Aspekten des Kulturellen verdient es die Kunst, herausgehoben zu werden, die als gestaltendes Prinzip in allen kulturellen Bereichen eine wichtige Rolle spielt und in der Geschichte besonders eng mit dem religiösen Erleben verbunden ist. Als einer der frühen kulturellen Entwicklungsschritte des Menschen gilt die Gepflogenheit, Verstorbene auf bestimmte Weise zu bestatten. In diesem Kontext wurden Gräber ausgeschmückt und es wurden Votivgaben beigelegt. Hier deuten sich Vorstellungen darüber an, dass die Verstorbenen nicht nur geehrt und erinnert, sondern auch für eine weitere Zeit ausgestattet werden, ein Thema das z.B. später in der ägyptischen Kultur zentrale Bedeutung erhält. Die Produkte der Kunst, verzierte Gefäße, Statuetten, geschmückte Waffen oder Werkzeuge, sollten den Tod überdauern. In der Kunst hat der sterbliche Mensch generell die Möglichkeit, etwas Bleibendes zu schaffen, das auch ihn überlebt und die Erinnerung an ihn und seine Zeit aufrechterhält.

Dieses Bleibende, vom Menschen Geschaffene ist darüber hinaus eine Wirklichkeit, die von ihm selbst gestaltet ist. Darin steht sie im Gegensatz zu dem, was dem Menschen in der Natur begegnet und dem er ausgeliefert ist. Der entscheidende Punkt ist, dass die künstlerisch geschaffene Wirklichkeit nicht eine objektive Wiedergabe der Realität, sondern deren subjektive Ausgestaltung ist. In ihr hat der Künstler die Möglichkeit, auf die erfahrene Wirklichkeit zu antworten, sie zu verarbeiten, sie auszudeuten und damit auch sie zu bewältigen. Kunst ist, zusammen mit der

Religion eine der wichtigsten Bewältigungsmöglichkeiten, mit denen Menschen intensive und vor allem schwer erträgliche Erfahrungen verarbeiten können. Das Kunstprodukt kann winzig klein und verspielt oder riesenhaft und überwältigend sein, es kann sich in Ornamenten, Formen, Bauten, Plastiken, Bildwerken, in Musik oder in Sprache ausdrücken. Jede Kunst ist geeignet, andere Menschen anzusprechen, etwas in ihnen anzurühren, sodass sie das Gefühl haben, das künstlerisch Mitgeteilte zu verstehen. Insofern hat Kunst immer eine kommunikative Funktion, vermittelt durch eine „Sprache", die über die menschlichen Dialekte hinweg von den meisten Menschen aufgenommen und auf subjektive Weise verstanden werden kann. So ist Kunst aus psychotherapeutischer Sicht eine bedeutsame Ressource für die eigene Weltbewältigung und für die eigenen Ausdrucksmöglichkeiten. Sie ist ein Bindeglied nicht nur zwischen den Menschen, sondern auch zwischen den Kulturen und den Epochen und somit eine umgreifende und haltgebende Wirklichkeit. Dass Kunst den Aspekt der Selbstverwirklichung und Freiheit in sich birgt, lässt sich daran ablesen, dass totalitäre Regime stets dazu tendieren, eine einzige politisch korrekte Kunstrichtung vorzuschreiben und alle übrigen zu entwerten und zu verbieten.

9.3 Innere Bilder, Sprache und künstlerische Gestaltung

Die oben zusammengestellten Aktivitäten, die als kulturelle Leistungen definiert wurden, sind Ausdruck menschenspezifischen Denkens und Handelns. Wenn Schimpansen Steine benutzen, um Nüsse aufzuklopfen, handeln sie zwar zielgerichtet instrumentell, aber sie schaffen keine Werkzeuge, die sie technisch weiterentwickeln oder kunstvoll verzieren. Sie erzählen keine Geschichten darüber und entwerfen keine wissenschaftlichen Theorien oder religiöse Überzeugungen. Diese Bereiche sind dem Menschen vorbehalten. Möglich geworden sind sie aufgrund der zuvor beschriebenen neurobiologischen Entwicklung, die ein reflexives Denken und das Sprechen nicht nur in kommunikativen Signalen, sondern in sprachlichen Begriffen ermöglicht hat. Das im praktischen Handeln und im Denken erworbene Wissen über die Welt und über den Menschen kann so bewahrt, fortentwickelt und weitergegeben werden. Dadurch wurden neue Dimensionen des Lernens möglich und eine rasante Ausbreitung von Erfahrung und Wissen. Überall auf der Erde entstanden etwa zeitgleich und zum Teil ohne Kenntnis voneinander Kulturen, die politisch-religiöse Überzeugungen, Schrift, soziale Strukturierung, Technik, Kunst etc. erkennen lassen, wenn auch mit unterschiedlicher inhaltlicher Ausgestaltung.

Uns interessieren hier speziell die psychologischen Aspekte, das heißt die Formen des Erlebens, die zur Entstehung bestimmter Menschenbilder führen, und so greifen wir aus der Vielfalt des Kulturellen einen Punkt heraus, der seit ca. 3.000 Jahren bis heute eine große Rolle spielt: die Fähigkeit von Menschen, ihre Erfahrungen und ihr Erleben oder ihre Fantasien mündlich oder schriftlich in Form von Geschichten (oder Epen, Romanen, Gedichten, Theaterstücken, Liedern etc.) zur Sprache zu bringen. Dabei wird zuweilen faktisches Geschehen protokolliert, meist aber hat eine schöpferische Fantasie etwas Neues geschaffen. Diese Fantasie schöpft aus Quellen, die nicht gleich erkennbar werden und deren Existenz möglicherweise dem Schreibenden nicht bewusst ist.

Im Blick auf die in der Literatur oder generell in der Kultur gestalteten Bilder wird die Frage diskutiert, ob ein Mensch gleichsam „leer“ auf die Welt kommt und von da aus lebenslang Erfahrungen sammelt und Eindrücke speichert, bis er schließlich daraus „Bilder“ von der Welt, den

Menschen und dem Leben entwickelt und sie ggf. künstlerisch gestaltet. Die alternative Vorstellung dazu ist die Überzeugung, die etwa C. G. Jung vertrat, dass Menschen in ihrem psychischen Innen – Jung nennt es die Seele – über archetypische Bilder verfügen, die mehr oder weniger unbewusst bereitliegen und die in besonderen Entwicklungssituationen des Lebens, etwa in numinösen Träumen oder bildhaften Gestaltungen, sichtbar werden können (z. B. Archetypen des Weiblichen [Anima], des Männlichen [Animus], des alten Weisen, der großen Mutter).

In beiden Modellen fällt auf, dass von „Bildern" die Rede ist, egal ob es sich um angeborene oder erworbene Erfahrungen handelt. Alles Erlebte, Erinnerte oder Gedachte kann von Menschen offenbar so weit verdichtet werden, dass eine sehr kurze Szene oder ein statisches Bild resultiert. Auf diese Weise werden komplexe Ereignisse der eigenen Vergangenheit oder der eigenen Träume zu einem „Erinnerungsbild" oder „Traumbild". Die Möglichkeit der Verdichtung geht noch weiter, sie kann schließlich prototypische Bilder formen und diese zuletzt in Gestalt von symbolischen Zeichen fassen.

Szenen und Narrative

So ist es möglich, dass Menschen ihre persönlichen Erfahrungen, die oft weit zurückliegen oder mittlerweile vergessen oder verdrängt wurden, in Gestalt von kurzen Szenen, statischen Bildern oder symbolischen Zeichen gespeichert haben. Dabei ist bemerkenswert, dass alle diese Muster eine ausgeprägte emotionale Tönung besitzen können. Wenn die oder der Betreffende beginnt, über die bildhaften und emotional Innenwahrnehmungen zu denken und zu sprechen, entsteht ein Narrativ, eine szenische Geschichte. Das kann eine ganz kurze Vignette sein oder die Schilderung einer längeren Episode, es kann aber letztlich auch ein ganzer Roman, eine Tragödie oder eine Oper daraus entwickelt werden.

Vermutlich ist es eine angeborene menschliche Fähigkeit, aus dem Konzentrat eines Bildes oder Symbols eine szenische Geschichte abzuleiten oder umgekehrt, komplexe szenische Erfahrungen in wenige Bilder zusammenzufassen. Das bildhafte Vorstellen und das sprachliche Erzählen sind zwei Modalitäten des Psychischen, die einander vertreten und ergänzen: Aus dem Bild wird eine erzählte Geschichte, aus der erlebten Erfahrung ein verdichtetes Bild. Damit steht dem Menschen etwas zur Verfügung, das für sein psychisches Erleben ebenso wichtig ist wie für sein kulturelles Handeln. Freilich kann deren Wiedererinnern und Versprachlichen dazu führen, dass das gespeicherte Geschehen aktuell in einen ganz anderen affektiven Kontext gestellt wird als vormals. Das Erinnerte erhält dadurch unter Umständen eine andere Bedeutung, die erinnerten Handlungen oder Geschehnisse einen anderen Sinn und eine andere Bewertung. Das ist ein für die Gedächtnisforschung bedeutsames Thema: Das heutige Erinnern von Vergangenem erfolgt nicht wie das Wiederfinden und Betrachten eines abgelegten Bildes, sondern eher als eine Neukonzeptualisierung alter Erfahrungen unter den Bedingungen von heute.

Durch das mögliche Wechselspiel von bildhafter Vorstellung in der Erinnerung oder Fantasie einerseits und ihrer sprachlichen Darstellung andererseits ist die Voraussetzung dafür gegeben, dass Menschen künstlerisch tätig werden können, indem sie ihre inneren Bilder als Gemälde oder Novelle oder Film oder Oper zum Ausdruck bringen. Spielerisch und ansatzweise können das die meisten Menschen, künstlerisch auf hohem Niveau sind nur wenige begabt, aber rezeptiv befähigt sind die meisten Menschen. Sie werden berührt durch die angeschauten Bilder, Filme oder

Theaterstücke, bewegt durch die gelesenen oder gehörten Geschichten. Auf diese Weise können Menschen auch mit solchen kommunizieren, die vor langer Zeit gelebt haben. Epen oder Tragödien, die vor über 2.000 Jahren aufgeschrieben wurden, berühren uns noch heute emotional stark. Die meisten heutigen Menschen lassen sich allerdings lieber von Filmen berühren (Laszig 2013).

Teilnahme an menschlichen Erfahrungen

Es gibt nur eine begrenzte Zahl von Motiven und von konflikthaften Themen, die in jedem menschlichen Leben und entsprechend auch in den Epen, Romanen, Theaterstücken, Gemälden, Filmen vorkommen können, dort aber vielfältig variiert werden. Neben der basalen menschlichen Fähigkeit, die Inhalte der verdichteten Bilder und erzählten Geschichten zu verstehen, ist die menschliche Fähigkeit bedeutsam, sich in die Situation des erzählenden, erlebenden oder erleidenden Menschen empathisch einzufühlen, sich vorübergehend mit ihm zu identifizieren und dadurch an dem emotionalen Aspekt des Geschehens unmittelbar teilzuhaben.

Wahrscheinlich kann man im Blick auf diese menschliche Fähigkeit auf das Konstrukt angeborener Archetypen verzichten oder sie zumindest im beschriebenen Sinne als typische menschliche Erfahrungsmuster umdeuten. Die begrenzte Anzahl der menschlichen Motive, der Entwicklungsaufgaben und Wechselfälle des Lebens und der darin auftretenden Konflikte macht es wahrscheinlich, dass jeder Mensch unvermeidlich mit fast allen diesen Themen in Berührung kommt und ebenfalls nur eine begrenzte Anzahl von Lösungsmöglichkeiten dafür findet. Sehr variantenreich wird das Thema durch zeittypische gesellschaftliche Lebensbedingungen und sich wandelnde Wertvorstellungen. Wenn wir aber als Theaterzuschauer z. B. ein Stück anschauen wie Schillers „Kabale und Liebe“ bereitet es uns keine Mühe, die zeittypischen feudalen Lebensbedingungen der handelnden Personen gleichsam herauszurechnen und uns auf die emotional bewegende Geschichte einer scheiternden Liebesbeziehung zwischen zwei ungleichen Partnern zu konzentrieren. Vielleicht erlebten Schillers zeitgenössische Zuschauer stärker den Appell, gegen die ungerechten politischen Verhältnisse anzukämpfen, die aus unserer Sicht bereits überwunden sind. Wir können uns aber ohne Mühe andere ungerechte Bedingungen vorstellen, die eine menschliche Beziehung zerstören. Daher bleibt unsere emotionale Beteiligung an dem Geschehen uneingeschränkt möglich.

Offenbar sind es insbesondere zwei Faktoren in der Ausstattung des Menschen, die für das kulturelle Interesse die Voraussetzung bilden. Zum einen die angeborene Fokussierung der menschlichen Wahrnehmung auf den mimischen und gestischen Ausdruck (d. h. auf Signale der Emotionalität) in interpersonellen Situationen, seien es erlebte Beziehungssituationen, angeschaute Bilder, gelesene Berichte oder Bücher zu diesem Thema. Zum Zweiten ist es die innerpsychische Fähigkeit, erlebte, gestaltete, fantasierte Beziehungssituationen sowohl in prototypischen Szenen und verdichteten Bildern zu denken, zu erinnern, zu träumen als auch sie sprachlich auszugestalten. Damit wird das Geschehen von verschiedenen Seiten und auch in seinen möglichen Widersprüchen betrachtet, es wird ihm eine Bedeutung und ein Sinn zugeschrieben und nicht zuletzt wird es an eigenen Wertmaßstäben beurteilt. Die auf diese Weise entstehenden Produkte, z. B. Erzählungen, Romane, Werke der bildenden oder darstellenden Kunst sind wiederum geeignet, das genannte spezifische emotionale Interesse zu aktivieren, das einen Menschen in die Lage versetzt, einen Roman von 1.000 Seiten „zu verschlingen“, eine Aufführrung von vielen Stunden Dauer mit gespannter Aufmerksamkeit zu verfolgen oder sich von einem Film ergreifen zu lassen.

9.4 Zur Psychologie des Schriftstellers

Die psychoanalytische Theorie und Behandlungspraxis ist bekanntlich besonders interessiert an nicht-bewussten Motiven eines Menschen und so verwundert es nicht, dass immer wieder Werke von Künstlern und speziell von Schriftstellern durch Analytiker auf verborgene Motive hin untersucht wurden. Die analytischen Gründerväter, Freud und Jung machten den Anfang, sie beschäftigten sich insbesondere mit antiken, mythologischen und religiösen Texten, vereinzelt auch mit Schriftstellern, Malern und Bildhauern. In den folgenden Jahrzehnten waren es umgekehrt Schriftsteller, die psychoanalytische Themen aufgriffen (z.B. Thomas Mann, Stefan Zweig, Arnold Zweig, Hermann Hesse etc.). Von ca. 1960 bis heute wurden systematische Ansätze des psychoanalytischen Zugangs zur Literatur bzw. zu den Autoren entwickelt. Die älteren Arbeiten interessieren sich vor allem für die Persönlichkeit und Biografie der Autoren, die sie mithilfe ihrer Texte zu verstehen hofften (Stichwort „Neurose und Genialität“, wie z.B. Cremerius 1971). Spätere Arbeiten bezogen marxistisch-psychoanalytische Ansätze ein, um den „bürgerlichen Literaturbetrieb“ zu interpretieren. Schließlich richtete sich die Aufmerksamkeit wieder mehr auf die Texte, in denen die Motive der Handelnden psychoanalytisch erschlossen wurden (z.B. C. Pietzcker „Psychoanalytische Studien zur Literatur“ 2011 oder Holm Hadullas „Studie zur Kreativität am Beispiel Goethes“ 2008).

In der beschriebenen Thematik begegnen sich zwei Disziplinen, eine literaturwissenschaftliche, die formale und inhaltliche Gestaltung von Texten untersucht, und eine psychoanalytische, die an der Dynamik unbewusster Handlungsmotive interessiert ist – seien es die der handelnden Personen oder die der Autoren. Aus dem Rückblick von Carl Pietzcker (2011, S. 315), der über viele Jahrzehnte hinweg in Freiburg Veranstaltungen zu Psychoanalyse und Literatur organisiert hat, wird ein buntes Bild erkennbar, das von unterschiedlichen methodischen Ansätzen und zeitgenössischen politischen Überzeugungen mitbeeinflusst ist.

Warum schreiben?

Manche halten ein solches psychologisches Herangehen an kulturelle Produkte für problematisch und fragen ganz einfach den Schriftsteller selbst: „Warum schreiben Sie?“ Der 75-jährige Max Frisch äußert in einem Interview rückblickend, er habe jeden Roman in der Überzeugung geschrieben, etwas Neues zu erfinden. Wenn er jedoch dann seinem fertigen Buch wie ein Leser begegnete, habe er begriffen, dass darin wieder sein ganz persönliches Thema sichtbar geworden sei.

M. Foucault, der keine Belletristik, sondern soziologische, philosophische, geschichtswissenschaftliche Arbeiten schrieb, kennzeichnete in einem transkribierten Interview von 1968 („Das giftige Herz der Dinge“ 2012) das Schreiben als eine große Anspannung: „Das Glück zu existieren, hängt vom Schreiben ab.“ Er versuche durch das Schreiben gewissermaßen „die Sprache aufzuschneiden“, um etwas darin diagnostisch freizulegen, z. B. die gesellschaftlichen Überzeugungen seines bürgerlichen Elternhauses. Der Prozess des Schreibens erlangt nach seiner Erfahrung eine Eigendynamik: „Wenn ich mit dem Schreiben beginne, dann weiß ich wirklich weder wohin das gehen wird, noch wohin es führen wird oder was ich überhaupt zeigen werde" (S. 45). Schreiben erfolge, „um ans Ende der Sprache zu kommen". Das soeben Geschriebene sei „immer auch der letzte Satz der Welt, sodass es hinterher nichts mehr zu sagen gibt". „Ich schreibe, um herauszufinden, was ich denke", so der Titel eines Buches von Susan Sontag (2013).

Eines wird dabei klar, Schriftsteller setzen sich nicht hin und erzählen eine gedachte oder erlebte Geschichte von vorne bis hinten. Vielmehr ringen sie mit der Sprache und mit den einzelnen Wörtern, um etwas hervorzubringen, das in ihnen andrängt. Foucault sagt, er habe das Schreiben entdeckt, „weil mir die Möglichkeit zu sprechen verweigert war". Offenbar wird die Tendenz zum Schreiben dort geweckt, wo dem Schreiber die Möglichkeit versagt war, seine zentralen Themen mit einem wichtigen Menschen zu besprechen, wo in Beziehungen oder in Familien Sprachlosigkeit herrschte. Unter dem Eindruck dieser Erfahrung machen sich sprachbegabte Menschen daran, eine eigene Sprache zu finden, die geeignet scheint, das Unsagbare in Worte zu fassen. In diesem Zusammenhang gehört es fast zur Normalentwicklung, dass Jugendliche, die sich alters- und entwicklungsbedingt in ihrem Sein und ihrem Tun unverstanden fühlen, wenn sie sich von der Elternfamilie abzulösen beginnen, ausführliche Tagebücher schreiben. Sie formulieren darin ihre geheimen inneren Dialoge, die aber ggf. auch die beste Freundin lesen darf.

Den mühevollen Vorgang, etwas Unsagbares in Worte zu fassen, beschreibt die Nobelpreisträgerin Herta Müller (2011): „Schreiben ist zuerst ein Gespräch mit den realen Gegenständen des Lebens. Und dann ein zweites Gespräch der in diesem ersten Gespräch ausgehandelten Zustände mit dem Papier – also die Verwandlung in einen Satz. Aber wenn der Satz fertig auf dem Papier steht, ist er tot. Er wird erst wieder zu den beiden Gesprächen, wenn er gelesen wird." (S. 135) Herta Müller findet metaphorisch verdichtete Wörter und schafft sich eine fast private Sprache, um die ihr bedeutsamen Erfahrungen – die Schrecken der rumänischen Diktatur, der Verfolgung und Erniedrigung, der Deportation, des Lagers, der Deformierung und Zerstörung menschlicher Existenz – zum Ausdruck bringen zu können. Es sind diese eigenen Erfahrungen, aber auch solche ihrer Mutter, die darüber verstummt ist oder Erfahrungen von ihr Nahestehenden, wie dem Dichter Oskar Pastior. Ihre literarische Ausdrucksform ist eine dichterische, sie erinnert zuweilen an Paul Celan, der ihr wichtig war.

So gibt es eine große Bandbreite der schriftstellerischen Ausdrucksformen. Foucault bezieht sich zu ihrer Charakterisierung auf Roland Barthes, der zwischen dem Ecrivant (dem Schreibenden) und dem Ecrivain (dem Schriftsteller) unterschied. Der Ecrivain ist näher am poetisch Gestaltenden, wie das z. B. bei das bei Herta Müller der Fall ist; die Ecrivants, zu denen Foucault sich zählte, versuchen zu zeigen, was in Sachthemen verborgen liegt und durch das Schreiben erschlossen werden kann.

Schreiben als Bewältigung

Wenn wir nun doch nochmals mit aller gebotenen Vorsicht einen psychologischen Zugang zu dem Thema suchen, ließe sich sagen, dass das Schreiben eine Form der Bewältigung sein kann. Emotionale Erfahrungen, die nicht ertragen, nicht kommunikativ entlastet und nicht durch Verdrängung aus dem Bewusstsein beseitigt werden können, müssen so verarbeitet werden, dass sie sich in das aktuelle Leben, in den Identitätsentwurf des jeweiligen Menschen einfügen. Türcke zitiert Adorno (1986): „Das, was man im Leben realisiert, ist wenig anderes, als der Versuch, die Kindheit verwandelnd einzuholen." Die Notwendigkeit, etwas zu bewältigen, liefert womöglich das Motiv für das Schreiben als existenzielle Notwendigkeit. Wie es aber geschrieben wird, gründet auf der Sprachbegabung, der kreativen Fantasie, der geistigen Leistung, der geduldigen Ausdauer und der Weltkenntnis des Autors und natürlich auf seiner jeweiligen gesellschaftlichen Situation. Wir können den Blick auf beides richten, auf die Bewältigung der persönlichen Erfahrung und auf die literarisch kunstvolle inhaltliche Ausgestaltung eines Themas. Beides ist auf die je eigene Weise geeignet, Leser zu erreichen, ihr Interesse zu wecken und sie gefühlsmäßig zu berühren. Darin bestätigt sich, dass Literatur einen „doppelten Boden" hat (Reich-Ranicki 1992), dass sich unter der Oberfläche der erzählten Geschichte weitere Wirklichkeiten und Wahrheiten verbergen, darunter auch die ganz privaten des Autors.

9.5 Die Beziehungserfahrungen des Autors und sein Menschenbild

Die angedeutete Beziehungsthematik könnte ein Thema sein, an dem wir die erwähnte Bewältigungshypothese prüfen können: Wie hängt die Lebens- und vor allem die prägende Beziehungserfahrung eines Autors mit dem Beziehungsverhalten der von ihm literarisch gestalteten Figuren zusammen; inwieweit lassen sich diese Menschenbilder, die er schafft, als unmittelbarer Ausdruck oder als Bewältigung eigener Erfahrung verstehen. Dabei verfolgen wir kein literarisches, sondern ein psychologisches Interesse, das danach fragt, was von Menschen wie bewältigt werden kann. Wir nutzen die Literatur, die in der Lage ist, Bilder vom Menschen besonders anschaulich zu vermitteln, Ähnliches ließe sich an Theaterstücken oder Filmen, vielleicht auch an Gemälden aufzeigen.

Beziehungserfahrungen sind für jeden Menschen, also auch für Autoren, von Anbeginn des Lebens an wirksam und für die Entwicklung der Persönlichkeit hoch bedeutend. Nach entwicklungspsychologischer Erfahrung hinterlassen die frühen Eindrücke – beginnend bei der Beelterung des Babys, der Betreuung der Kinder bis zu den familiären Erfahrungen der Jugendlichen – eine geradezu körperlich eingebrannte Grundüberzeugung bezüglich dessen, was in Beziehungen möglich ist, wie gut man sich auf sie verlassen kann oder wie leicht sie zerbrechen und verloren gehen, wenn Menschen Verluste, Zurücksetzungen und Enttäuschungen zu erleiden haben. Es kann sein, dass tiefsitzende problematische Erfahrungen dazu führen, dass Menschen ihre Beziehungen unbewusst so gestalten, dass die schwierigen Erfahrungen ständig wiederholt werden müssen. Es ist freilich auch möglich, dass Menschen eine innere Antwort auf die frühen Erfahrungen entwickeln in dem Sinne, dass sie mithilfe von Bewältigungsstrategien Wege finden, das Leben trotzdem lebbar zu machen, ein Gefühl für den eigenen Wert zu entwickeln und einigermaßen konstante Beziehungen zu anderen zu errichten. Konstant heißt nicht unbedingt befriedigend oder glücklich, aber wenigstens doch vorhersehbar und handhabbar, auch wenn die Beziehungen inhaltlich leidvoll sind.

Wir werden also anhand von einigen wenigen Beispielen der Frage nachgehen, welches die prägenden biografischen Erfahrungen eines Autors sind (soweit wir das aus verlässlichen Quellen einschätzen können) und wie in Bewältigung dieser Erfahrungen die Beziehungsmuster seiner literarischen Gestalten aussehen.

Es bleibt uns freigestellt, ob wir von dem literarisch dargestellten Menschenbild auf die Grunderfahrung des Autors schließen wollen oder umgekehrt, von den biografischen Voraussetzungen auf die daraus abgeleiteten Menschenbilder. Wenn wir eine Relation zwischen einem literarisch vermittelten Menschenbild und der persönlichen Erfahrungen des Autors herstellen wollen, müssen wir zwangsläufig bei einer der beiden Seite beginnen. Wir können, wie Psychotherapeuten es tun, bei dem Heute anfangen und fragen: Was mag dem heute Erkennbaren biografisch zugrunde liegen? Umgekehrt können wir, wie die Historiker mit den Fakten der zurückliegenden Geschichte beginnen und fragen, was heute daraus geworden ist. Beide Ansätze bergen ein gewisses Risiko, nichts anderes als die selbstversteckten Ostereier zu finden, was der Psychoanalyse gelegentlich vorgeworfen wird. Vielleicht bietet der entwicklungspsychologische Ansatz einen Ausweg. Er stützt sich auf wissenschaftlich fundierte, gewissermaßen normative Annahmen darüber, was ein Kind an Entwicklungsbedingungen benötigt, um bestimmte psychische Strukturen aufbauen zu können, die später für seine Beziehungsgestaltung relevant sind.

Zur Vereinfachung werden wir aus der Vielfalt der Befunde zwei Störungsmuster herausgreifen: eine früh in der Kindheit erworbene persönlichkeitsstrukturelle Störung, die den Aufbau von emotionalen Bindungen und Beziehungen beeinträchtigt und zum Zweiten eine im Verlauf von Kindheit und Jugend entstandene konflikthafte Beziehungsstörung. Dort, wo biografische Belastungen eines Autors die eine oder die andere Entwicklungsproblematik vermuten lassen, werden wir untersuchen, wie sich das auf die Beziehungsmuster ihrer literarischen Figuren auswirkt. Um einigermaßen sicherzugehen, werden wir uns auf zwei Autoren beschränken, über die ausreichend biografische Informationen vorliegen und deren Lebensgeschichte deutliche Belastungsereignisse erkennen lassen. Da bleibt immer noch ein Rest von Zweifel, ob die in Biografien oder gar Autobiografien behaupteten Sachverhalte eine Realität abbilden oder ob sie ihrerseits literarische Fiktion sind. Das wird jeweils zu prüfen sein.

9.6 Leo Tolstoi: Frühe Verluste und lebenslange Sehnsüchte

Als erstes Beispiel betrachten wir Menschenbilder in den Werken Tolstois und beziehen sie auf das Bild, das wir von ihm als Menschen gewinnen können. Wir verfolgen damit keine literaturwissenschaftlichen Absichten, sondern gehen der psychologischen Frage nach, inwieweit Aspekte seines Werkes eine Antwort auf seine persönlichen Beziehungserfahrungen sind. Die prägenden persönlichen Fakten lassen sich aus Biografien entnehmen (z. B. Schmid 2010). Zudem beziehen wir uns auf die autobiografische Veröffentlichung „Kindheit. Knabenalter. Jünglingsjahre" (1852, 1854, 1856), die neben schriftstellerischer Gestaltung auch vieles Persönliche erkennen lässt. Von besonderem Interesse ist das Buch „Sofja A. Tolstaja. Ein Leben an der Seite Tolstois" (Keller u. Sharandak 2009), das sich auf Tagebuchaufzeichnungen Tolstois und seiner Frau stützt.

In Tolstois großen Romanen, die zum Kernbestand der Weltliteratur gerechnet werden, erleben die Leser die historische Situation einer bestimmten Epoche der russischen Gesellschaft. In „Krieg und Frieden" wird das Drama des nationalen Kampfes gegen die eindringende napoleonische Armee geschildert. Was die Leser über 1.000 Seiten hinweg fasziniert, ist nicht nur dieses große historische Gemälde, sondern es ist im Kleinen und Einzelnen die Schilderung zahlreicher Menschen – das Verzeichnis zu „Krieg und Frieden" nennt 58 handelnde Personen. Eine nach der anderen bringt der Autor ins Spiel, lässt sie handeln, sprechen, zueinander in Beziehung treten, insbesondere aber lässt er sie über ihre Situation, über sich selbst und ihre Empfindungen reflektieren. So lernen wir sie in ihrer äußeren Erscheinung und ihrem Handeln kennen, vor allem aber in ihren inneren Einstellungen und Gefühlsbewegungen und in ihrer Lebensentwicklung über viele Jahre hinweg. Wir erleben Familien mit heranwachsenden Kindern, strengen oder hilflosen Vätern, unterdrückten Söhnen, ausgenutzten Töchtern, alten Damen als Zentren gesellschaftlicher Zirkel, junge Adlige im Militärdienst, ältere Männer, die als Offiziere, Generäle oder Politiker im Staatsdienst stehen und vor allem Paare, ältere Ehepaare, Liebespaare, verliebte Jugendliche. Wir nehmen teil an ihrem Alltagsleben, an ihrer Suche nach persönlichem Glück, das meist vergeblich ersehnt wird, zuweilen in kurzen Momenten aufleuchtet. Wir sehen ihr Unglück kommen, das sich unaufhaltsam ausbreitet und dem man, wenn überhaupt nur zufällig entgeht. Speziell der zweite große Roman „Anna Karenina“ bezieht seine Faszination aus der Suche nach einer geglückten Gemeinschaft und dem dramatischen Scheitern dieses Versuchs.

Menschenbilder Tolstois

Das Bemühen um ein erfülltes Leben in einer tragfähigen Beziehung ist das Thema der Frauen, für die Männer stellt sich in einer vorrevolutionären Feudalwelt die Frage nach dem richtigen Leben im Blick auf ihre berufliche Ausrichtung, ihre politische Einstellung und ihre Vorstellung von einer gerechten Gesellschaft in einem wünschenswerten Staatswesen.

Tolstois Menschenbilder entstehen zunächst als eine Dokumentation äußerst sorgfältiger Beobachtungen. In „Krieg und Frieden“ wird in einem frühen Kapitel ein 13-jähriges Mädchen geschildert:

„Das schwarzäugige, nicht gerade schöne, aber muntere Mädchen, mit dem großen Mund, mit den unbedeckten schmalen Kinderschultern, die sich durch das schnelle Laufen zuckend in ihrem Mieder bewegten, mit den schwarzen, unordentlich zurückgeworfenen Locken, den dünnen nackten Armen, den dünnen Beinen in den Spitzenhöschen und den zierlichen Füßchen in den ausgeschnittenen Schuhchen war in jenem liebenswürdigen Alter, wo das junge Mädchen kein Kind mehr und das Kind noch kein junges Mädchen ist."

Von diesem Mädchen, Natascha, wird beschrieben, wie es sich unter einer Treppe versteckt und „wie unter einer Tarnkappe zusah, was da im Zimmer vor sich ging. Sie empfand dabei ein ganz neues, eigenartiges Vergnügen". Sie beobachtet eine Liebes- bzw. Eifersuchtsszene zwischen ihrer Freundin Sonja und ihrem Bruder Nikolai. Sie ist sehr bewegt durch das Geschehen zwischen den beiden und ruft unmittelbar danach ihren Cousin Boris zu sich.

„‚Nun, dann kommen Sie hierher', fuhr sie fort und ging in das Dickicht der Gewächse hinein und warf die Puppe hin. ‚Näher, noch näher', flüsterte sie. Sie fasste den jungen Offizier mit beiden Händen an einem Ärmelaufschlag und auf ihrem erröteten Gesicht prägte sich ein feierlicher Ernst und eine gewisse Bangigkeit aus. ‚Aber mich, wollen Sie mich küssen?', flüsterte sie kaum hörbar und blickte ihn mit gesenkter Stirn von unten herauf an, lächelnd und gleichzeitig vor Aufregung beinahe weinend. Plötzlich sprang sie auf einen Blumenkübel, so dass sie mit dem Kopf höher war als Boris, umarmte ihn, so dass ihre beiden dünnen, bloßen Ärmchen ihn oberhalb des Halses umschlangen, warf mit einer ruckartigen Bewegung ihr Haar zurück und küsste ihn auf den Mund. ... ‚Lieben Sie mich?' unterbrach ihn Natascha. ‚Ja, ich liebe Sie. Aber ich bitte Sie, wir wollen das nicht wieder tun: Noch 4 Jahre ... dann werde ich Sie um Ihre Hand bitten.' Natascha dachte nach, 13, 14, 15, 16, zählte sie an ihren dünnen Fingerchen. ‚Na schön, also abgemacht', und ein Lächeln der Freude und Beruhigung erhellte ihr erregtes Gesicht."

Das Leben dieses Mädchens wird in dem Roman über die Jahre hinaus begleitet, bis auf die letzten Seiten des Romans, wo es ihr, viele Jahre später gelingt, eine wenn auch fragile, so doch tragfähige Beziehung aufzubauen:

„‚Was die Leute für Dummheiten reden', sagte Natascha auf einmal, ‚von den Flitterwochen, und dass die erste Zeit die Glücklichste sei.

Im Gegenteil, jetzt ist die beste Zeit. Wenn Du nur nicht so oft fortreisen müsstest. Erinnerst Du Dich noch, wie heftig wir uns jedes Mal gestritten haben? Und immer hatte ich Unrecht. Jawohl, immer ich. Und worüber wir uns gestritten haben, darauf kann ich mich gar nicht einmal mehr besinnen.'
‚Es war immer derselbe Grund', erwiderte Pierre lächelnd, ‚Eifer ...'
‚Sprich es nicht aus, ich mag es nicht hören', rief Natascha und ein kalter, böser Glanz leuchtete in ihren Augen auf. ‚Hast Du sie gesehen?', fügte sie nach kurzem Schweigen hinzu.
‚Nein, und wenn ich sie gesehen hätte, so würde ich sie nicht wiedererkannt haben.' Sie schwiegen wieder einige Sekunden, dann wandten sie sich plötzlich gleichzeitig einander zu und begannen zu reden, Pierre voll Begeisterung und voll Zufriedenheit mit dem Erreichten, Natascha mit stillem, glückseligem Lächeln."

Das Bild, das Tolstoi vom Menschen zeichnet, ist durch seine Epoche und speziell die typischen Rollenbilder von Männern und Frauen geprägt. Dennoch hat der Leser, anders als bei anderen Schilderungen, die vor rund 150 Jahren entstanden sind, auch eine Gefühl des Zeitlos-Aktuellen: So sind Menschen, so kann es ihnen ergehen.

Fast alle Figuren sind mit der Verwirklichung ihres Lebensentwurfs beschäftigt. Bei den jungen Menschen erscheinen die Entwürfe oft nicht lebbar, idealisiert, illusionär. Bei manchem Alten stammt der Entwurf aus vergangenen Zeiten und wirkt erstarrt und überholt. In beidem schwingt ein Traum von der Suche nach einer besseren, gerechten Welt mit. Mehr als in „Krieg und Frieden" wird das Schicksalhafte des Geschehens in „Anna Karenina" nicht nur von sehnsüchtiger Bedürftigkeit, sondern auch von Bitterkeit und destruktiver Härte unterlegt, die auf etwas hoffnungslos Tragisches im menschlichen Leben verweist. Der Versuch, Liebe zu verwirklichen, muss scheitern.

Persönliche Erfahrungen und ihre Verarbeitung

Welche Erfahrungen des Autors können dieses Menschenbild geprägt haben? Aus psychodynamischer Sicht sind die lebensgeschichtlich frühen Beziehungs- und Bindungserfahrungen dafür entscheiden. In der Autobiografie, die Tolstoi 24-jährig veröffentlicht, beschreibt er sich in seiner großen adligen Familie als Kind mit erheblichen Selbstzweifeln:

„Oft kamen mir Augenblicke der Verzweiflung: Ich glaubte, dass es für einen Menschen wie mich, mit so breiter Nase, so dicken Lippen und so kleinen, grauen Augen kein Glück auf Erden geben könnte; ich bat Gott, ein Wunder zu tun und mich in einen schönen Jungen zu verwandeln; und alles was ich in der Gegenwart besaß, alles was ich in der Zukunft erwerben konnte, hätte ich gerne für ein schönes Gesicht hingegeben." (S. 75)

Später heißt es:

„Ich bin davon überzeugt, dass nichts einen so entscheidenden Einfluss auf die Geistesrichtung eines Menschen hat, wie sein Äußeres, und zwar weniger das Äußere selbst, als vielmehr die Überzeugung, dass es anziehend oder nicht anziehen ist." Und weiter heißt es, „Ich bemühte mich, alle Freuden zu verachten, die einem ein angenehmes Äußeres verschaffen kann (...) und bemühte mich mit allen Kräften meines Verstandes und meiner Phantasie, einen Genuss in stolzer Einsamkeit zu finden." (S. 159)

Die Sache der Einsamen ist es zu beobachten. Dazu Tolstoi:

„Ich fühlte mich immer einsamer und mein Hauptvergnügen waren stille Überlegungen und Beobachtungen (...) Der Schauplatz meiner Beobachtungen war vor allem das Mädchenzimmer, wo sich ein für mich sehr interessanter und berührender Roman abspielte (...) Von dem dritten Absatz kann ich alles sehen, was im Mädchenzimmer vorgeht. Da ist die Ofenbank und darauf ein Bügeleisen, eine Puppe aus Pappmaschee mit zerschlagener Nase, ein kleines Waschfass und eine Waschschüssel; da ist das Fensterbrett, auf dem ein Stückchen schwarzes Wachs, eine Strähne Seidengarn, eine angebissene Gurke und eine kleine Schachtel Konfekt unordentlich herumliegen, da ist auch der große Tisch, darauf eine angefangene Näharbeit mit einem in Karton gewickelten Stein beschwert, und an dem Tisch sitzt sie, in dem Kleid, in dem ich sie am liebsten sehe, in dem rosa Leinen, mit dem hellblauen Halstuch, das meine Aufmerksamkeit ganz besonders anzieht. Sie näht, hält ab und zu inne, um sich mit der Nadel am Kopf zu kratzen oder die Kerze zurecht zu rücken und ich sehe sie an und denke ‚Warum ist sie nicht als vornehme Dame auf die Welt gekommen, mit diesen hellen blauen Augen, dem dicken dunkelblonden Zopf und der hohen Brust? Wie gut würde es ihr stehen, im Salon zu sitzen, in einem Häubchen mit rosa Bändern und einem rotseidenen Kleid. Nicht so einem wie Mimi, sondern in einem, wie ich es auf dem Boulevard gesehen habe. Ich würde sie im Spiegel betrachten und würde alles für sie tun, was sie wollte' …" (S. 200).

Schließlich schildert er in dem dritten Teil „Jünglingsjahre" seine wichtigsten Empfindungen:

„Vier Gefühle waren die Grundlage meiner Träumereien: die Liebe zu ihr, zu der Frau, die ich mir vorstellte und von der ich immer in ein und demselben Sinn träumte und der ich jeden Augenblick irgendwo zu begegnen erwartete (…) Das zweite Gefühl war die Liebe zur Liebe. Ich wollte, dass alle Leute mich kannten und liebten (…) Das dritte Gefühl war die Hoffnung auf ein ungewöhnliches, eitles Glück, eine so starke und feste Hoffnung, dass sie an Wahnsinn grenzte (…) Das vierte und stärkste Gefühl war der Abscheu vor mir selbst und die Reue. Mich von der ganzen Vergangenheit zu lösen, alles was gewesen war, umzugestalten und zu vergessen und mein Leben mit all seinen Beziehungen ganz von neuem zu beginnen." (S. 243)

Am Ende der „Jünglingsjahre" gibt es ein Kapitel „Ich lerne die Familie näher kennen". Darin heißt es:

„Eines schönen Tages kommt es in diesem Familienkreis plötzlich zu einer manchmal bedeutungslos scheinenden Meinungsverschiedenheit über ein Stück Seidenspitze oder über eine Visitenkarte oder über die Pferde des Mannes – und ohne jeden ersichtlichen Grund wird der Streit immer erbitterter, unter dem Schleier wird es schon zu eng zur Erörterung der Angelegenheit, und auf einmal treten zum Schrecken der Streitenden selbst und zum Erstaunen der Anwesenden die wahren, unschönen Beziehungen klar zutage; der Schleier, der nichts mehr verbirgt, flattert sinnlos zwischen den kämpfenden Parteien und erinnert einen nur daran, wie lange man sich von ihm täuschen ließ (...) Eine solche kranke wunde Stelle gibt es fast in jeder Familie."

Als das eindringlichste Ereignis seiner Kindheit wird in dem literarischen Text der Tod der Mutter im 11. Lebensjahr beschrieben und in der Folge die unerreichbare Ferne des Vaters. Der Vergleich der Autobiografie mit den biografischen Daten lässt jedoch eine weitaus stärkere Belastung erkennen: die Mutter ist nicht im elften, sondern bereits in seinem zweiten Lebensjahr gestorben, der Vater in seinem sechsten Lebensjahr. Tolstoi ist in einer reichen, auf dem Land lebenden Grafenfamilie mit vielen Kindermädchen, Hauslehrern, Dienern, Kutschern usw. aufgewachsen. Er wird fortan von einer Tante erzogen. Er genießt das, was man „eine gute Erziehung" nennt. Das „comme il faut" wird ihm wichtig, das heißt „tadelloses Französisch, gepflegte Fingernägel, gekonnte gesellschaftliche Umgangsformen und ein ständiger Ausdruck einer gewissen eleganten herablassenden Langeweile... Stolz sage ich, dass ich ein Aristokrat hinsichtlich Geburt, Benehmen und Stellung bin" (Schmid S. 16).

Die Autobiografie schildert einen wenig angeleiteten Jungen, der in schulischen und Studiendingen wenig erfolgreich ist, früh Beziehungen zu Prostituierten aufnimmt, während Liebesbeziehungen lediglich in seiner Fantasie stattfinden. Er bleibt in vielem Zuschauer und Beobachter und entdeckt schließlich sein Talent, das Beobachtete niederschreiben zu können. Nach tastenden Versuchen beginnt er mit dem Anspruch, in seinem Schreiben nun etwas wirklich Großes zu leisten, was ihm in „Krieg und Frieden" auch gelingt.

Nachdem er als Kind am eigenen Leibe massiv belastete Bindungserfahrungen gemacht hat und als Außenbeobachter in einsamer Rollenhaftigkeit verbliebt, gelingt es ihm in seinem Werk, die Beziehungswelt der Menschen nochmals neu zu erschaffen, wobei die große Sehnsucht letztlich immer unerfüllt bleibt.

Das Scheitern der Bewältigung

Damit könnte die Frage nach dem literarisch gestalteten Menschenbild und der eigenen Beziehungserfahrung eigentlich als beantwortet gelten, wäre nicht im weiteren Leben Tolstois etwas sehr Eindrückliches geschehen, das die bisherige Ausgestaltung seines Menschenbildes nochmals anders beleuchtet. Nach der Fertigstellung von „Anna Karenina" und der mittlerweile großen Anerkennung als Schriftsteller gerät Tolstoi in eine schwere persönliche Krise mit massiven Selbstzweifeln, Selbstvorwürfen und depressiv-suizidalen Zügen. Er hatte 34-jährig seine 18-jährige Frau geheiratet und lebte seither auf dem Lande. Aus den Tagebuchaufzeichnungen seiner Frau wird ersichtlich, dass sie anfangs ähnliche Sehnsüchte gelebt hat wie Tolstois Romanfiguren. Doch ihr Mann beharrte auf strikter Unterordnung seiner Frau und den Verzicht auf ihren künstlerisch-literarischen Tätigkeiten. Er forderte viel Ruhe und Einsamkeit für seine Arbeit und neigte zu Jähzornsausbrüchen, insbesondere aber stellte er lebenslang sexuelle Ansprüche an sie, die 20 Schwangerschaften erlebte und lebende 13 Kinder gebar. Zugleich äußerte Tolstoi zunehmend eine globale Verurteilung des Sexuellen und Abwertung des Weiblichen. „Der Teufel ist eine Frau", heißt es in der „Kreutzersonate", deren Hauptfigur die Unmöglichkeit einer Ehe zu beweisen sucht.

In dem Buch „Meine Beichte", das er 56-jährig veröffentlicht, führt er aus, dass sein Bemühen um ein zufriedenes Familienleben ihn allzu lange von der Suche nach dem Sinn des Lebens abgehalten habe. Die Verführung der Schriftstellerei, des Erfolgs und des Gelderwerbs hätten „alle Fragen in meiner Seele über den Sinn meines und des allgemeinen Lebens betäubt" (S. 24). Jetzt ist er gepeinigt von Selbstvorwürfen:

„Ich habe im Krieg Menschen umgebracht, zum Duell gefordert, um zu töten, im Kartenspiel verloren, habe die Arbeit der Bauern ausgenutzt, sie bestraft, habe gefehlt, betrogen, Lüge, Raub, Wolllust, Trunksucht, Gewalt, Mord – es gibt kein Verbrechen, das ich nicht begangen hätte."

Seine Verzweiflung über den nicht auffindbaren Sinn des Lebens wird so groß, dass er ständig von dem Gedanken an Selbstmord begleitet ist.

Schließlich fand er eine Antwort, sie war religiöser Natur. Es kam ihm zum Bewusstsein, dass die Frage, wie soll ich leben, die Antwort findet „nach dem Gesetz Gottes". Tolstoi gründet eine Art Landkommune, er fordert die Enteignung der Aristokraten, wehrt sich gegen staatlichen Zwang, fordert eine neue Ordnung mit religiösen Zügen. Sie soll den Regeln der Vernunft folgen, der Verbrüderung aller Menschen dienen und in einer strengen Moral leben. Zu dieser neuen Einstellung gehört auch, dass Tolstoi auf die Einnahmen aus seinen Veröffentlichungen verzichtet, was seine große Familie in Bedrängnis brachte. Seine Auseinandersetzungen mit staatlichen Stellen und mit seinen Angehörigen nahmen ständig zu, die Mitglieder seiner sektenartigen Gruppe gewannen an Bedeutung. Am 28. Oktober schließlich verlässt Tolstoi nachts fluchtartig sein Anwesen, auf der Reise erkrankt er an einer Lungenentzündung. Seine Frau, die ihm nachgereist ist, lässt man nicht zu ihm. Am 7. November stirbt er 81-jährig auf einer Bahnstation – wo ja auch seine Romanfigur Anna Karenina den Tod gefunden hatte.

Die Wiederkehr des Verdrängten

Dieser zweite Lebensabschnitt wirft nochmals ein Licht auf sein Bild vom Menschen, aber auch auf ihn selbst als menschliche Person. Seine lebenslang vergebliche Suche nach einer beruhigenden menschlichen Beziehung und Seinsgewissheit findet in der ersten Lebenshälfte ihren Ausdruck in der Darstellung der literarischen Gestalten. In der zweiten Hälfte bricht sich die Bitterkeit des Verlassenen und Verlorenen Bahn. Er sucht die Verschmelzung in einer religiösen Gemeinschaft aller Menschen aber stellenweise leuchtet auch das ursprüngliche Beziehungsthema auf. Der 80-Jährige schreibt in sein Tagebuch (zit. in Keller u. Sharandak 2009):

„Den ganzen Tag dumpfer melancholischer Zustand. Gegen Abend wurde dieser Zustand zum zärtlichen Gefühl, zum Wunsch nach Zärtlichkeit, nach Liebe. Es verlangte mich, wie in der Kindheit, mich an einen liebendes, einfühlsames Wesen zu schmiegen und voller Ergriffenheit zu weinen. Doch wo ist dieses Wesen, an das ich mich schmiegen könnte? Ich gehe alle, die ich liebe durch – keiner kommt infrage. An wen soll ich mich anlehnen? Klein sein und mich an die Mutter schmiegen, so wie ich sie mir vorstelle (…) Ja, sie ist in meiner Vorstellung die höchste Verkörperung reiner Liebe, nicht kalter, göttlicher, sondern warmer, menschlicher Mutterliebe. Danach strebte meine höchste, ermattete Seele. All dies ist wahnsinnig, doch ist es die Wahrheit."

Das Beispiel Tolstois lässt erkennen, dass sich unterschiedliche, geradezu gegensätzliche Menschenbilder, die der Schriftsteller im Laufe seines Lebens entwirft, sich auf die gleiche prägende Beziehungserfahrung zurückführen lassen. Sie resultieren aus unterschiedlichen Versuchen, die ursprüngliche Belastung zu bewältigen. In seinem künstlerischen Schaffen der ersten Lebenshälfte lässt Tolstoi als Antwort auf seine frühen Bindungsverluste (depressiver Grundkonflikt) eine narzisstische Bewältigung erkennen. Sie liegt in dem – sehr erfolgreichen – Versuch, sich als großartiger, von allen bewunderter Schriftsteller zu verwirklichen. Einen weiteren Bewältigungsversuch realisiert er in seiner schriftstellerischen Darstellung der Glück und Selbstverwirklichung suchenden Menschen, die er mit großer Subtilität und liebevoller Intensität zu zeichnen vermag. Allmählich und insbesondere in dem Roman „Anna Karenina" wird allerdings bei den handelnden Figuren die Unmöglichkeit deutlich, gelingende Beziehungen aufzubauen und die Hauptpersonen scheitern dramatisch. Darüber hinaus tauchen in dem Roman zunehmend Figuren auf, die sich mit der Alltagswirklichkeit schwer tun und Träume von einem ganz anderen, eben einem alternativen Leben nachhängen, so wie Tolstoi es einige Zeit später selbst auch tun wird. In diesem Kontext, in dem Tolstois schriftstellerisches Menschenbild sich zu verändern beginnt, erlebt auch der Autor schließlich einen massiven psychischen Einbruch und fällt in eine schwere Depression. Er überlebt die suizidale Krise und entwickelt einen weiteren Bewältigungsversuch. Nun sucht er seine Erfüllung nicht mehr, wie er es früher selbst getan oder in seinen Romanen beschrieben hat, in glücklichen familiären Beziehungen, sondern in der Idee der Verschmelzung mit allen Menschen, mit dem Guten und Wahren, mit der unverfälschten Natur und mit Gott. An die Stelle der Suche nach dem idealen Objekt tritt eine Selbst-Objekt-Verschmelzung. Als eine Art religiöser Guru wird er Mittelpunkt einer Gemeinschaft, die von außen als „die Tolstoianer" bezeichnet wird. Unter diesen Bedingungen werden seine familiären Beziehungen und insbesondere die zu seiner Frau immer quälender, wie aus den Tagebuchaufzeichnungen beider hervorgeht.

In der Erzählung „Die Kreutzersonate", die er 63-jährig veröffentlicht, lässt er die Hauptfigur, einen älteren Mann, P., im Laufe einer langen Eisenbahnfahrt die Geschichte seiner Ehe erzählen, die damit endet, dass er seine Frau umbringt. Es ist die Geschichte eines grenzenlosen Hasses, der sich zwischen Mann und Frau ausbreitet, während der Mann zugleich durch sein starkes sexuelles Verlangen an die verhasste Frau gefesselt bleibt und darüber hinaus von Eifersucht gequält wird. Es ist eine einzige lange Suada des

Selbsthasses und der Selbstverachtung, die P. gegen sich richtet, des wütenden Hasses auf das, was der Sexualtrieb aus ihm macht und der hasserfüllten Entwertung seiner Frau und der Frauen schlechthin. Er spricht von dem „Weib als Genussmittel", den „halb oder ganz verstümmelten hysterischen Weibern", von der Frau, die, wenn sie die Empfängnis verhindern kann, „ganz und gar zur Prostituierten wird, die noch unter dem Tier steht, da sie nur noch Sache ist". Wie immer, wenn einem Menschen die strukturelle Fähigkeit der Selbst-Objekt-Differenzierung nicht zur Verfügung steht, gelingt ihm weder die Annäherung noch die Trennung: „Wir waren wie zwei Sträflinge, die an eine Kette geschmiedet sind, einander hassen, sich gegenseitig das Leben vergiften und sich bemühen, das nicht zu sehen." P. äußert sich überzeugt, von 100 Ehepaaren lebten 99 in der gleiche Hölle wie er und seine Frau. Nachdem er schließlich seine Frau erstochen hat, wird ihm eines klar, dass er um nichts in der Welt hätte eine Ehe eingehen dürfen. In einem Nachwort kommentiert Tolstoi diesen Text, der offenbar viele Leser veranlasst hatte, sich an ihn zu wenden. Er habe zeigen wollen, wohin die heutige Erziehung führe, dass „bei den überpflegten Kindern wie bei allen überernährten Geschöpfen ungewöhnlich früh eine unüberwindliche Sinnlichkeit erscheint, die diesen Kindern in der Pubertät schreckliche Qualen bereitet… Die Folge ist, dass die scheußlichsten sexuellen Laster und Krankheiten zu gewöhnlichen Begleiterscheinungen der Pubertät von Kindern beiderlei Geschlechts werden und sich oft auch im späteren Alter nicht verlieren". (Ein Thema, das Tolstoi in seiner frühen Autobiografie bezogen auf die eigene Person angedeutet hatte.)

Im Weiteren plädiert er für einen sittlichen Wegweiser christlicher Art und insbesondere für die Keuschheit als Ideal, ferner für das Bemühen, das Reich Gottes auf Erden zu errichten und an das Ideal Christi „in seiner ganzen

Reinheit“ zu glauben. Der Gegensatz zwischen der literarischen Hauptfigur der Kreutzersonate und den Kommentaren des Autors ist so groß, dass er geradezu wie eine Spaltung imponiert. Er beschreibt die Unmöglichkeit, extrem widersprüchliche Gefühle und Impuls zu integrieren. Tolstoi reagiert auf die selbsterfahrene Unmöglichkeit, in einer befriedigenden Beziehung zu leben und insbesondere sein starkes sexuelles Verlangen in den Beziehungswunsch zu integrieren, mit einem Postulat hoher Ideale, die für alle Menschen gelten sollen. Er versucht nichts weniger als eine neue gesellschaftliche und menschliche Idealität zu begründen.

Die Folgen der frühen Verletzung lassen sich psychodynamisch verstehen: die affektive Spannung, die eine frühe Bindungsstörung hinterlässt, entspringt aus der eigenen Ungeborgenheit, die zugleich eine Angst vor der eigenen Leere, vor dem Selbstverlust beinhaltet. Als Gegenmittel hierzu kann jede affektive Stimulierung genutzt werden: Selbstverletzung, orale Gier nach Essen, Trinken oder Suchtmitteln, aber auch sexuelle Stimulierung. Alle diese Strategien können zugleich Suchtcharakter gewinnen, auch das gesteigerte sexuelle Verlangen. So besteht als Folge der frühen Bindungsstörung einerseits ein großes Bedürfnis nach harmonisch verschränkten emotionalen Beziehungen und andererseits ein suchtartig starkes sexuelles Verlagen, das in der Regel diffus und wenig personenbezogen bleibt. Daraus entsteht jene quälende Unvereinbarkeit, von der bei Tolstoi zunehmend die Rede ist, sei es bei seinen literarischen Figuren, sei es bei ihm selbst, die schließlich gleichermaßen in den Selbsthass und Objekthass mündet. Da bleibt nur noch die Hoffnung auf Erlösung, die im Verschmelzen mit einem religiös gedachten Guten gesucht wird, wodurch alle Widersprüche aufgelöst werden sollen.

„Wozu das alles?“, schreibt der knapp 70-Jährige in seinem Tagebuch. „Das ist das Geheimnis, das wir nicht erraten können. Hier ist Gott und der Glaube an ihn!“

Tolstois Menschenbild lässt sich also aus der Erfahrung seiner frühen Beziehungsverluste verstehen. Der Entwurf der ersten Lebenshälfte ist dazu angetan, die persönlichen Verlusterfahrungen zu bewältigen, indem er die Menschen auf der Suche nach liebevollen Beziehungen und Selbstverwirklichung zeigt. Die zweite Lebenshälfte bringt das Eingeständnis des persönlichen Scheiterns und Alleinbleibens. Der ausbrechende Enttäuschungshass richtet sich in den persönlichen Beziehungen wie bei den literarischen Gestalten gegen die Frauen und gegen die eigene bedürftige Natur. Dabei wird das Gefühl der hilflosen Zerrissenheit so mächtig, dass eine geradezu wahnhafte religiöse Vorstellung Rettung verspricht.

9.7 Thomas Bernhard: Biografische Katastrophen und desolate Beziehungen

Als zweites Beispiel nehmen wir den österreichischen Autor Thomas Bernhard, dessen zahlreiche Bücher, Theaterstücke, Briefwechsel, Interviews etc. weit verbreitet sind. Er gab sich zu Lebzeiten als sehr kritischer Geist, Provokateur und Querkopf, was dazu geführt hat, dass manche ihn strikt ablehnen und andere ihn geradezu lieben.

Betrachten wir zuerst seine biografischen Entwicklungsbedingungen. Sie sind von ihm selbst in fünf autobiografischen Romanen dargestellt worden: „Die Ursache. Eine Andeutung“ (1975); „Der Keller. Eine Entziehung“ (1976); „Der Atem. Eine Entscheidung“ (1978); „Die Kälte. Eine Isolation“ (1981); „Ein Kind“ (1982). Als relevante Lebensdaten erwähnt der Verlag folgende Fakten: Die unverheiratete österreichische Mutter bringt das Kind 1931 in Holland zur Welt, gibt es dort in ein Heim für uneheliche Kinder, dann zu Pflegeeltern auf ein Wohnboot bei Rotterdam. Der Vater streitet die Vaterschaft ab, er kommt später bei einem Unfall oder eventuell Suizid ums Leben. Nach einem dreiviertel Jahr bringt die Mutter das Kind zu ihren Eltern nach Wien, vier Jahre später ziehen die Großeltern mit dem Kind aufs Land. Die Mutter heiratet in seinem 5. Lebensjahr, zwei Halbgeschwister werden geboren. Die Mutter kommt mit dem Kind zunehmend nicht zurecht, im 10. Lebensjahr wird es in ein Heim für schwererziehbare Kinder gegeben, später ab 13 in ein Internat, wo es in einem NS-Knabenasyl das Kriegsende erlebt. Es folgt ein weiterer Ortswechsel, Abgang vom Gymnasium mit 16 Jahren und Beginn einer kaufmännischen Lehre, später lebensbedrohliche Lungenerkrankung und viele Klinikaufenthalte.

Die Lebensumstände sind eine fortwährende Katastrophe vom ersten Tag an. Aus den genannten Büchern, in denen Bernhard sich in die frühe Situation hineinversetzt und die später erinnerte Zeit detailliert beschreibt, werden katastrophale emotionale Defiziterfahrungen erkennbar. In der Beziehung zu der Mutter wird eine massive Problematik, eine quälerische Hassliebe beschrieben: eine junge Frau, die sich durch ihren kleinen Sohn ständig an ihren lieblosen Partner, den Vater des Kindes, erinnert; ein kleiner Sohn, der die Mutter durch sein gestörtes Verhalten (Einnässen, Weglaufen) ständig scheitern lässt. Lebensrettend ist die Figur des Großvaters, ein gebildeter Mann, jedoch erfolgloser Schriftsteller, der dem Jungen von klein auf weniger realistische Einstellungen als narzisstische Größenfantasien eingibt, sodass z. B. das neu eingeschulte Kind seine Lehrer von Anfang an als unfähige Idioten beschimpft und sich überall sofort unbeliebt macht.

Die frühe Lebenssituation ist, was Beziehungserfahrungen betrifft, von Anfang an hochgradig defizitär, die soziale Situation ist massiv belastet, die gesellschaftliche Situation geprägt durch die ausgehende NS-Zeit, das Kriegsende und eine Nachkriegszeit, die von Armut und Hunger und von restaurativen politisch-religiösen Tendenzen bestimmt ist. Die gesundheitliche Situation des jungen Mannes ist ein ständiger Kampf ums Überleben bis zu einem verfrühten Tod. Dies sind die prägenden Ausgangsbedingungen. Sie betreffen einen Menschen, dessen Überleben offenbar durch zwei Begabungen befördert wurde, ein musikalisches Talent (Gesang und Geigenspiel) und eine Begabung, Geschehnisse sprachlich auf sehr spezielle Weise zu formulieren. Bernhard ist für uns in diesem Kontext eine Persönlichkeit des öffentlichen Interesses, kein Patient. Gleichwohl findet sich bei ihm vieles, was wir von Patienten kennen: schwere Verstimmungen, Suizidalität, massive Kontakt- und Beziehungsprobleme, obsessive Beschäftigung mit Ärgernissen seiner Epoche und Gesellschaft. Aber erwartet man nicht von einem Künstler, dass er sensibel genug ist, an den Wunden seiner Zeit zu leiden?

Bernhards Menschenbild

Was aber sehen wir, wenn wir nun die Aufmerksamkeit auf das Menschenbild richten, das in den Figuren seiner Romane gestaltet ist? Ich nehme als Beispiel den Roman „Holzfällen. Eine Erregung" (1984). Ein Ich-Erzähler sitzt bei einer Abendgesellschaft in einem Ohrensessel in einer halbdunklen Ecke, beobachtet und kommentiert die Anwesenden in einem 320 Seiten langen Monolog, daraus einige Beispiele.

„Ich bin ihr Beobachter, der widerwärtige Mensch, der es sich im Ohrensessel bequem gemacht hat und im Schutze des Halbdunkels des Vorzimmers sein ekelhaftes Spiel treibt, die auersbergerischen Gäste mehr oder weniger auseinander zu nehmen, wie gesagt wird. Das hatten sie mir immer verübelt, dass ich sie immer auseinander genommen habe bei jeder Gelegenheit, tatsächlich skrupellos, aber ich hatte immer einen Milderungsgrund; ich nahm mich selbst noch viel mehr auseinander, verschonte mich nie, zerlegte mich selbst bei jeder Gelegenheit in alle Bestandteile, wie sie sagen würden, sagte ich mir auf dem Ohrensessel, mit derselben Ungeniertheit, mit derselben Gemeinheit, mit derselben rücksichtslosen Vorgehensweise. Dann ist von mir selber immer noch viel weniger übrig geblieben als von ihnen, sagte ich mir." (S. 83 f.)

„Alle diese Leute waren ja einmal tatsächlich Künstler oder wenigstens Kunsttalente, dachte ich jetzt auf dem Ohrensessel, jetzt sind sie alle nur mehr noch ein einziges Kunstgesindel, das mit Kunst und also mit künstlerisch eben nicht mehr gemeinsam hat als das Abendessen der Eheleute Auersberger. Alle diese Leute, die einmal tatsächlich Künstler oder wenigsten künstlerisch gewesen sind, dachte ich auf dem Ohrensessel, sind nur mehr noch die Larven und Hülsen derer, die sie einmal gewesen sind." (S. 92)

Auch hier nimmt der Autor die Position des Beobachters ein, ähnlich wie das bei Tolstoi anklang, aber seine Einstellung ist nicht eine wohlwollende oder gar idealisierende, sondern eine zersetzend kritische.

„Ich spiele ihnen nur vor, dass ich in der Gentzgasse und also bei ihnen in ihrer Wohnung bin, sagte ich mir, ich habe ihnen immer alles vorgespielt, sagte ich mir. Ich habe allen alles immer nur vorgespielt, ich habe mein ganzes Leben nur gespielt und vorgespielt, sagte ich mir auf dem Ohrensessel, ich lebe kein tatsächliches, kein wirkliches, ich lebe und existiere nur ein vorgespieltes, ich habe immer nur ein vorgespieltes Leben gehabt, niemals ein tatsächliches, wirkliches, sagte ich mir." (S. 105)

Bernhard bleibt nie bei der kritischen Sicht auf die anderen stehen, sondern wendet seine Überlegungen stets als ebenso vernichtende Selbstkritik gegen die eigene Person.

„Um uns aus einer Notsituation zu erretten, denke ich, sind wir selbst genauso verlogen wie die, denen wir diese Verlogenheit andauernd vorwerfen, deretwegen wir alle diese Leute fortwährend in den Schmutz ziehen und verachten, das ist die Wahrheit; wir sind überhaupt um nichts besser als diese Leute, die wir andauernd nur als unerträgliche und widerliche Leute empfinden, als abstoßende Menschen, mit welchen wir möglichst wenig zu tun haben wollen, während wir doch, wenn wir ehrlich sind, andauernd mit ihnen zu tun haben und genauso sind wie sie." (S. 316)

Das Bild anderer Menschen und das Bild der eigenen Person wird gnadenlos zerpflückt, entwertet, verdächtigt, infrage gestellt. Der Mensch erscheint generell als eine Fehlkonstruktion. Warum sollte ein Leser, der nicht gerade mit der Welt völlig zerfallen ist, so etwas lesen wollen (oder es als Hörbuchaufzeichnung anhören)? Es ist die Sprache, die zunächst quälerisch-zwanghaft anmutet und den Leser oder Hörer dann mehr und mehr durch ihren Stakkato in ihren Bann zieht, durch die permanente kreisende Bewegung mit der die Themen durchgespielt werden. Das extrem negative Menschenbild, das in den handelnden Figuren gezeichnet ist, wird durch das Selbstbild des Beschreibenden aufgelockert. Der Ich-Erzähler sitzt nicht sozialphobisch in einem Keller, sondern mitten in einer Gesellschaft von Menschen, die er mit größter Aufmerksamkeit beobachtet und mit einer Art garstigen Humor beschreibt. Als er sich endlich nachts aus der Gesellschaft losreißt, um nach Hause zu gehen, gelingt es ihm, so etwas wie Zuwendung zu formulieren:

„Das sind diese Menschen, die ich immer gehasst habe und die ich hasse und die ich immer hassen werde und doch die besten Menschen sind, dass ich sie hasse, aber dass sie rührend sind, dass ich Wien hasse und dass es doch rührend ist, dass ich diese Menschen verfluche und doch lieben muss, dass ich Wien hasse und doch lieben muss und dass dies immer meine Stadt sein wird und diese Menschen meine Menschen sind und immer meine Menschen sein werden." (S. 321)

Das Buch endet mit einer für unser Thema sehr interessanten Äußerung:

„Und ich dachte, dass ich wie allem Fürchterlichen auch diesem fürchterlichen sogenannten künstlerischen Abendessen entkommen bin und dass ich über dies sogenannte künstlerische Abendessen schreiben werde, ohne zu wissen was, ganz einfach etwas darüber schreiben werde und ich lief und lief und dachte ich werde sofort über dieses sogenannte künstlerische Abendessen in der Genzgasse schreiben, egal was, nur gleich und sofort über dieses künstlerische Abendessen in Genzgasse schreiben, sofort, gleich dachte ich wieder durch die innere Stadt laufend, gleich und sofort und gleich und gleich, bevor es zu spät ist." (S. 321)

Besser kann die Bewältigungsstrategie des Schreibens als Überlebenstechnik nicht dargestellt werden.

Werk und Persönlichkeit

Reich-Ranicki (2002) führt aus, „in Bernhards Werk fehlte etwas, das in der großen Literatur ganz selten fehlt; es gibt keine Liebe bei ihm". An anderer Stelle (1983) bezeichnet er Bernhard als „unserer Literatur düstersten Poeten und bittersten Propheten. Er hört nicht auf, die Krankheit und die Auflösung, den Verfall und den Untergang zu besingen: Von seinem Thema, der lebenslangen Angst des Menschen vor seinem Ende, kann und will er sich nicht abwenden. Er ist und bleibt ein Dichter des Todes."

In einem Interview (Fabjan u. Kedzierski 2011) beschreibt der sieben Jahre jüngere Halbbruder, der den schwer kranken Bernhard lange ärztlich betreut hat, dessen Situation noch einmal sehr anschaulich, wie sehr er sich in jungen Jahren als der Familie nicht zugehöriger Außenseiter gefühlt habe, wie einsam er sein Leben lang geblieben sei, wie sehr alle in seiner Nähe, auch er unter seiner erschreckenden Kälte und abweisenden Haltung zu leiden hatten: „Eine richtige Vertrautheit war mit ihm nicht zu erreichen." Bis auf eine deutlich ältere Frau, die Bernhard als „meinen Lebensmenschen" kennzeichnete, gab es keine engen Beziehungen zu Frauen. „Aus seiner Entwicklung heraus war ihm die Welt der Erotik unheimlich geblieben", sagt der Bruder, „sexuelle Beziehungen waren ihm nicht möglich, Familie, Kinder, das hat ihn nicht interessiert". Der Bruder fasst es für sich so zusammen: „Ein wesentlicher Teil seines Grunddefizits war fehlendes Grundvertrauen in die Welt, in seine unmittelbare Umwelt, da war immer Misstrauen."

Auch das Thema der Bewältigung klingt in diesem Gespräch an. Der Bruder stellt fest, „er hat ein künstlerisches, aber auch künstliches Leben geführt. Bei ihm war jeder Tag inszeniert von dem Moment an, wo er sich in die Literatur geflüchtet hat, oder Zuflucht gesucht hat, weil er gemerkt hat, im normalen Leben geht er unter". Die literarische Welt als Zuflucht, das Schreiben als lebenserhaltende Maßnahme. Elfriede Jellinek wird erwähnt, die meinte, er habe einen Schreibrhythmus, als würde er vor etwas fliehen. Der Bruder bezieht diese angstvolle Seite auch das chronische kortisonpflichtige Lungen- und Herzleiden mit ständigen Schmerzen und Ängsten. Gelebt habe der Bruder von der Anerkennung seiner Literatur, insbesondere im Ausland, während ihn die Anfeindungen im heimischen Wien verletzt hätten. Zugleich registriert der Bruder bei Bernhard aber auch „einen seltenen tiefen Ernst, wie nur wenige Menschen ihn besaßen" und eine „lebenslange Suche nach Anerkennung und Liebe".

Wie lässt sich im Falle Bernhards der Zusammenhang zwischen dem Beziehungsverhalten seiner literarischen Figuren und seinen eigenen prägenden Erfahrungen verstehen? Man darf wohl sagen, dass beide weitgehend identisch sind, ein Eindruck der dadurch verstärkt wird, dass in den literarischen Werken häufig Ich-Erzähler auftreten. Es hat den Anschein, dass die literarische Gestaltung der eigenen Grunderfahrung ständig repetiert, dabei auch überhöht, stellenweise karikierend übertrieben wird.

Bernhards Beispiel lässt erkennen, wie die früh erworbene, schwere Bindungsstörung eines Menschen, gefolgt von massiven sozialen Belastungen und lebenslangen gesundheitlichen Beeinträchtigungen eine Persönlichkeitsstruktur schafft, die nur mit Mühe in das Leben hineinfindet und ständig mit dem Tod bzw. dem Suizid zu kämpfen hat. Das Schreiben hilft, am Leben zu bleiben und das Leben zu ertragen. Es wandelt die erlebten Erfahrungen von Einsamkeit, Kränkung, Fremdheit und Hass und erlaubt, diese Gefühle ständig gegen andere zu richten. Am heftigsten wird der wütende Hass in den Situationen, in denen andere, vor allem Offizielle des Kulturbetriebs gekommen sind, ihn zu ehren und ihm Preise zu verleihen. Bernhard wütet gegen sich, weil er des Geldes wegen die Preise annimmt, aber noch heftiger wütet er gegen die Gratulanten, so als müsse er Empfindungen von Freude, Stolz und Berührtsein im Keime ersticken. In „Meine Preise" (2009) heißt es:

„Jetzt hast Du Dich mit ihnen, mit diesen, die da im Saale sitzen und mit ihren heuchlerischen Ohren seiner Heiligkeit dem Ministers lauschen, gemein gemacht. Jetzt gehörst Du zu ihnen, jetzt bist Du auch dieses Pack, das Dich immer zur Raserei gebracht hat und mit dem Du zeitlebens nichts zu tun haben wolltest. Du sitzt in Deinem dunklen Anzug da und steckst Hieb auf Hieb ein. Eine Unverschämtheit nach der anderen. Und bewegst Dich nicht, springst nicht auf und gibst dem Minister eine Ohrfeige. Ich redete mir gut zu, ruhig zu bleiben, immer sagte ich zu mir, ruhig, ruhig, ich sagte es so lange, bis der Minister mit seiner hochmütigen Unverschämtheit aufgehört hatte. Er hätte Ohrfeigen verdient, aber er hat tosenden Applaus erhalten."

Man kann sich vorstellen, wie Bernhards Dankesrede ausfiel, jedenfalls veranlasste sie den Minister, wütend aus dem Saal zu stürzen.

Je länger man Bernhards Texte liest (und mit ihm leidet), desto eher wird auch eine Spur von ironischer Übertreibung spürbar, in der nicht alles wörtlich und ernst genommen werden muss, eine Tendenz zu skurrilem Schabernack und schließlich, aber stets ganz am Rande, auch eine Andeutung von letztlich liebevollem Interesse an Menschen. Das erlaubt es einem Teil der Leser, sich von den Texten berühren und faszinieren zu lassen, während sich – nach der wirksamen Logik von Spaltungsprozessen, die hier anzunehmen sind – ein anderer Teil giftig angegriffen fühlt und jene feindselige Zurückweisung äußert, die der Autor als Person lebenslang erlebt und gefürchtet hat.

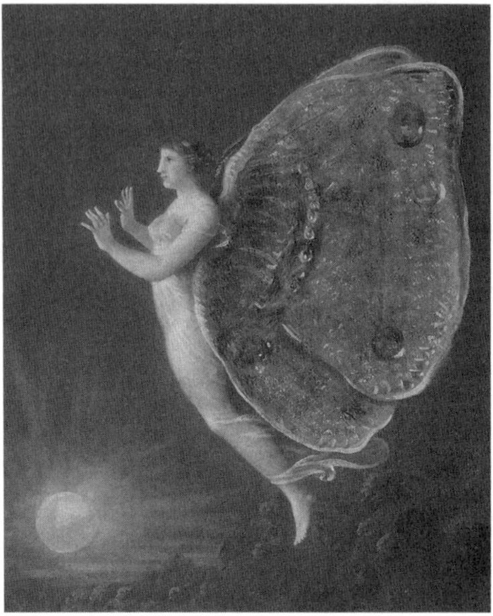

„Ich, als denkend, bin ein Gegenstand des inneren Sinnes und heiße Seele. Dasjenige, was ein Gegenstand äußerer Sinne ist, heißt Körper. Demnach bedeutet der Ausdruck: Ich, als ein denkendes Wesen, schon den Gegenstand der Psychologie, welche die rationale Seelenlehre heißen kann (...)
Das mindeste Organ der Wahrnehmung (z. B. nur Lust oder Unlust), welche zu der allgemeinen Vorstellung des Selbstbewusstseins hinzukäme, würde die rationale Psychologie in eine empirische verwandeln."

I. Kant (1785)

10 Menschenbilder in der Psychotherapie

10.1 Der gesellschaftliche Rahmen der Psychotherapie

Im Folgenden beschäftigen wir uns mit dem Menschenbild, das einem psychotherapeutischen Interesse zugrunde liegt oder aus einer psychotherapeutischen Tätigkeit resultiert.

Die Erfassung menschlicher Erfahrungen und das Verständnis menschlichen Handelns ist das Thema vieler wissenschaftlicher Disziplinen. Im engeren Sinne als Humanwissenschaften gelten z.B. Psychologie oder Pädagogik, während der amerikanische Begriff humanities die gesamte Breite der Geisteswissenschaften, Kulturwissenschaften, Religionswissenschaften, Sozialwissenschaften, Wirtschaftswissenschaften etc. einbezieht. Die Medizin als Wissenschaft vom kranken und gesunden Menschen setzt mit ihrer biologisch-naturwissenschaftlichen Ausrichtung nochmals einen anderen Akzent. Die speziellen medizinischen Fächer Psychiatrie, Psychosomatik, Psychotherapie bilden eine Brücke zwischen naturwissenschaftlichen und geisteswissenschaftlichen Aspekten in der Medizin. Psychotherapie wurde in ihren Anfängen nicht nur von psychiatrischen Ärzten (und später von Psychologen) sondern von Menschen ausgeübt, die sich im Sinne der genannten humanities für menschliches Erleben und Handeln interessierten, das heißt z.B. durch Pfarrer, Sozialarbeiter, Pädagogen usw. Inzwischen sind die akademischen Eingangsbedingungen hierzulande eingeschränkt auf die Grundberufe der Psychologen und Ärzte, in der Kindertherapie zusätzlich der Sozialpädagogen. Die allgemeine Methodologie ist weitgehend eine psychologische, die speziellen Aspekte der Persönlichkeit, der Emotionen und der therapeutischen Kommunikation werden ebenfalls in der Psychologie bearbeitet. Psychotherapie ist heute eine der wichtigsten beruflichen Anwendungen der Psychologie, während die psychotherapeutische Qualifikation in der Medizin ein fachliches Spezialgebiet unter vielen medizinischen Disziplinen darstellt.

In der Bundesrepublik ist Psychotherapie heute, ausgeübt durch Ärzte und psychologische Psychotherapeuten, ein Bestandteil des kassenfinanzierten gesundheitlichen Versorgungssystems. Daran sind rund 20.000 niedergelassene Psychotherapeuten beteiligt. Dazu kommen einige Tausend Behandlungsplätze in stationären psychotherapeutischen Einrichtungen und psychiatrischen Kliniken. Nach einer Erhebung der kassenärztlichen Bundesvereinigung (Multmeier 2014) haben von den 70 Millionen in Deutschland Krankenversicherten im Jahr 2008 1,16 Millionen „psychotherapeutische Leistungen" in Anspruch genommen. Die Verlaufsuntersuchung zeigt 2012 ca. 400.000 Patienten in Behandlung (davon etwa die Hälfte in Langzeitbehandlung). Auf die Verfahren – Verhaltenstherapie und psychoanalytisch begründete Verfahren – entfallen je die Hälfte der Patienten. Auf die analytische Psychotherapie im engeren Sinne entfallen nur 2,4 % der Patienten (d. h. in Langzeittherapien ca. 5 %). Dass die Psychotherapie ihr „Problem gelöst" habe, geben nur 13 % der Patienten an, aber 69 % bestätigen, dass die Psychotherapie ihnen „geholfen habe, mit den Problemen besser zurecht zu kommen". 90 % betonen, man solle bei länger anhaltenden seelischen Problemen, wie bei körperlichen Erkrankungen auch, die Hilfe von Fachleuten in Anspruch nehmen. Das signalisiert eine große Akzeptanz der Psychotherapie generell und die Zufriedenheit mit dem realistischen Ergebnis der Bewältigung von persönlichen Problemen (Albani et al. 2013).

In der konkreten therapeutischen Situation begegnen die Therapeuten sehr unterschiedlichen Patienten, die aus verschiedenen sozialen Gruppen, Ethnien und kulturellen

Welten stammen und verschiedenartige Sichtweisen, Normvorstellungen und Wertüberzeugungen in sich tragen. Zum Teil bewältigen Psychotherapeuten dieses Problem, indem sie das allgemein Menschliche ins Auge fassen. Nach den Überzeugungen der analytischen Psychologie erzeugt das kollektive Unbewusste immer ähnliche archetypische Bilder. Die Vorstellung des Unbewussten der Freud'schen Psychoanalyse verweisen auf stets ähnliche Triebkonflikte. Es wird also unter der Vorstellung behandelt, in der Tiefe seien die Menschen grundsätzlich ähnlich, jedoch in den Details ihrer Funktionsweisen, in den soziokulturell und biografisch eingeübten Beziehungsstrukturen, in den geschlechtstypischen Selbstvorstellungen und Verhaltensweisen gäbe es Unterschiede. Historisch gab es Therapiekonzepte, die die soziale Situation und den sozialen Wandel stärker betonen (z.B. Fromm, Horney, Sullivan, Mitscherlich, Dührssen). Heute überwiegen in der Psychoanalyse eher intrapsychische und interpersonelle Konzepte, während in der psychodynamischen Therapie die Bewältigung der aktuellen sozialen Lebensrealität und der individuellen biografischen Erfahrung betont wird.

Auch Psychotherapeuten leben nicht außerhalb der Gesellschaft, obgleich manche zum Ausdruck bringen, sie bewegten sich in einer kritischen Distanz oder Opposition zu ihr. Psychotherapeuten sind zum großen Teil in das gesundheitliche Versorgungssystem eingebunden. Dass sie zu einer Gruppe gehören, die erheblichen Einfluss auf die Einstellung der Menschen ausübt, liegt daran, dass der Psychologie generell eine Erklärungshoheit für alle menschlichen Angelegenheiten zugeschrieben wird. Während andere wissenschaftlich begründete Disziplinen, wie z.B. Physik oder Neurophysiologie nur von wenigen Experten wirklich nachvollzogen werden können, ist die Psychologie das Gebiet, das am stärksten in populären Vereinfachungen unter die Leute gebracht und rezipiert wird. Das geschieht speziell in Form von Ratgebern für schlechthin alles, was Menschen angeht: Wie gestaltet man Beziehungen, wie erzieht man ein Kind, wie wird man glücklich, wie bleibt man gesund, wie verbessert man diese oder jene Fähigkeiten? Neben der wissenschaftlichen Psychologie und der professionellen Psychotherapie existiert im fließenden Übergang eine Welt der populärwissenschaftlichen Botschaften, der kaum einer entgehen kann und die dadurch einen normativen Wert bekommt. Darunter befinden sich auch viele aus der Psychoanalyse entnommene und popularisierte Konzepte.

Die populärpsychologischen Überzeugungen und die therapeutischen Konzepte beeinflussen sich wechselseitig. Das früher wenig beachtete psychologische Thema der Überforderung und depressiven Erschöpfung (Burnout) wurde plötzlich populärpsychologisch enorm verbreitet als Selbstdiagnose von Menschen, die das Gefühl entwickelten, sie hätten sich überfordert und müssten nun eine Auszeit nehmen. Die therapeutische Welt reagiert und bietet Burnout-Therapien, Burnout-Stationen in Kliniken, Burnout-Prophylaxe-Kurse für Gefährdete usw. an und beteiligte sich an der Diskussion, ob hier eine neue Volkskrankheit entstanden sei. Bei der Traumathematik war es offenbar umgekehrt. Hier wurden therapeutische Überzeugungen plötzlich populär, von den Medien aufgegriffen und popularisiert und von dort wieder als Erwartung an die therapeutische Welt zurückgegeben.

Auch in einem anderen Zusammenhang wird die Therapiewelt durch gesellschaftliche Entwicklungen beeinflusst. Aus dem System der Krankenversorgung ist ein Gefüge geworden, in dem sich Patienten als Kunden eines Gesundheitssystems verstehen können. Das überwundene paternalistische System, in dem der Arzt dem Patienten sagte, was zu tun sei, wandelte sich in ein System des gleichberechtigten Miteinanders, zugleich aber auch in ein Geschäftsmodell, in dem die Patienten Wünsche äußern und Aufträge erteilen können. So berufen sich manche Therapeuten darauf, der Patient habe ausdrücklich diese Methode oder jenes Verfahren gefordert. Kliniken, die ohnehin generell unter zunehmendem ökonomischen Druck stehen, sehen keine andere Möglichkeit als sich in diesem Geschäftsmodell einzurichten und auch das anzubieten, was Patienten erwarten.

Schließlich ist ein weiterer Aspekt der gesellschaftlichen Entwicklung für die Ausbreitung von Psychotherapie von Bedeutung. Die in unserer Kultur abnehmende Bedeutung religiöser Überzeugungen bei vielen Menschen hat die Position des Seelsorgers freiwerden lassen, sodass sie durch Psychologen oder Psychotherapeuten ersetzt werden konnte. Vielleicht erklärt das etwas von der Gläubigkeit, mit der viele Menschen den schlichten Predigten der populärpsychologischen Ratgeber lauschen, die die Vorstellungen von Himmel und Hölle nun vom Jenseits auf das diesseitige Leben verlagert haben und speziell den Psychotherapeuten die Aufgabe zuweisen, das Böse zu überwinden und das Gute zu schaffen.

10.2 Exkurs: Die Seele oder die Psyche

Im Vorgenannten wurde neben der Hoffnung auf Psychotherapie als Krankenbehandlung das Interesse angedeutet, eine popularisierte Psychologie zur Klärung von Lebensfragen verfügbar zu haben und Techniken zu nutzen, welche „die Weisheit der Seele“, „die Wege der Seele“, „die Welten der Seele“ (so einige Buchtitel) zugänglich machen. Vielleicht ist es daher hilfreich, wenn wir den historischen Begriff der Seele und den aktuell gebräuchlichen Begriff der Psyche einander gegenüberstellen.

Die Sichtweise der Antike

Eine seit der Antike gebräuchliche Charakterisierung des Menschen besagt, er sei dadurch ausgezeichnet, dass er eine Seele besitze. Was damit gemeint sein kann, diskutiert Aristoteles in seinem Werk „Über die Seele“ (ca. 350 v. Chr.). Im Vergleich der zahlreichen Wissenschaften, zu denen Aristoteles sich geäußert hat, misst er diesem Thema einen hohen Wert zu:

> „Wenn wir die Wissenschaft für etwas Hohes und Ehrwürdiges erachten und die eine mehr als die andere entweder nach ihrer Strenge, oder weil ihr Gegenstand vorzüglicher oder erstaunlicher ist, müssen wir aus den beiden Gründen die Erforschung der Seele füglich obenanstellen“ (Buch I, 1–5).

Das Seelische wird hier in einem psychophysischen Kontext betrachtet. Es ist die Seele, die den Körper zusammenhält. Wenn sie hinausgeht, verflüchtigt er sich (I, 9). Zu den Fähigkeiten der Seele werden gerechnet: „Erkennen, Wahrnehmen, Meinen, Begehren, Wollen, überhaupt Strebungen, aber auch die Ortsbewegungen“, ferner Wachstum, Reife und Hinscheiden (I, 27 f.). Kurzum, „die Seele ist des lebenden Körpers Ursache und Grund“ (II, 9). In der lebendigen Körperlichkeit werden die Erfahrungen von Lust und Schmerz hervorgehoben, das Streben nach Lustvollem, die Begierden, ferner die verschiedenen Bereiche der Sinneswahrnehmungen und auch die Stimme, sie ist „etwas wie der Schall eines beseelten Wesens“ (II, 8). Über die psychophysischen Aspekte hinaus werden auch Arten der Denktätigkeit genannt (Wissen, Meinen, Einsicht, Vorstellung): „Ich nenne Geist das, womit die Seele nachdenkt und vermutet“ (III, 4, 35). Diese denkende Seele ist in der Beschreibung des Aristoteles das, was den Menschen allein kennzeichnet, während die vegetative Seele (Ernährung, Fortpflanzung) und die animalische Seele (Wahrnehmung,

Bewegung) auch anderen Lebewesen eigen ist. Die Sichtweise des Aristoteles unterscheidet sich von der vorausgegangenen platonischen oder pythagoreischen Darstellung, welche eine „unsterbliche Seele“ in den Mittelpunkt stellte. Diese steigt vom Himmel herab in die menschlichen Leiber, die dadurch beseelt werden und sie kehrt nach dem Tod des Menschen in ihre Sternenheimat zurück.

Die Schrift des Aristoteles erscheint naturwissenschaftlich orientiert, sie beschriebt das vielfältige Seelenvermögen als Ausdruck psychophysiologischer Vorgänge, freilich eingebunden in die Denkformen der antiken Philosophie, oft rätselhaft, ungewiss bezüglich der angemessenen Übersetzung, über Jahrhunderte hinweg immer wieder kommentiert und ausgelegt von römischen, arabischen und hebräischen Gelehrten und nicht zuletzt von christlichen Denkern (Thomas von Aquin), sodass es ungewiss bleibt, was wir heute davon „richtig“ verstehen. Dennoch bleibt der Eindruck, dass diese Seelenlehre der modernen Psychologie erstaunlich nahe kommt. Dazu äußert Gadamer (1993):

> „Vielleicht behält Aristoteles bis zum heutigen Tage recht, wenn er sagt, die Seele sei überhaupt nichts anderes als die Lebendigkeit des Leibes, dieses in sich selbst erfüllte Dasein unseres Selbst, das er Entelechie nannte.“

In der späteren griechisch-römischen Kultur fehlt der Seele vieles von dem, was ihr zuvor an Sinn, Erinnerung, Willen, Mut, Gemüt etc. zugeschrieben wurde. Als ein „kühler Hauch“ und ein „jämmerliches Bildchen“ (Eidolon) des Körpers fährt sie nach dem Tod des Menschen in den Hades, „den trübsten Ort der Welt“ (Kaeser 2012, S. 56). Aus dieser Sicht erscheinen die Seelen der Verstorbenen eher unheimlich. Wenn es versäumt wurde, sie zu besänftigen, entsteigen sie dem Grab und huschen mit heulenden Rufen durch die Stadt und die Flur. Deshalb müssen, um die Seele eines Verstorbenen sicher an ihren letzten Wohnort zu binden, bestimmte Bestattungsrituale durchgeführt werden. Alljährlich wurde das Fest der Parentalia (ein Vorläufer von Allerheiligen) gefeiert und der Verstorbenen in bestimmter Form gedacht (heute verballhornt als Halloween). Dahinter steht der Versuch, den Tod zu bewältigen und die Toten als geehrte Ahnen zu internalisieren im Vordergrund.

Von besonderer Bedeutung für die Rezeption der Antike durch die Renaissance wurde der römische Philosoph Lukrez, der sich auf epikuräisches Gedankengut bezog und dabei eine strikt areligiöse Position vertrat. Nach seiner Überzeugung lösen sich beim Tod eines Menschen Körper und Seele gleichermaßen auf, ein Konzept der unsterblichen Seele erübrigt sich. Diese Sichtweise bekam eine besondere Brisanz als die antiken Schriftsteller in der Renaissance wiederentdeckt wurden (Greenblatt 2011).

Bis dahin erfuhr jedoch die Seele im Christentum eine große Aufwertung. Sie ist laut Augustinus im lebendigen Menschen der Teil, der als einziger Gott fassen kann. Nach dem Tod des Körpers muss sie nicht hinab in den Hades, sondern steigt, nach verschiedenen Reinigungsprozeduren, auf in den Himmel, wo sie „vor das Angesicht Gottes" tritt und von wo aus am jüngsten Tage eine Wiederauferstehung in einer neuen Leib-Seele-Einheit mit einem verklärten Körper erfolgen wird. In vielen Kulturen spielen diese beiden Denktraditionen eine zentrale Rolle: Die Seele als das, was den Leib verlebendigt und ein geistiges Leben ermöglicht und die Seele als etwas Überdauerndes, von Gott Geschenktes und dorthin Zurückkehrendes.

Der romantische Seelenbegriff

Eine bis heute nachwirkende Bedeutung gewinnt der Seelenbegriff in der Romantik. Ihr Verständnis lässt sich am Beispiel von Äußerungen von Otto Runge, dem Begründer

der romantischen Malerei, verdeutlichen als Suche nach „Einsicht in unsere eigene Seele“ und in den „Raum in unserem eigenen Inneren“ (Bertsch et al. 2013). Als Voraussetzung für seinen künstlerischen Ausdruck sucht Runge den Zugang zu seinem seelischen Innen und folgt dabei „dem geheimnisvollen Strom in die Tiefe des menschlichen Gemüts“. Dabei wird das Gefühl zur Leitkategorie, auch die Liebe und das Begehren spielen eine wichtige Rolle. Zugleich wird die Identität von Seele und Kosmos betont („Die Seele in der Welt, die Welt in uns“). Alles fügt sich zu einer vollkommenen Harmonie, einer paradiesischen Welt und wird als Emanation des Göttlichen verstanden. Auch für die künstlerische Produktion wird ein synästhetisches Zusammenspiel von Farbe und symbolischen Formen (Malerei), Klang (innere Musik) und Wort als Ideal gesehen. Ein solcher Seelenbegriff erscheint weitgehend entrationalisiert, er umfasst Stimmung, Empfindung, Gefühl, Begehren, Träumen, Rausch und sucht diese in der Tiefe des eigenen Inneren. Dies steht im Kontrast zu Denken, Verstand, Wille, die dem „Licht des Geistes“ zugeschrieben werden. So verwundert es nicht, dass in diesem romantischen Kontext auch der Begriff des Unbewussten auftaucht. Das knapp 500 Seiten umfassende Werk von Karl Gustav Carus „Psyche. Zur Entwicklungsgeschichte der Seele“ (1846) beginnt mit den Worten: „Der Schlüssel zur Erkenntnis vom Wesen des bewussten Seelenlebens liegt in der Region des Unbewusstseins.“ Von hier ist es nur ein Schritt bis zu der psychoanalytischen Faszination durch das Unbewusste.

Dieser romantische Seelenbegriff kann auch als eine Gegenbewegung gegen die Rationalität des beginnenden Industriezeitalters verstanden werden. In seiner Betonung der Innerlichkeit geht es um die fast rauschhafte Entgrenzung der einzelnen seelischen Bereiche, ihr Zusammenfließen und ihre wechselseitige Vertretung. Hier ist alles mit allem auf geheimnisvolle Weise verwoben und eingebettet in ein Ganzes, das letztlich als das Göttliche verstanden wird. Ein solches Modell betont in oft schwärmerisch-idealisierender Weise die vielfältigen Zusammenhänge und Wechselbeziehungen, während unser zeitgenössisches Konzept der psychischen Funktionen und Strukturen deren jeweilige Eigenheiten und Unterschiedlichkeiten beschreibt und zum Gegenstand von Untersuchungen macht. So wie Wagners Musik eine endlose Melodie beinhaltet, so erlaubt der romantische Seelenbegriff eine endlose Gedankenkette und eine endlose Rede von der Seele des Menschen. Ein Ziel und Ergebnis wird dabei nicht erreicht und nicht angestrebt. So erscheint der Seelenbegriff in seiner romantischen Ausgestaltung heute am ehesten geeignet für ein meditatives Nachdenken, aber auch als Grundlage esoterischer Konzepte.

Die Psyche und das Psychische

Im 18. Jahrhundert wurde der Begriff Psyche für das Seelische gebräuchlich. Bei der Figur der Psyche handelt es sich laut Moritz (1791) um „ein zartes geistiges Wesen, das, aus einer gröberen Hülle sich emporschwingend und verfeinert zu einem höheren Dasein, zu schön für diese Erde, durch Amors Liebe selbst beglückt, zuletzt mit ihm vermählt ward und an der Seeligkeit der himmlischen Götter teilnahm. Der Name Psyche selbst bedeutet sowohl einen Schmetterling als die Seele. Die zartesten Begriffe von Tod und Leben sind dieser Dichtung eingewebt, welche gleichsam über die Schauer der Schattenwelt einen sanften Schleier deckt". Gleichwohl bezieht sich der heute verwendete Begriff Psyche weniger auf die schöne Königstochter aus der Geschichte des Apuleius (2. Jh. n. Chr.) als auf das altgriechische psyché, dessen Bedeutung Aspekte des Lebendigen umfasst, von Atem, Leben, Seele, Gemüt bis zu Lebenskraft und Lebensprinzip und auch dem Schmetterling.

Eine Wissenschaft von der Psyche etablierte sich seit dem 18. Jahrhundert als Psychologie, die Lehre von Erscheinungen und Zuständen des Seelenlebens. Eine 1793 von Carl Philip Moritz und Salomon Maimon erstellte Sammlung „Magazin der Erfahrungsseelenkunde“ umfasst 10 Bände, voll von Selbstdarstellungen, Berichten, Stellungnahmen zu Themen der Seelenkrankheit, Seelennaturkunde, Seelenzeichenkunde und Seelenheilkunde. Zur Letzteren wird insbesondere beschrieben, was zur Verbesserung der Gemütsverfassung, Sammlung der Lebensgeister und Stärkung der Seelenkräfte im Sinne einer Seelendiätetik beiträgt.

Wilhelm Wundt, der sich Ende des 19. Jahrhunderts um die wissenschaftliche Fundierung der Psychologie bemühte, sah in dem Seelenbegriff eine „mythologisch-metaphysische Begriffsbildung“, hervorgegangen „aus dem Bestreben nach einer phantasievollen Konstruktion des allgemeinen Weltzusammenhangs“ (Wundt 1896, S. 365). Er betont, dass die Naturwissenschaften dieses mythologische Stadium der Begriffsbildung bereits überwunden hätten, während Teile der Psychologie noch daran festhielten. Auch die Psychiatrie als Lehre von den psychischen Krankheiten wurde im Verlauf des 19. Jahrhunderts ausgebaut; die Lehre von der Behandlung seelischer Krankheiten (Psychotherapie) entwickelte sich Ende des 19., Anfang des 20. Jahrhunderts zu einem bedeutsamen Thema.

Der romantische Seelenbegriff lebte in der Psychiatrie der 20er- bis 40er-Jahre des 20. Jahrhunderts nochmals auf, z. B. Bier (1939): „Die Seele“; Bumke (1942): „Gedanken über die Seele“. Selbst ein englischsprachiges Buch (McDougall: „The energies of man. A study of the fundamentals of dynamic psychology“) erhielt in der deutschen Übersetzung 1937 den Titel „Aufbaukräfte der Seele“. Das fällt in eine Zeit, in der der Seelenbegriff auch dafür missbraucht wurde, den arischen deutschen Menschen aufzuwerten. Es ist wohl nicht verwunderlich, dass ein unscharf definierter und beliebig auslegbarer Begriff wie die Seele im Nationalsozialismus benutzt (und missbraucht) wurde, um eine ebenso unscharf definierte Rassenideologie zu untermauern. Da ist in Meyers Konversationslexikon 1942 die Rede von der „gefühlsartig empfundenen Innerlichkeit der Seele, mit der der deutsche Mensch sich selbst und das gesamte Dasein erlebt, zutiefst bestimmt durch seine rassische Gefühls- und Werthaltung" (zitiert bei Scheer 2012). Auch C. G. Jung spricht (1934) von der germanischen Seele und dem arischen Unbewussten, „dem schöpferisch-ahnungsvollen Seelengrund als dem kostbaren Geheimnis des germanischen Menschen" (Lockot 1985). Freuds Sicht auf die menschliche Psyche ist in dieser Zeit bereits Gegenstand vernichtender Kritik. 1933 lautet der „Feuerspruch" anlässlich der öffentlichen Verbrennung seiner Bücher: „Gegen seelenzerfasernde Überschätzung des Trieblebens, für den Adel der menschlichen Seele!"

In der heutigen Psychologie, Psychiatrie und Psychotherapie ist hierzulande (im Unterschied zur Schweiz) kaum noch die Rede von der Seele. Stattdessen wird relativ nüchtern von psychischen Funktionen, kognitiven und emotionalen Prozessen, Theory of Mind und Ähnlichem gesprochen.

Psychisches als Forschungsgegenstand

Die Seele in ihrer oben beschriebenen metaphysischen Bedeutung kann nicht Gegenstand von Forschung sein. Karl Jaspers hat in seiner „Allgemeinen Psychopathologie" (4. Aufl. 1942) einleitend ausgeführt „dass die Seele kein Ding ist und dass schon die Rede von der Seele durch Vergegenständlichung irreführt". Zum Gegenstand werde die Seele nur durch das, als was sie in der Welt wahrnehmbar sich zeigt, das heißt in somatischen Begleiterscheinungen, im verstehbaren Ausdruck, in Benehmen und Handlungen und durch die Sprache. Nur solche Erscheinungen des Seelischen könnten untersucht werden, so wie z. B. auch die Lebenserscheinungen, nicht aber „das Leben" als Ganzes. Seele und Leben bleiben das Umgreifende, das nicht Gegenstand wird. Jaspers Respekt vor dem Nicht-Erfahrbaren und Erfassbaren wird aus einer von ihm gewählten Metapher erkennbar: „Das unmittelbar zugängliche, wirklich erlebte Seelenleben ist wie der Schaum, der auf der Tiefe eines Ozeans schwimmt. Diese Tiefen sind unzugänglich und nur indirekt auf theoretischen Umwegen erforschbar." Der Schaum auf dem Ozean ist wirklich nicht viel, verglichen mit der Tausende Meter tiefen, lichtlosen Unterwasserwelt. Freilich hat sich seit den Anfängen des 20. Jahrhunderts, als Jaspers seine Metapher gebildet hat, auch in der Tiefseeforschung vieles verändert. Hier werden inzwischen mit hochtechnischen Mitteln sensationelle Bilder von den zahllosen Arten archaischer Lebewesen der Unterwasserwelt übermittelt, die ohne Sonnenlicht auskommen und zugleich Licht erzeugen können, ferner von den geografischen Bedingungen, von unterseeischen Vulkanen und erdumgreifenden Meeresströmungen. Hier existiert eine höchst differenzierte Lebenswelt, von der wir noch wenig wissen. Vielleicht dürfen wir auch die durch moderne Bildgebung gewonnenen Einblicke in die Funktionalität des Gehirns mit diesem Blick in die dunkle Meerestiefe vergleichen, auch dann bliebe Jaspers Metapher unter heutigen Verhältnissen gültig. Das heißt, es gibt noch viel Unbekanntes in dieser äußeren wie in der inneren Welt. Wir dürfen immer wieder staunen über die Komplexität des Lebendigen, das wir erst ansatzweise verstehen.

Was Jaspers Bild in jedem Fall vermittelt, ist ein großer Respekt vor einer Tiefe, in der ganz andere und unserem Verständnis schwer zugängliche Verhältnisse herrschen als auf der uns vertrauten Oberfläche. In dieser Sicht wäre davor zu warnen, einen Begriff wie „Tiefenpsychologie" allzu selbstverständlich zu verwenden, so als bewegten wir uns sicher und kenntnisreich in dieser Sphäre. Wahrscheinlich stützen wir uns ungleich häufiger auf Vermutungen als dass wir wirkliche Einblicke hätten. Jaspers Bild vom Schaum auf dem Meer kann auch in Beziehung gesetzt werden zu der Vorstellung, dass die feste Erdoberfläche, auf der wir leben und die uns von einem kochenden, flüssigen Inneren trennt, so dünn ist, dass sie verglichen werden kann mit der festen Eierschale, die ein flüssiges Ei umhüllt. Bezogen auf das Menschenbild würden solche Metaphern zur Bescheidenheit mahnen: Der Mensch herrscht weder über das Seelische noch über die Welt. Vielmehr ragt er in sie hinein (wie Heidegger seinen Existenbegriff aus dem Ek-sistere ableitet) und er muss sich entscheiden, ob er einen Halt sucht in etwas, das Jaspers (1948) „das Umgreifende" oder auch das „Transzendente" nennt.

Ein Begriff wie Seele verweist auf das Nicht-Fassbare, während die Rede von Psyche, psychischen Funktionen und Strukturen sich auf das regelhaft Beobachtbare im menschlichen Erleben beschränkt. Der Gegensatz zwischen den beiden angedeuteten Positionen ist schwer zu überbrücken. Die akademische Psychologie und die aus ihr abgeleiteten Psychotherapien fokussieren auf die funktionalen/dysfunktionalen Aspekte des Psychischen und folgen darin einer aristotelischen Logik. Manche Anhänger der jungianischen Psychologie hingegen betonen, dass man bei dem Versuch, sich dem Seelischen eines anderen Menschen zu nähern, auf vieles treffe, was widersprüchlich, singulär und numinos sei und als unwissbares Geheimnis akzeptiert werden müsse, zumal in der Seele nicht Kausalität vorherrsche, sondern Zielgerichtetheit, nicht die Welt der Sprache im Vordergrund stehe, sondern die Welt der inneren Bilder. Aus dieser Perspektive erscheint auf der Seite der rationalen

Psychologie vieles als „seelenlose Pseudowissenschaft“, während bei umgekehrter Blickrichtung die Sorge geäußert wird, hier würden Konzepte weltanschaulich-esoterisch-sinnstiftend hineingelegt und folglich auch wieder herausgelesen. Im Unterschied zu diesen beiden Positionen sieht sich die Psychoanalyse Freudscher Prägung gern als „Wissenschaft zwischen den Wissenschaften“ und betont ihre eigene Erkenntnismethode und Logik der Schlussbildung, die strikt an die psychoanalytische Beziehungssituation gebunden ist. Hier ist nicht von „Seele“ die Rede, aber der zentrale Gegenstand „das Unbewusste“ kann seine Herkunft aus den oben erwähnten Konzepten der Romantik ebenfalls nicht verleugnen. Die Verhaltenstherapie hält sich aus solchen Diskussionen weitgehend heraus. Sie beschränkt sich auf Kognitionen, Emotionen und Verhaltensmuster, die sie auf neuronale Prozesse bezieht.

10.3 Psychotherapie als Sinnkonstruktion

Der Einfluss der Therapeutenpersönlichkeit

Von einem Therapeuten wird als professionelle Haltung erwartet, dass er, wie Schultz-Hencke (1932) sagt, „unbefangen über die Dinge zu sprechen vermag“. Das signalisiert die an den Patienten gerichtete Ermutigung: „Das alles gibt es im Leben, darüber kann man nachdenken, darüber kann man sprechen, z.B. hier in der Therapie.“ Das geschieht jenseits aller Bewertungen. Damit soll der Patient sich als Person, so wie er ist, gesehen und angenommen fühlen können. Vor diesem Hintergrund beschäftigen sich alle psychotherapeutischen Ansätze, insbesondere die analytisch begründeten, mit menschlichen Einzelschicksalen. Sie versuchen mit dem Patienten zusammen, einen Zugang zu finden zu seiner inneren Welt, die er auf diese Weise besser sehen und verstehen lernen soll, sodass ihm schließlich eine Neuorientierung im Leben möglich wird. Für einen Teil der analytischen Therapieansätze ist diese Begegnung mit sich selbst, möglich gemacht auf dem Wege der Übertragung bzw. der Deutung, schon das eigentliche Ziel, die vertiefte Erfahrung des eigenen Selbst. Für andere ist sie ein Mittel zum Zweck, sie soll den Patienten erst in die Lage versetzen, seine „krankmachenden", dysfunktionalen Überzeugungen und verdrängten Konfliktspannungen wahrzunehmen, neue Einstellungen zu entwickeln und bis dahin abgespaltene Persönlichkeitsanteile in das Gesamt seiner Person zu integrieren. Im Rahmen dieses Vorgangs sollen sich dann auch die Krankheitszeichen, die Symptome wie depressive Verstimmungen, Ängste, Zwänge, Beziehungsstörungen auflösen und gewissermaßen überflüssig werden. Das bedeutet Psychotherapie als Behandlung von Krankheit.

Therapeuten tragen, wie alle übrigen Menschen auch, vielfältige, teils bewusste, teils nicht bewusste Menschenbilder in sich. Zum Teil sind diese individuell durch ihre Herkunft und Biografie oder durch aktuelle gesellschaftliche Einflüsse geprägt, zum weiteren Teil durch ihre professionelle Rolle in einem sozialen Beruf und zum Dritten durch ihre Zugehörigkeit zu einer therapeutischen Fachgruppe mit einer speziellen konzeptuellen Ausrichtung. Das hat unübersehbar viele Implikationen für die Einstellung zu den bisher diskutierten Aspekten des Seelischen, Animalischen, Emotionalen, des Denkens, der Selbstreflexion, des Religiösen in der Persönlichkeit der Patienten. In der psychoanalytischen Logik denken Therapeuten, es komme wesentlich auf das Bild an, dass der Patient in seiner Übertragungstendenz auf den Therapeuten entwirft; dessen wirkliche Persönlichkeit trete demgegenüber in den Hintergrund. Aber gerade weil Patienten in ihren Übertragungsbereitschaft stark auf ihre Therapeuten bezogen sind, übertragen sie nicht nur eigene Vorstellungen, sondern registrieren mit großer Hellsichtigkeit jede Nuance der Therapeutenpersönlichkeit, seine Einstellungen und Meinungen. Zweifellos sind seine therapeutisch-technischen Interventionen sehr bedeutsam, aber sie sind unvermeidlich verknüpft mit seiner individuellen Persönlichkeit, deren weltanschaulicher Ausrichtung und konzeptuellen Überzeugungen.

So könnten wir die beschriebenen Menschenbilddimensionen durchgehen. Beim Thema des Animalisch-Triebhaften würden uns wahrscheinlich nur noch wenige ältere psychoanalytische Therapeuten begegnen, für die das Thema des Libidinös-Sexuellen die zentrale Bedeutung im menschlichen Leben besitzt. Hingegen sind fast alle Therapeuten zentriert auf das Thema der emotionalen Beziehungen und Bindung in dem Sinne, dass die frühe Mutter-Kind-Bindung prägend ist für die Persönlichkeitsentwicklung, dass geglückte emotionale Beziehungen für Erwachsene ein wesentliches Lebensziel darstellen und dass die „gute Beziehung“ zwischen Patient und Therapeut eine unerlässliche Voraussetzung für eine gelingende Behandlung darstellt – was so nicht zutrifft und vor allem für die Behandlung schwer gestörter Patienten nicht gilt, deren Beziehungsproblematik das Wesen ihrer Störung ausmacht und – in günstigen Verläufen – erst im Laufe einer Behandlung behoben werden kann. Dass sich das reale Leben der Therapeuten durch besonders gelungene Beziehungen auszeichnet, ist empirisch nicht belegt, das Gegenteil ist wahrscheinlicher (Rudolf 2005a). Bei jeder Dimension müssen wir auch bei Therapeuten eine große Bandbreite von Einstellungen, von wenig bewussten Wertüberzeugungen und von erfahrenen Lebensschwierigkeiten rechnen. In dem Sammelband „Wir: Psychotherapeuten über sich und ihren unmöglichen Beruf“ (Kernberg et al. 2005) finden sich rund 60 Beiträge zu dieser Thematik.

Die therapeutische Hoffnung richtet sich seit jeher auf das Instrument der Selbsterfahrung, das darauf abzielt, die künftigen Therapeuten in einem Einzel- oder Gruppensetting mit den Mustern der eigenen Persönlichkeit soweit vertraut zu machen, dass sie zumindest erfahren, durch welche Brille sie andere Menschen anschauen. Freilich gerät die Selbsterfahrung, z.B. eine viele Jahre dauernde Lehranalyse mit hunderten von Sitzungen unter Umständen auch wieder zu einem Instrument, mit dessen Hilfe der Lernende in seine jeweilige Gruppe hineinsozialisiert wird und sich insbesondere mit den Wertüberzeugungen und dem grundsätzlichen Menschenbild dieser Therapeutengemeinschaft zu identifizieren lernt.

Psychotherapeutische Sinnkonstruktionen

Gibt es etwas, das alle diese verschiedenen psychotherapeutischen Vorgehensweisen umgreift? Man darf vermuten, dass alle psychotherapeutischen Konzepte und die darauf bezogenen therapeutischen Interventionen, egal bei welcher Störung sich in einem Punkt treffen: Sie errichten Sinnkonstruktionen, die für den Therapeuten auf dem Hintergrund seiner theoretischen Annahmen plausibel sind und die er auch seinem Patienten plausibel zu machen versucht. In Kapitel 6 wurde diskutiert, dass Menschen das starke Bedürfnis haben, beobachtete Ereignisse und erlebte Erfahrungen in einen Sinnzusammenhang zu stellen und dabei möglichst wenige Bereiche unerklärt zu lassen. Es liegt auf der Hand, dass Sinnkonstruktionen durch die jeweilige historische Realität geprägt sind. Sie sind im 21. Jahrhundert anders gestaltet als im 19. Jahrhundert oder in der Renaissance. Sie beziehen ihre Plausibilität aus jeweils aktuellen Vorstellungen, wie Menschen sind und was die Welt ausmacht. Beides, Menschenbild und Weltbild, wandeln sich unter dem Einfluss von Entwicklungen in der Politik, Religion, Philosophie, insbesondere aber von wissenschaftlichem Fortschritt. Johann Peter Hebel macht Mitte des 19. Jahrhunderts eine biedermeierliche Sinnkonstruktion vom Mond: „Was denn eigentlich der Mond am Himmel zu verrichten hat? – Antwort: Er erhellt durch sein mildes Licht, welches der Widerschein von seinem Sonnenschein ist, unsere Nächte, und sieht zu, wie die Knaben die Mägdlein küssen. Er ist der eigentliche Hausfreund und erste Kalendermacher unserer Erde, und der oberste Generalnachtwächter, wenn die anderen schlafen" (zitiert bei Heidegger 1957).

Unsere heutigen astronomischen Vorstellungen erscheinen gegenüber dieser poetischen Sicht naturwissenschaftlich nüchterner. So waren auch die Konstrukte der frühen Chemiker stärker allegorisch-mythologisch als es die molekularen Modelle der heutigen Chemie sind. Wir dürfen fragen, wie mythologisch oder wie wissenschaftlich sich die Konzepte der heutigen Psychotherapie darstellen. Vielleicht sind sie nicht gerade mythologisch (jedenfalls nicht alle, aber manche), sie sind in einer bildhaft-metaphorischen Sprache gefasste Annahmen über die Psycho-Logik. Hier werden Annahmen über Sinnzusammenhänge gemacht, die manchen von uns plausibel vorkommen, anderen nicht. So könnte eine Bion'sche Deutung einem Jungianer fragwürdig erscheinen, eine jungianische Trauminterpretation einem Freudianer eher abwegig. Die Sinnkonstruktionen der anderen wirken immer merkwürdig, die der eigenen Gruppe hingegen überzeugend. Die freudianischen Konstruktionen sind für Freudianer überzeugend, die jungianischen für Jungianer faszinierend, beide nehmen sie als kostbares Erbe, das unbedingt weitergegeben und nur behutsam verändert werden darf.

Eine solche überzeugte, man könnte auch sagen „gläubige" Einstellung verfehlt wahrscheinlich ihre Wirkung auf

Patienten nicht, vor allem auf solche Patienten, die genau dieses Verfahren gesucht haben. Wenn das der Fall ist, teilen Therapeut und Patient von Anfang an ähnliche Überzeugungen. Andernfalls muss der Patient davon überzeugt werden, die Sicht des Therapeuten zu übernehmen. Wenn er das tut, gilt er als „einsichtig", wenn nicht vermutet man „Widerstände". Das Ringen um eine gemeinsame Position ist bereits ein Teil der therapeutischen Arbeit insofern als sich daran die zentralen Beziehungsprobleme des Patienten deutlich machen lassen. Von da an werden die allgemeinen Therapiefaktoren wirksam: Problemaktualisierung, Motivationsklärung, Ressourcenmobilisierung, Problemlösung, Beziehungsgestaltung, nur eben jeweils streng in den Grenzen der gewählten jungianischen, freudianischen, kleinianischen etc. Sinnkonstruktion. Diese Sichtweise macht es möglich, anzunehmen, dass jeder Therapieansatz seine Chancen hat und dass die Frage, welches Konzept nun wirklich das Richtige sei, stark an Lessings Ringparabel erinnert, in der gefragt wird, welche Religion als die wahre betrachtet werden müsse.

Therapeuten neigen dazu, ihre Patienten zu Beginn der Behandlung zu überschätzen. Jede menschliche Beziehung lebt in ihren Anfängen von wechselseitiger Idealisierung. Ohne sie ist z.B. die Aufnahme einer Partnerbeziehung nicht möglich. Die typische therapeutische Idealisierung schaut an massiven Einschränkungen des Patienten zunächst einmal vorbei und erklärt ihn oder sie geradezu regelhaft für „überdurchschnittlich intelligent, sensibel, differenziert und reflektiert usw.". Der nicht geringe Teil der Patienten mit schweren Persönlichkeitsstörungen besitzt diese idealen Eigenschaften gewiss nicht. Der dünne Faden der emotionalen Beziehung zum Therapeuten reißt bei ihnen mitten in der Stunde ab; ihre Fähigkeit, sich selbst introspektiv zu verstehen und sich in andere Menschen einzufühlen, ist erheblich eingeschränkt; unter emotionalen

Belastungen kann das psychische Gefüge massiv ins Wanken geraten und dramatische Symptome entwickeln. Solche Entwicklungen überfordern häufig die Möglichkeiten der Standardbehandlung, sie erfordert andere Konzepte, andere therapeutische Interventionen und andere Formen der therapeutischen Beziehung, um den Patienten aufzufangen und in seinen Kompetenzen zu stabilisieren. Mittlerweile gibt es eine ganze Reihe von Behandlungsansätzen, die auf solche speziellen Bedingungen zugeschnittene, das heißt störungsspezifische Modifikationen darstellen und sich dadurch von einer allgemeinen Sinnkonstruktion abheben.

10.4 Der Zugang zum Menschen in den therapeutischen „Schulen"

Das Psychische eines anderen Menschen kann nicht, wie z.B. das Physiologische unmittelbar erfasst, gemessen und abgebildet werden. Es muss von einem Gegenüber erfahren, aufgefasst, verstanden und in Worte gefasst werden. Zu diesem Zweck wurden psychotherapeutische Begriffssprachen entwickelt, die sich auf alltagssprachliche Formulierungen, teils auf metaphorische Begriffe, auf latinisierte Kunstworte oder auf typische mythologische Gestalten stützen. Mithilfe solcher Begriffe formulieren die Therapieschulen, meist bezogen auf die Entwürfe der Gründerpersönlichkeit Konzepte der psychischen Normalentwicklung, der krankheitswertigen Störung und ihrer therapeutischen Beeinflussung.

Methodisch erfolgt der Zugang zum Psychischen eines anderen Menschen in mehreren Schritten:

- **Beobachten und Beschreiben (Deskription):** Das Verhalten des anderen wird beobachtet und das, was er aus seinem Erleben, seiner Erfahrung und seiner Geschichte berichtet, angehört. Diese Beobachtungen werden in frei formulierten Beschreibungen zur Sprache gebracht oder in formalisierten Einschätzungen dokumentiert.

- **Einfühlendes Verstehen (Introspektion):** Es gilt, das Gegenüber zu erleben, zu ihm in emotionalen Kontakt zu treten, eine Beziehung herzustellen und sich verstehend in seine Situation einzufühlen. Die Therapeutin nutzt die eigene emotionale Reaktion, um die innere Situation eines anderen verstehen zu lernen.
- **Verständnis des Sinnhaften (Hermeneutik):** Die Bildersprache des anderen, die von ihm erlebten Symbole und Zeichen, seine sprachlichen Metaphern, seine Einfälle und Traumerinnerungen werden vom Therapeuten auf Sinn und Bedeutung bezogen auf das Leben des Patienten untersucht und eingeschätzt.
- **Erklärendes Verstehen (Interpretation):** Die psychischen Vorgänge bzw. die aus der Beobachtung des Patienten und seiner Selbstschilderung gewonnenen Eindrücke werden anhand theoretischer Erklärungsmodelle interpretiert; die verschiedenen Modelle werden in einer konzeptuellen Systematik und Metatheorie zusammengefasst.

Der erste Punkt hat einen kognitiv-rationalen Akzent. Er ist als Grundlage wissenschaftlicher Untersuchungen unerlässlich. Eine analytische Autorin z.B., die sich mit Heim- und Pflegekindern beschäftigt, wertet Akten des Jugendamtes aus und interviewt eine Anzahl adoptierte Kinder und Jugendliche sowie deren Eltern. Damit dokumentiert sie typische Bilder von Familienproblemen, Heimunterbringungen und Erfahrungen der betreffenden Kinder und Adoptiveltern (Deskription). Die persönlichen Begegnungen versetzen die Untersucherin in die Lage, sich in die Situation des einzelnen Kindes bzw. der Pflegeeltern einzufühlen, deren Beziehungsangebot zu registrieren und ihre Gegenübertragungsgefühle wahrzunehmen (Introspektion). Aus den Narrativen können Sinndeutungen der Betroffenen entnommen werden (Hermeneutik). Abschließend können aus den beschriebenen Fakten theoriegeleitete Erklärungen entwickelt werden, deren Validität in weiteren speziellen Untersuchungen geprüft und z. B. mit Ergebnissen von Grundlagenwissenschaften abgeglichen werden kann.

Psychoanalytisches Denken schätzt die Aspekte der Introspektion und hermeneutischen Sinnzuschreibung besonders hoch – was für das resultierende Menschenbild wichtig ist. Verhaltenstherapeuten dürften dem ersten und vierten Punkt besondere Aufmerksamkeit schenken. Vielleicht erscheint es an dieser Stelle zweckmäßig, einen Blick auf das verhaltenstherapeutische Konzept zu werfen, von dem bisher wenig die Rede war.

Verhaltenstherapien

Die Kognitive Verhaltenstherapie, die als eine pragmatische und effektive Behandlungsform gilt, bezieht sich, wie gesagt, auf den ersten und vierten Punkt. Ihr Menschenbild ist weitgehend frei von philosophischen und religiösen Wertvorstellungen, jedenfalls ist die praktische Arbeit nicht darauf angewiesen (Hautzinger 2014). Im Vordergrund stehen die gelernten Anpassungs- und Bewältigungsleistungen des weitgehende biologisch verstandenen Menschen. Aktuelle Erklärungsmodelle, die auch dem Patienten vermittelt werden, beziehen sich auf die Funktionsweisen des Gehirns, so wie sie z. B. durch die Bildgebung veranschaulicht werden können. So soll der Patient lernen, sich mit seinen dysfunktionalen Funktionsweisen auseinanderzusetzen, die seine Symptomatik aufrechterhalten. Die diskutierten psychischen Prozesse sind vor allem adaptiver Art: die Welt wahrnehmen; kognitive und emotionale Erfahrungen machen; Fähigkeiten entwickeln, um Situationen zu bewältigen; Konzepte bilden, um sich die Welt zu erklären; sich lernend an die Gegebenheiten des Lebens anpassen; sich selbst adaptiv verändern und entwickeln. Entsprechend sind die therapeutischen Bemühungen darauf ausgerichtet, fehlende Verarbeitungsmöglichkeiten und unzureichende Kompetenzen der adaptiven Lebensbewältigung zu verbessern und dadurch Symptome, die Ausdruck der Fehlregulation sind, überflüssig werden zu lassen. Dieses pragmatische Veränderungskonzept erscheint aus der Sicht der psychoanalytisch begründeten Therapien wenig humanspezifisch und in der Tat lassen sich die therapeutischen Prinzipien auch bei verhaltensgestörten Haustieren ebenso effektiv einsetzen wie bei menschlichen Kindern, Jugendlichen und Erwachsenen.

Der für die psychodynamischen Verfahren so zentral wichtige Beziehungsaspekt gewinnt hier nur insofern Bedeutung als die dysfunktionalen Lebensmuster insbesondere in der Kommunikation und Beziehung erkennbar werden. Der Verzicht auf besondere Beachtung des Beziehungsaspektes schließt nicht aus, dass Verhaltenstherapeuten ebenso bemüht und wohlwollend mit ihren Patienten umgehen wie andere Psychotherapeuten, der Beziehungsaspekt ist lediglich wenig konzeptualisiert und wird daher nicht in den Vordergrund gestellt. Angesichts dieser pragmatisch-naturwissenschaftlich anmutenden Ausrichtung verwundert es nicht, dass in der VT auch spirituelle Gegenbewegungen entstanden sind, die vor allem Themen des Selbsterlebens und der Achtsamkeit hervorheben.

Analytisch begründete Psychotherapien

Die Therapeuten, die sich um ein bestimmtes Verfahren gruppieren und sich damit identifizieren, diskutieren in ihren Sitzungen, Tagungen und Veröffentlichungen vorzugsweise konzeptuelle Fragen am Beispiel konkreter therapeutischer Situationen. Hier beziehen sie sich auf tradierte Konzepte, die meist auf die Gründerpersönlichkeit ihrer Gruppe zurückgehen. Diese Logik einer von Lehrern an Schüler weitergegebenen Erfahrung und Überzeugung mit einer tradierten Praxis, die zugleich als „Kunst“ angesehen wird, lässt sich als eine Form von Kultur verstehen. Das gilt für alle traditionsorientierten Einrichtungen, auch jede Klinik ist bemüht, eine bestimmte Kultur auszubilden und sie als therapeutisch wirksames Mittel zu nutzen.

Die Fundiertheit der therapeutischen Konzepte ist schwer zu prüfen, häufig handelt es sich um Bedeutungsgebungen. So wird z.B. in den analytischen Gruppierungen „das Unbewusste“ als mächtiger Akteur innerhalb des psychischen Systems beschrieben:

> „Das Vorgehen des Unbewussten, dem Patienten seine Fehlhaltungen Schritt um Schritt bewusst zu machen, muss erstaunlich planmäßig und zugleich geistvoll genannt werden. Es hat ihn jetzt restlos eingekreist und auch noch aus seiner letzten Verschanzung vertrieben.“ (Laiblin 1949, S. 111)

In ähnlicher Richtung äußert sich Freud in einer Analyse:

> „Sie können doch von sich, von ihrem Unbewussten nicht verlangen, dass es ununterbrochen Einfälle produziert, es schweigt manchmal, es ruht sich aus oder es hat keine Lust. Dann müssen wir eben warten.“ (Pohlen 2006, S. 264)

Die psychoanalytischen Therapeuten wenden sich nicht nur an die Person des Patienten, sondern gewissermaßen an etwas, das in ihm lebendig ist und das sich in Einfällen, Träumen, Imaginationen, Fehlhandlungen etc. manifestiert. Zu diesem Bereich hat der Patient nach Meinung der Analytiker wenig Zugang, während sie selbst davon überzeugt sind, mit dem Unbewussten des Patienten in Kontakt treten zu können. So versuchen Kleinianer, projektiv-identifikatorische Vorgänge in der therapeutischen Beziehung durch Deutung zu verändern; Jungianer, richten ihre Aufmerksamkeit auf die Veränderungen der Traumsymbole, aus denen sie innere Entwicklungsschritte des Patienten ableiten. Während hier innere Bilder im Vordergrund stehen, richten andere analytische Gruppen, z. B. die Lacanianer ihre Aufmerksamkeit auf Nuancen der Sprache in ihren Auslassungen und Bedeutungsverschiebungen, die auf das unbewusste Dahinterliegende verweisen. Die intersubjektiven Psychoanalytiker sehen das Dritte in bedeutsamen emotionalen Beziehungskonstellationen, die als „now moments" in der therapeutischen Situation aufleuchten und bedeutsame Weichenstellungen für die therapeutische Entwicklung darstellen.

Jungianische Therapien

Für viele analytische Therapeuten besteht in dem System des Psychischen eine grundsätzliche Zielgerichtetheit. Das ist für den Bereich von Trieben, Bedürfnisse und Gefühlen leicht nachvollziehbar, da diese sich als intentionale Akte verstehen lassen: Das von starken Gefühlsregungen begleitete Bedürfnis, das unerfüllt blieb und abgewehrt wurde, drängt als Handlungsentwurf zur Verwirklichung in einer zwischenmenschlichen Situation. Es gibt darüber hinaus jedoch eine Tendenz der Generalisierung dieses Ansatzes, in dem schlechthin jeder Aspekt des Psychischen intentional interpretiert werden kann: „Das Unbewusste will ...; Der Traum zeigt mir ...; Die Psyche hat die Tendenz ...; Mein Körper sagt mir ...". Daraus resultiert ein Modell, das auch mit religiösen Überzeugungen kompatibel ist („Gott möchte von mir ..."). Für einen Patienten, der dem Glauben schenken kann, eröffnet sich die Möglichkeit zur Beruhigung und Aufwertung in der Vorstellung, dass Menschen in ihrem Unbewussten eine sie leitende Instanz haben und sich dadurch lenken und auch heilen lassen können.

Während Freudianer in ihren Zitierungen analytische Weiterentwicklungen betonen, fällt bei den Jungianern die starke Bindung an den Gründervater auf. Zeitschriften und Bücher beziehen sich ganz überwiegend auf Äußerungen Jungs. Jung hat wie Freud sehr viel Geschriebenes hinterlassen, aber dabei auch ein breites Spektrum von Themen berührt und widersprüchliche Aussagen gemacht. In dieser Vielfältigkeit fasziniert er immer noch viele Menschen, die ihn nach wie vor idealisieren: „C. G. Jung war einer der größten Ärzte aller Zeiten und ein großer Denker dieses Jahrhunderts“ (Freeman 1968). Jung greift viele Themen auf, die in der Geschichte der Philosophie und in der Kulturgeschichte bedeutsam sind und formuliert sie in seiner eigenen, religiös gefärbten Akzentuierung. Er sieht die religiöse Funktion der Seele als ihre Grundfunktion. Krankheit ist für ihn das Leiden der Seele, die ihren Sinn nicht gefunden hat. Die Suche der Seele nach dem Sinn aber ist die Suche nach Gott und die Gottesbilder liegen in der Tiefe des Unbewussten. Das Unbewusste ist bei Jung ein besonderer Ort, ein Zentrum der Kreativität, der symbolischen Verknüpfungen in alle Richtungen des Kulturgeschichtlichen, Künstlerischen, Religiösen, Mythischen und Kosmischen. Letztlich sind alle Erfahrungen der Menschheitsgeschichte in den Archetypen des Unbewussten konzentriert vorhanden. Jungs analytische Psychotherapie verstand sich ursprünglich nicht als Krankenbehandlung, sondern als Förderung der Selbsterfahrung und Reifung der Persönlichkeit („Individuation“). Er formulierte als Ziel, einem Menschen zur Selbsterkenntnis zu verhelfen, sodass er ein erfülltes und glückliches Leben führen kann. „Mit begeisterter Hingabe an der Entfaltung seiner Persönlichkeit unternimmt der Patient einen Entdeckungsgang in die unbekannte Welt seiner fernen Seelentiefen“, so charakterisiert Jolande Jacobi (1969) eine therapeutische Situation. Eine Modifikation der Jung'schen Psychologie für die Zwecke der heutigen therapeutischen Praxis wird gelegentlich propagiert (Kast 2007), es ist aber schwer erkennbar, inwieweit sie eine Akzeptanz findet.

10.5 Psychotherapie und Religiosität

Ebenso wie Theologen verstehen es Psychotherapeuten als ihre Aufgabe, sich mit Menschen zu beschäftigen. Darin sind sie als Profession gefragt, der Bedarf ist scheinbar nicht zu decken, während die Vertreter der Kirche sich schwer tun, Menschen zu erreichen. Jaspers (1948), der eine kritische Position zur Psychotherapie einnimmt, berichtet auch von seinen Erfahrungen mit Theologen. In dieser Schilderung wird auch etwas von deren Schwierigkeiten erkennbar:

> „Zu den Schmerzen meines um Wahrheit bemühten Lebens gehört, dass in der Diskussion mit Theologen es an entscheidenden Punkten aufhört, sie verstummen, sprechen einen unverständlichen Satz, reden von etwas anderem, behaupten etwas bedingungslos, reden freundlich und gut zu, ohne wirklich vergegenwärtigt zu haben, was man vorher gesagt hat – und haben wohl am Ende kein eigentliches Interesse. Denn einerseits fühlen sie sich in ihrer Wahrheit gewiss, erschreckend gewiss, andererseits scheint es sich für sie nicht zu lohnen, um uns ihnen verstockt scheinende Menschen." (S. 61)

Philip plädiert als katholischer Theologe nachdrücklich dafür, das, was die Psychotherapie an Wissen über den Menschen erarbeitet hat, zur Kenntnis zu nehmen und zu nutzen. Er studierte 1997 das anthropologische Konzept von Alexander Mitscherlich und kam zu dem Schluss, dass sich die psychoanalytische Sichtweise des Menschen und ein christliches Verständnis nicht ausschließen, sondern durchaus bereichern können. Zu jener Zeit hatte Drewermann den Versuch unternommen, eine christliche Tiefenpsychologie zu entwerfen, die jedoch von der Kirche nicht akzeptiert wurde. Philipp (2013) äußert die Hoffnung, dass die zeitgenössische Psychodynamik ein Gesprächspartner der Theologie sein könne. Gegenwärtig ist es Anselm Grün, der jungianische und theologische Themen verknüpfend mit seinen zahlreichen Schriften Millionen von Lesern erreicht (Phillip et al. 2014). Grün greift bei der Diskussion aktueller Lebensprobleme der Menschen die religiösen Aspekte des Jungianischen auf und wendet sie ins Theologische: Der Mensch ist grundsätzlich reich; in der Tiefe seiner Seele liegt das unzerstörbare Gute; Gott akzeptiert den Menschen so wie er ist; „Jesus der Therapeut" vermittelt durch seine biblischen Gleichnisse ein spezielles Verständnis und die Lösung vieler menschlicher Probleme. Grün nimmt dabei eine überzeugende therapeutische Haltung ein, aus der heraus er mithilfe seiner teils philosophischen, teils theologischen Überlegungen jeweils ein versöhnliches, verstehendes Angebot macht, das Menschen beruhigen und hoffnungsvoll stimmen kann. Ob das langfristig therapeutisch wirksam ist, muss offen bleiben. Jedenfalls bietet er sich damit als überall gegenwärtiger freundlicher Begleiter an, der auf viele Fragen eine Antwort findet (Rudolf 2013a).

Dem säkularen Therapeuten ist dieser Weg verschlossen. Jedenfalls würden wir praktizierenden Therapeuten nicht empfehlen, auf diese Weise ihre religiösen Überzeugungen in Behandlungen einzubringen. Ein großer Teil der Therapeuten versteht sich, wie Umfragen gezeigt haben, durchaus als „spirituell ausgerichtet", aber ebenso vertritt ein großer Teil von ihnen die Überzeugung, dass diese eigene Einstellung nicht Thema des therapeutischen Gesprächs mit dem Patienten werden soll. Jungianische Therapeuten, die zum Teil vom Grundberuf Pfarrer sind, bewegen sich da in einer Grauzone. Freilich begegnet man auch immer wieder einzelnen Therapeuten, die von ihrer spirituellen Überzeugung, welcher Art sie auch sei, so fasziniert sind, dass sie nicht an sich halten können und zu predigen beginnen. Der Wunsch, das Gute, das man selbst erlebt, an andere weiterzugeben ist menschlich nachvollziehbar, aber als Ausdruck therapeutischer Professionalität ist es nicht anzusehen.

10.6 Die Situation der Tiefenpsychologisch fundierten Psychotherapie (TP)

Der Begriff „tiefenpsychologisch" stammt aus den Anfangszeiten der Psychoanalyse, die den Anspruch erhob, eine Psychologie zu begründen, die nicht nur die Oberfläche des Bewusstseins untersucht, sondern sich den verborgenen Tiefen des Unbewussten zuzuwenden. Das setzt freilich eine spezielle Methodik voraus, denn etwas, das dem Subjekt nicht bewusst ist, kann auch von ihm nicht reflektiert, gedacht und in Worte gefasst werden. Es erfordert ein Gegenüber, dass darin geschult ist, Signale des Unbewussten eines anderen Menschen aufzufangen und im eigenen bewussten Erleben zu decodieren. So definiert meint „tiefenpsychologisch" das Gleiche wie „psychoanalytisch" und im älteren Schrifttum werden beide Begriffe synonym verwendet.

Die heutige „Tiefenpsychologisch fundierte Psychotherapie" (TP) als therapeutisches Verfahren der kassenpflichtigen Richtlinienpsychotherapie hat freilich einen anderen Akzent. Sie ist definiert als ein psychoanalytisch begründetes, aber zeitbegrenztes, therapeutisches Verfahren, das fokal umschriebene Konfliktbereiche der Persönlichkeit bearbeitet. Aus Sicht der traditionellen Psychoanalyse bedeutet schon die analytische Psychotherapie mit ihrer begrenzten Stundenzahl und Zielsetzung eine Reduzierung und Einengung; umso mehr wird aus psychoanalytischer Sicht die Tiefenpsychologisch fundierte Psychotherapie häufig als eine Schmalspurtherapie angesehen, die dem Patienten das eigentlich Gute des intensiven psychoanalytischen Reflexionsprozesses vorenthält. Gleichwohl entwickelte sich die Tiefenpsychologisch fundierte Psychotherapie zu einem Verfahren, das in der Versorgung eine größere Rolle spielt als die analytische Psychotherapie. Es erwies sich als sehr flexibel und erlaubte zahlreiche Modifikationen bezogen auf unterschiedliche Störungsbilder und Behandlungsbedingungen im ambulanten und stationären Bereich. Da TP im Prinzip identisch ist mit der „psychodynamic psychotherapy" des angelsächsischen Raums, konnte das Verfahren auch von dessen Forschungsergebnissen in vielen Bereichen profitieren (Leichsenring u. Rabung 2008; Shedler 2010). Darüber hinaus erwuchs auch hierzulande eine Forschungsaktivität, z.B. im Zusammenhang mit der Operationalisierten Psychodynamischen Diagnostik (OPD), von der vor allem die TP profitierte.

Neue Entwicklungen

Einen bedeutenden Schritt für die Entwicklung der TP bedeutete das Psychotherapeutengesetz und die auf seiner Grundlage ermöglichte Gründung zahlreicher Ausbildungsinstitute, die nun jungen Absolventen des Psychologiestudiums die Möglichkeit bot, in begrenzter Zeit eine fundierte Therapieausbildung zu realisieren. Dadurch wurden in der psychotherapeutischen Szene verschiedene Entwicklungen angestoßen. So mussten es die ärztlichen Psychotherapeuten hinnehmen, dass der berufspolitische Akzent sich nun dahingehend verschoben hat, dass die Begriffe Psychotherapeut und Psychologe scheinbar synonym verwendet werden (die „Psychotherapeutenkammer" als Gegenüber der „Ärztekammer"). Auch innerhalb der Psychotherapien lassen sich Verschiebungen beobachten. Während die analytische Psychotherapie eine Tendenz zur

Vertiefung innerhalb ihrer jeweils engen konzeptuellen Grenzen anstrebt, zeigt die TP eine Neigung zur konzeptuellen Ausweitung über die ursprünglichen Grenzen hinweg. Das hat damit zu tun, dass Psychoanalyse von überzeugten Psychoanalytikern gelehrt wird, die sich in der Regel streng auf die Gründungspersönlichkeiten, etwa Freud, Jung, Klein usw. berufen. Die Tiefenpsychologen hingegen werden überwiegend von Psychologen ausgebildet, die nur zum Teil psychoanalytisch orientiert sind. Unter dem großen Dach der Tiefenpsychologie sammeln sich, da sie anders keine Abrechnungsmöglichkeit hätten, Therapeuten mit unterschiedlichen Konzepten, z.B. solche, die sich auf imaginative Techniken, körperorientierte Vorgehensweisen, systemische Ansätze oder im weitesten Sinne als „humanistische“ Vorgehensweisen beziehen. Das praktische Zusammenfügen von Verschiedenartigem erfolgt unter dem Begriff der „Integration“.

Hier deutet sich etwas an, das Gadamer (1993) den „unaufhebbaren Gegensatz zwischen Wissenschaft und Praxis“ nennt (S. 14). Während die Wissenschaft sich jeweils auf den „Stand der Forschung“ bezieht, hat die Praxis die Tendenz, das zu machen, was man machen kann, „Praxis ist stets auch Wahl und Entscheidung zwischen Möglichkeiten“, so Gadamer. Das, was „gemacht“ wird, ist damit noch längst nicht immer wissenschaftlich begründet, sodass Erfahrungswissenschaften immer unabgeschlossen bleiben. Gadamer weist in eine interessante Richtung, wenn er hinzufügt: „Sie [die Praxis] hat immer schon einen Bezug zum ‚Sein‘ des Menschen.“ Das bedeutet, dass, wer praktisch mit Menschen umgeht, sich ein Bild vom Sein des Menschen macht und darauf bezogen handelt. Das schließt stets aber auch weltanschauliche Überzeugungen ein. Während Gadamer sich zu diesem Gegenstand relativ wohlwollend äußerte, gerieten die länger zurückliegenden Aussagen von Jaspers (1974) zu diesem Thema ungewöhnlich heftig;

er hatte offenbar in seinen jungen Jahren schlechte Erfahrungen mit psychoanalytischer Psychotherapie gemacht und äußerte sich sehr kritisch über die „Wolken des allgemeinen Geredes", den „Sektencharakter der psychotherapeutischen Schulen", ihre „pseudowissenschaftliche Prophetie" und die „wunderlich hochmütige Haltung" der Therapeuten.

Ein bedeutsamer Konfliktpunkt ist die Weltsicht und das Menschenbild, das Therapeuten zur Grundlage ihres praktischen Handelns machen und das sie in der Regel für wissenschaftlich begründet halten. Zu unterscheiden, was jeweils wissenschaftlich fundiert ist und was weltanschaulich geglaubt wird, stellt eine fast unlösbare Aufgabe dar, da Therapeuten, wie die meisten Menschen annehmen, ihre Überzeugungen seien bestens, z. B. wissenschaftlich begründet.

Reduzierung und Erweiterung von Komplexität

Im Bereich des tiefenpsychologisch-psychodynamischen Denkens tauchen gelegentlich problematische Tendenzen auf, die eine imponiert als Simplifizierung des therapeutischen Konzepts, eine andere zielt auf die Erweiterung durch Integration anderer Therapieaspekte.

Die Simplifizierung geht in die Richtung, dass Psychotherapie sich auf einige wenige Ziele beschränkt, z. B. den Patienten im Erleben und Ausdrücken seiner Gefühle zu fördern und ihm (aggressive) Abgrenzung gegen andere zu ermöglichen, was wir als Ausdruck eines eher schlichten Menschenbildes verstehen dürfen. Gegen Ende der Behandlung ist dann möglicherweise die ungeliebte Arbeitsstelle gekündigt, der Kontakt zu den schwierigen Eltern abgebrochen, die zwiespältige Partnerschaft aufgelöst. Die Annahme aber, dadurch sei eine Selbstverwirklichung und autonome Persönlichkeitsentwicklung geleistet worden, bleibt fraglich, da eine therapeutische Veränderung der intrapsychischen und interpersonellen Dynamik nicht erkennbar ist.

Der zweite schwierige Aspekt betrifft die Erweiterung des tiefenpsychologischen Therapiemodells durch Integration anderer Konzepte. Wenn Therapien mit „Modulen" arbeiten, wie das z. B. bei verhaltenstherapeutischem Vorgehen der Fall ist, bleiben diese zunächst nebeneinander bestehen. Wenn hingegen von „Integration" die Rede ist, besteht der Anspruch, verschiedene Konzepte zu einem „Ganzen" zu verweben. Ganzheit oder Ganzheitlichkeit ist ein Konstrukt, das schlechterdings nicht operationalisiert werden kann. Man darf annehmen, dass in den meisten Fällen etwas in die Behandlung hineingenommen wird, das dem Therapeuten besonders einleuchtet. Nehmen wir als Beispiel die oft zitierte „Ressourcenorientierung". Hier wird betont, dass psychoanalytische Konzepte grundsätzlich auf Pathologie und Defizit ausgerichtet seien; dem wird entgegengestellt, dass eine therapeutische Ressourcenorientierung die Zuversicht betont, der Patient trage die Lösungsmöglichkeiten für seine Probleme in sich und müsse sie handhaben lernen. Auch gestaltende oder imaginative therapeutische Ansätze wenden sich an vorhandene Möglichkeiten des Patienten, das Gleiche gilt für körperorientierte Ansätze. Das Problem dieser Integration liegt darin, dass die Nutzung des Körperlichen, des Imaginativen, des Gestalterischen oder auch der übende Umgang mit Ressourcen häufig den therapeutische Rahmen verändern, den ein therapeutisches Gespräch bildet. Das Sich-Mitteilen und Sich-Zuhören, das gemeinsame Nachdenken über die Situation des Patienten, das Miteinander-schweigen-Können und Sich-von-Affekten-bewegen-Lassen in einer ruhigen therapeutischen Beziehung, wie sie die psychodynamische Behandlung benötigt, wird durch Aktionen der oben beschriebenen Art deutlich verändert. Was das für die therapeutische Beziehung und die darin enthaltene Übertragungsbereitschaft bedeutet und wie solche Angebote von Patienten mit unterschiedlich gutem Strukturniveau genutzt werden können, bleibt weitgehend undiskutiert. Das wären Fragen der Therapieforschung, die klären müsste, was eine solche Integration bei welchen Patienten mit welchen Störungen bewirken, nutzen oder schaden kann; eine solche Forschung gibt es aber faktisch nicht. Eine Polypragmasie ohne theoretische Reflexion erscheint nicht wünschenswert. In welchem Maße sie praktiziert wird, weiß niemand. Freilich möchte kein Therapeut etwas Nachteiliges bewirken, sondern er will im Gegenteil das, was er für gut hält, auch dem Patienten zukommen lassen. Ob es aber dem Patienten bekömmlich ist, kann ähnlich wie bei einem Medikament mit verschiedenen Wirkstoffen nur durch unabhängige Untersuchungen geprüft werden. So bleibt ein Rest von Zweifel, in welchem Umfang hier persönliche Überzeugungen oder wissenschaftliche Fakten handlungsleitend werden (Rudolf u. Rüger 2012).

10.7 Humanistisches Menschenbild: Möglichkeiten und Schwierigkeiten

Eine weitere Gruppe von Therapeuten befindet sich, da ihr Verfahren bisher keinen Eingang in die kassenfinanzierte Psychotherapie gefunden hat, gewissermaßen in der Opposition zu den beschriebenen Vorgehensweisen. Sie haben sich unter der Bezeichnung „humanistische Verfahren" zusammengefunden. Dabei handelt es sich hierzulande am ehesten um Gesprächspsychotherapie, Gestalttherapie, Psychodrama, Transaktionsanalyse, Logotherapie und bestimmte Formen der Körpertherapie, im angelsächsischen Bereich darüber hinaus um „existential therapy" oder

„focusing oriented experiencial psychotherapy". Deren Vertreter betonen ihre Gemeinsamkeit als humanistische Psychotherapeuten vor allem im Blick auf ihr „humanistisches Welt- und Menschenbild", das u.a. als „zutiefst optimistisch" gekennzeichnet wird (Projekt Psychotherapie 1 2014: Schwerpunkt Humanistische Psychotherapie). Zu diesem Menschenbild gehören z.B.: die Einmaligkeit eines jeden Individuums; sein Einbezogensein in soziale und historische Beziehungen; sein subjektives emotionales und leibliches Erleben; die Fähigkeit, sich aktiv und sinnorientiert entscheiden zu können; ein Leben, das auf Ziele ausgerichtet ist, zu denen Sinn, Werte, Glauben, Liebe, Verantwortung, persönliches Wachstum und Selbstverwirklichung gehören.

Die Betonung des Aspekts „humanistisch" enthält eine Wertsetzung, die das humanspezifische betonen soll. Charlotte Bühler hat in den 20er-Jahren mit einigen anderen zusammen die humanistische Gruppierung gebildet, um sich von den natur- und sozialwissenschaftlichen Psychologien abzugrenzen. Als essenziell für das humanistische Vorgehen definieren die Autoren eines State-of-the-art-Bandes eine Reihe von Konzepten und Therapieprinzipien (Cain u. Seeman 2001): das Bedürfnis, sich selbst und der Welt Bedeutung zu geben; die Verfügung des Patienten über ein Selbst (self awareness, self regard, self concept) und das Bedürfnis, dieses zu entwickeln; die Fähigkeit des Patienten zu Freiheit und Wahl; die Fähigkeit, sich in Richtung von persönlichem und interpersonellem Wachstum konstruktiv zu entwickeln.

Daraus sind die humanistischen Behandlungsprinzipien abgeleitet: die therapeutische Beziehung als zentraler Faktor des Therapiegeschehens; das Vorrecht des Patienten, die wünschenswerte Richtung der therapeutischen Entwicklung zu bestimmen; die Empathie des Therapeuten als zentraler Behandlungsfaktor; die Emotionalität als zentraler

Wirkfaktor; die therapeutische Unterstützung in dem Selbst- und Weltverständnis des Patienten.

Die humanistischen Methoden arbeiten also daran, „die persönlichen Voraussetzungen für eine sinnvolle Existenz" zu fördern. Es ist einleuchtend, dass Menschen in bestimmten schwierigen Lebenssituationen von einer so ausgestalteten Begleitung und Beratung sehr profitieren können. Allerdings beschreibt die humanistische Psychotherapie auch, dass sie sich nicht als symptomorientiertes oder störungsbezogenes Verfahren versteht, das heißt, sie hat keine eigene klinische Theorie und krankheitsbezogene therapeutische Konzeption, vermeidet häufig auch Begriffe wie Patient oder Krankheit. Sie geht aber, wie z. B. die Gesprächspsychotherapie, davon aus, dass sie „grundsätzlich für die Behandlung aller bekannten psychischen Störungen geeignet" sei (Müller 2014). So erscheint aus psychodynamischer Sicht die humanistisch definierte Haltung und Grundeinstellung sehr wertvoll und prinzipiell für jede Psychotherapie brauchbar, wobei bezüglich der Krankenbehandlung eher Zweifel an ihrer Zweckmäßigkeit bleiben, da klinische Störungsbilder in dieser Konzeption keinen eigentlichen Platz haben.

Die gute therapeutische Beziehung und Einfühlung in das Erleben des Patienten und seine Unterstützung reichen nicht aus, um tiefsitzende Konflikte des Patienten, persönlichkeitsstrukturelle Defizite oder charakterlich verfestigte Abwehrhaltungen therapeutisch zu verändern. Umgekehrt birgt die als humanistisches Behandlungsprinzip genannte Arbeit an den Emotionen – eine therapeutische Methode, die in den 70er- und 80er-Jahren besonders bedeutsam war – unter Umständen das Risiko, dass Emotionalisierung als wertvolle Verlebendigung verstanden wird, während dies nach psychodynamischer Erfahrung bei strukturellen Störungen eine emotionale Überforderung und bei histrionischen Störungen ein leer laufendes Agieren bedeuten kann.

Möglicherweise besteht auch das Risiko, dass der Anspruch, das Gute im Patienten zu fördern, ihn in seiner Sinngebung und Sichtweise zu unterstützen, es nahezu unmöglich macht, die dem Patienten nicht bewussten, selbstschädigenden Tendenzen zu bearbeiten.

Psychotherapie und Menschenwürde

In einem Vortrag über das Thema der Würde unterstreicht eine Referentin, die sich dem Humanistischen zuordnet, die gleichberechtigten Ansprüche von Patienten und Therapeuten (Reddemann 2007). Sie schildert das Beispiel einer Mitte-40-jährigen Frau, einer durch frühere Behandlungen therapieerfahrenen Patienten, die genau wisse, was sie möchte, nämlich jemanden, der sie begleitet und auf ihrer Seite steht. Sie sucht eine Therapeutin, von der sie annimmt, dass diese nicht tiefenpsychologisch, sondern humanistisch arbeite. Hier sieht die Referentin einen gesellschaftspolitischen Konflikt darin, dass die Therapeutin gezwungen sei, TP abzurechnen, obwohl sie eigentlich Focusing anbiete.

Im Laufe der Behandlung kommt es zu einer Zuspitzung. Die Patientin berichtet von einer Auseinandersetzung mit ihrem Sohn. Statt die Patientin spüren zu lassen, was ihr Organismus mit diesem Problem anfangen will – so die Referentin – gibt die Therapeutin ihr eine Deutung dahingehend, dass die Auseinandersetzung mit dem Sohn Ähnlichkeiten zu dem unerledigten Konflikt mit dem verstorbenen Vater und der Wut der Patientin auf diesen habe. Die Patientin reagiert verärgert. Sie habe die Beziehung zu dem Vater in einer anderen Therapie hinreichend bearbeitet, jetzt gehe es ihr um den Schmerz, den sie erlebe, dass es zu dem Konflikt mit dem Sohn gekommen sei und dafür wünsche sie sich nichts anderes als eine Begleitung. Die verstörte Patientin habe einige Tage gebraucht, um sich zu beruhigen und sich klar zu machen, dass die Therapeutin ihr Anliegen nicht erkannt und sie verletzt habe. Nach Einschätzung der Referentin habe die Therapeutin eine Würdeverletzung begangen, sie habe den Auftrag angenommen, die Patientin zu begleiten und dann ohne Absprache auf das Mittel der Deutung zurückgegriffen. Dieser Methodenwechsel sei nicht mit der Klientin abgesprochen gewesen und habe daher deren Autonomie verletzt. Stattdessen habe sich die Therapeutin entsprechend dem Auftrag, den sie von der KV habe, an dem medizinischen Krankheitsparadigma orientieren und etwas „machen“ wollen. Solche Schwierigkeiten resultierten aus der Verwissenschaftlichung der Psychotherapie, wie sie das Versorgungssystem mit sich gebracht habe. Tatsächlich aber gehe es darum, den Auftrag der Patientin und sie als Menschen ernst zu nehmen und nicht die eigene Methode in den Vordergrund zu stellen.

Grundsätzlich erscheint das Bemühen angemessen, einen Patienten als Gegenüber ernst zu nehmen und sie im Sinne von informed consent und shared decision-making zu beteiligen. Gleichwohl bleiben hier Fragen offen. Das Konzept der strikten Begleitung im Auftrag der Patientin – die hier stimmig „Klientin“ genannt wird – erscheint nicht auf Patientenbehandlung übertragbar, besonders dann nicht, wenn schwere Beeinträchtigungen im Sinne von Persönlichkeitsstörung, Sucht, somatoforme Schmerzstörung oder körperliche Erkrankung vorliegen. Die beschriebene Form der psychologischen oder eigentlich menschlichen Begleitung auf Wunsch der Klientin kann nicht zwingend als Krankenbehandlung verstanden werden.

Wenn eine von der Patientin nicht gewünschte psychotherapeutische Intervention hierzulande bereits eine Würdeverletzung darstellt, dann muss man sich allerdings fragen, wie es anderswo auf der Welt mit der Menschenwürde bestellt ist, wenn beispielsweise im Nahen Osten Zigtausende Kriegsflüchtlinge in Notlagern vegetieren oder in

Bangladesch Näherinnen für 85 Cent pro Stunde Kleidung für westliche Modefirmen nähen und, damit sie nicht weglaufen, eingesperrt und kaserniert werden, sodass bei einem Brand in einer Fabrik Hunderte ums Leben kommen. Das sind gewiss sehr krasse Gegensätze, aber sie lassen ahnen, welche Brisanz es hat, sich ethischen Idealen zu verpflichten, die nur dann einen Sinn haben, wenn sie für alle Menschen gelten und wenn sie mindestens ansatzweise realisiert werden können.

10.8 Auf dem Weg zur Wissenschaftlichkeit

Menschenbilder und Wertvorstellungen beeinflussen, wie gezeigt wurde, die psychotherapeutische Einschätzung dessen, was als krankheitswertig und behandlungsbedürftig gilt und ebenso die psychotherapeutische Zielsetzung einer wünschenswerten Entwicklung der Persönlichkeit. Ebenso beeinflussen sie die psychotherapeutischen Konzepte von den krankmachenden Einflüssen und somit auch die Ideen von einem wünschenswerten guten Leben. Auch die Modelle für die Funktionsweisen des psychischen Systems sind von zeitgenössischen oder historischen Menschenbildannahmen beeinflusst.

In dem vorausgegangenen Kapitel wurde deutlich gemacht, wie unterschiedlich die Konzepte der verschiedenen therapeutischen Gruppierungen sind und wie ihre Überzeugungen zuweilen als tradierte Glaubensinhalte imponieren. Wahrscheinlich ist das der Punkt, an dem man sich entscheiden muss, als was man Psychotherapie verstehen will. Man kann sie als therapeutische „Kultur“ respektieren in der Vorstellung, dass Patienten auch aus der Auseinandersetzung mit geglaubten Inhalten einen Nutzen ziehen können. Solche, die den Anspruch haben Psychotherapie als eine Disziplin zu sehen, die für Patienten mit bestimmten

Störungsbildern aussichtsreiche Behandlungsangebote machen kann, können auf eine wissenschaftliche Begründung nicht verzichten.

Manche Psychoanalytiker bestreiten die Angemessenheit wissenschaftlichen Kriterien für ihr Gebiet so wie vermutlich auch Künstler, Philosophen oder Religionswissenschaftler sie bestreiten würden, weil sie ihren Zugang zum Menschen als einen ganz anderen sehen. So führt auch Verena Kast (2007) aus, dass das Jungianische „Menschenbild und Weltbild auf Sinnfragen bezogen ist, auf Fragen nach dem Wesen des Menschen und des Lebens, die kaum mit den Methoden der modernen Empirie beforscht werden können" (S. 105).

Die Voraussetzung für die Aufnahme eines speziellen psychotherapeutischen Verfahrens in das Versorgungssystem setzt eine Überprüfung der wissenschaftlichen Fundierung voraus. Sie betrifft insbesondere die therapeutische Wirksamkeit des Verfahrens im Blick auf die häufigsten Störungsbilder, in gewissem Umfang auch die zugrunde liegende theoretische Konzeption. Für den Wirksamkeitsnachweis gibt es differenzierte methodische Vorgaben, die im wissenschaftlichen Beirat Psychotherapie und dem gemeinsamen Bundesausschuss erarbeitet wurden. Sie stützen sich im Wesentlichen auf das Experiment der randomisierten kontrollierten Therapiestudie, das heißt auf den Vergleich der Ergebnisse einer Behandlung, die nach den strikten Regeln eines Therapiemanuals durchgeführt und mit einer Kontrollgruppe verglichen wird und deren Ergebnisse deutlich übersteigt. Die grundsätzliche Wirksamkeit wird in einer begrenzten Anzahl von Therapiesitzungen des jeweiligen Verfahrens geprüft. Damit gilt als belegt, dass ein Verfahren grundsätzlich bei bestimmten Störungen wirksam ist. Gegenwärtig läuft ein Verfahren zur Überprüfung der wissenschaftlich begründeten Wirksamkeit der zugelassenen Verfahren beim Gemeinsamen Bundesausschuss.

Frühere Therapiestudien erbrachten tendenziell das Ergebnis, dass Behandlungen, sofern sie zuende geführt und nicht abgebrochen werden, bei ca. zwei Dritteln der Patienten zu deutlichen Symptombesserungen führen. Allerdings wird heute gefordert, dies gesondert für alle häufigen Störungen nachzuweisen, das heißt für Depressionen, Ängste, Zwänge, Essstörungen, Persönlichkeitsstörungen etc. Diese Herkulesaufgabe ist im Bereich der Verhaltenstherapie gut bewältigt, relativ befriedigend bei der tiefenpsychologisch-psychodynamischen Therapie und begrenzt für die analytisch-psychodynamische Langzeittherapie. Für die einzelnen analytischen Subgruppen der Freudianer, Jungianer, Kleinianer, Adlerianer, Kohutianer etc. gibt es wenig spezifische empirische Belege

Gleichwohl hält jede therapeutische Gruppierung ihren Ansatz mindestens für sinnvoll, meist aber für hochbedeutsam und wertvoll. Das ist zwar menschlich, aber nicht befriedigend, weil wir kaum in der Lage sind, Patienten mit einer bestimmten Symptomatik ein bestimmtes Verfahren als besonders aussichtsreich zu empfehlen.

Da das Psychoanalytische sich in seinem Selbstverständnis als Wissenschaft zwischen den Wissenschaften versteht und objektivierende Untersuchungen in der Regel als positivistisch ablehnt, gilt hier die therapeutische Situation zwischen Analysant und Analytiker als der eigentliche und einzige Ort der wissenschaftlichen Beobachtung. Themen wie operationalisierte Diagnostik, Therapieplanung, störungsbezogene Behandlung, Erfassung von Therapieergebnissen kollidieren mit dem Konzept der Subjektivität bzw. Intersubjektivität, die sich ganz auf das therapeutische Geschehen ausrichtet. Allerdings gibt es darin keine kritische Außenposition und keine Möglichkeit, ein Konzept zu verifizieren oder zu falsifizieren.

Unter diesen Voraussetzungen bleibt es den Mitgliedern einer Gemeinschaft überlassen, sich auf tradierte gemeinsame Überzeugung zu verständigen und sich in diesem Bekenntnis gegen andere Gruppen abzugrenzen. Das in der Geschichte der analytischen Gruppierungen relativ häufige Ereignis der Spaltung von Gruppen und Instituten hat darin seinen Grund (Rudolf 2014, S. 221). Was hier zur Klärung umstrittener Sachfragen schmerzlich vermisst wird, ist der Konsens über eine wissenschaftliche Vorgehensweise zur Klärung widersprüchlicher Ansichten. So bleibt nur die Überzeugung durch Rhetorik.

Wissenschaftliche Entwicklungen und Gegenbewegungen

In Fenichels Statistik der Berliner psychoanalytischen Poliklinik (1930) hatte man erstmals mit Häufigkeiten von Störungsbildern, Zeitdauern von Behandlungen und Besserungsquoten operiert. Man begann, sich dem Mythos rational zu nähern, Die Ich-Psychologie der 40er-Jahre, die Ich-Stärke-Skalen der 50er-Jahre bedeuten bereits Ansätze einer Operationalisierung. Die von Thomä und Kächele alljährlich durchgeführte Forschungswerkstatt in Ulm, die Tagungen der „Society for Psychotherapy Research", spiegeln seit den 70er-Jahren ein intensives Bemühen darum, anhand von Therapietranskripten therapeutische Prozesse und Verläufe zu verstehen. Das von Bergin und Garfield (erstmals 1971) herausgegebene „Handbook of Psychotherapy and Behavior Change" dokumentiert, mittlerweile im Umfang eines Telefonbuchs, seither den jeweils aktuellen Stand des Wissens.

In den zwei Jahrzehnten seit Anfang der 90er-Jahre hat die Arbeitsgemeinschaft der Operationalisierten Psychodynamischen Diagnostik (OPD) sich bemüht, psychodynamische Aspekte so zu operationalisieren, dass Therapeuten sie übereinstimmend identifizieren und therapeutisch handhaben bzw. dass typische diagnostische Muster und therapeutische Verläufe erfasst werden können (Grande et al. 2004, 2006, 2009; Rudolf et al. 2012b). Die Strukturbezogene Psychotherapie, für die ich mich engagiert habe, gibt ein Beispiel für eine wissenschaftlich begründete Behandlungstechnik (AG OPD 2006; Rudolf 2012a).

Auf der anderen Seite kann man registrieren, dass viele psychoanalytisch orientierte Therapeuten – gleich welcher Schulrichtung – für Themen wie Therapieplanung, störungsbezogene Behandlungen, Erfassung von Behandlungsergebnissen kein Interesse aufbringen oder sie geradezu mit einer gewissen Abscheu betrachten. Durch die genannten wissenschaftlich fundierten operationalisierten Konzepte fühlen sie sich zu sehr eingeengt, was der psychoanalytischen Kultur der Subjektivität widerstrebt. Ähnliches gilt für die angestrebte Veränderung von dysfunktionalen Einstellungen und Symptomen und die wissenschaftliche Prüfung, ob sie erfolgt sind. Auch darauf wollen sich viele Therapeuten nicht einlassen, wahrscheinlich weil sie ganz andere Vorstellungen vom psychotherapeutischen Handeln haben. Vielen ist es wichtig, sich ganz auf das interpersonelle Hier und Jetzt des therapeutischen Geschehens zu konzentrieren, das heißt, die Übertragung in den Blick zu nehmen und sie zu deuten. Damit ist für manche Therapeuten das Wesentliche ausreichend erfasst.

Kaum irgendwo wird die Bandbreite der psychotherapeutischen Einstellungen so deutlich wie dort, wo die Frage nach dem Wissenkönnen auf die Empfehlung des Glaubens trifft. In dieser Einstellung zur Psychotherapie stehen sich zwei Gruppen weitgehend verständnislos gegenüber. Eine Gruppe vertritt eine Überzeugung der anekdotischen und gefühlten Evidenz, des subjektiven Erlebens, der intersubjektiv geteilten Annahmen, des Für-möglich-Haltens und letztlich auch des Glaubens: „Der Glaube an uns selbst als Analytiker bildet die Gefühlsbasis unserer professionellen Identität", heißt es bei Grabska (2004), der sich auf den kleinianischen Analytiker Britton (2001) bezieht: „Ich meine, dass der Glaube für die psychische Realität dieselbe Bedeutung hat wie die Wahrnehmung für die äußere Realität. Glauben und für wahr Halten verleihen psychischen Vorgängen die Macht der Realität."

Die andere Gruppe vertritt eine Position des grundsätzlich notwendigen Zweifels am eigenen Wissen und der deshalb erforderlichen methodisch angelegten Überprüfung, also eine rationalistisch-empiristische Einstellung.

Verständlicherweise resultieren aus diesen beiden Bewertungen ganz unterschiedliche Einstellungen zu Themen wie Forschung oder Qualitätssicherung. Diese erscheinen für die erste Gruppe als unnötige, störende Maßnahmen, geradezu bedrohliche Eingriffe in die geschützte therapeutische Situation und feindselige Angriffe auf die bestehenden Überzeugungen. Für die empiristische Gruppe hingegen sind Forschung und Qualitätssicherung essenzielle Voraussetzungen für eine kontinuierliche Weiterentwicklung des Systems.

Es hat nicht an Versuchen der beiden Gruppen gefehlt, einander zu überzeugen oder sich auch nur einander verständlich zu machen. Es entsteht jedoch der Eindruck, dass alle diese Versuche weitgehend gescheitert sind. Letztlich führen die Argumente der einen Gruppe immer zu dem Schluss, dass die Logik der anderen Gruppe inakzeptabel sei; Aufwertungen der eigenen Sichtweise und Abwertungen der Gegenseite scheinen unvermeidliche Konsequenzen. Aus der Sicht der interpersonellen Evidenz wird ein empirisches Vorgehen als unangemessen, inhuman und seelenlos verworfen. Aus der Perspektive der rationalistischen Überprüfung erscheint die Position der gefühlten Evidenz unreflektiert und naiv. Es stehen sich offenbar zwei Versuche, den Menschen zu verstehen, unvereinbar gegenüber (Rudolf 2005c). Aus meiner medizinisch-psychotherapeutischen Perspektive erfordert jedes therapeutische Handeln eine möglichst gute wissenschaftliche Begründung und kontinuierliche Überprüfung. Wenn Psychotherapie nicht auf das Niveau weltanschaulich-beliebiger Unterstützungs- und Begleitungsangebote absinken und damit den Anspruch auf Integration im öffentlichen Gesundheitssystem verlieren will, wird sie vermehrte Anstrengungen zur wissenschaftlichen Begründung erbringen müssen. Es wird auf die Dauer nicht ausreichen, auf die Freiheit und Kreativität der einzelnen Therapeuten und die tradierten Überzeugungen ihrer Gruppen zu verweisen. Andererseits sind die Bedingungen für Wissenschaftsförderung sehr ungleich verteilt, indem z. B. in nahezu sämtlichen universitären psychologischen Instituten Verhaltenstherapie gelehrt und beforscht wird, während die Forschungsaktivitäten der psychodynamischen Psychotherapie auf Mitgliederspenden angewiesen sind.

Wissenschaftliche Prinzipien

Es sei abschließend stichwortartig angeführt, was die psychotherapeutische Wissenschaftlichkeit ausmacht:

1. Sie operationalisiert die Konzepte durch die Beschreibung typischen Verhaltens, speziell Beziehungsverhaltens und des typischen Selbsterlebens. Dadurch wird eine reliable Beobachtung/Einschätzung von psychischen Vorgängen am Patienten, z. B. in therapeutischen Situationen, in Videoaufzeichnungen, anhand von Transkripten oder Therapieprotokollen möglich.
2. Sie überprüft die klinische Validität von psychodynamischen Konzepten
   a) hinsichtlich ihrer pathogenen Bedeutung (d. h. für dysfunktionale, krankheitswertige psychische Entwicklungen),

b) in grundlagenwissenschaftlichen (z. B. entwicklungspsychologischen) Studien hinsichtlich ihrer Funktionalität,
c) hinsichtlich ihrer therapeutischen Anwendbarkeit.
3. Sie formuliert auf dieser Grundlage Techniken, das heißt Anleitungen für den praktischen Umgang mit Konzepten in diagnostischen oder therapeutischen Situationen.
4. Sie überprüft in Outcome-Studien die subjektiv erlebten und objektivierbaren Besserungen beim Patienten, den Wegfall der Kriterien einer krankheitswertigen Störung.
5. Sie überprüft in Prozess-Outcome-Studien den im Therapieverlauf erfassten Grad der Umstrukturierung in dysfunktionalen psychischen Bereichen des Patienten.

Das praktisch-therapeutische Handeln bezieht sich auf diese wissenschaftlichen Grundlagen:
a) Auf der Grundlage seiner erklärenden Konzepte nimmt der Therapeut störungsspezifische diagnostische Zuordnungen vor. Seine therapeutische Planung und Zielsetzung sind fokal darauf ausgerichtet.
b) Die Orientierung an den wissenschaftlich belegten Konzepten und Modellen bildet keinen Gegensatz zu einem einfühlenden Verstehen des Patienten als einer Persönlichkeit mit individueller biografischer Erfahrung, subjektiven Überzeugungen und einer individuell gestalteten Lebensrealität.
c) Das therapeutische Handeln zielt auf die Ermöglichung eines Entwicklungs- und Veränderungsprozesses in der Patientenpersönlichkeit, die eine Umstrukturierung in dysfunktionalen Bereichen und eine Symptomreduzierung möglich machen.
d) Darüber werden aber auch persönliche Reifungsschritte auf dem Weg des Lebens angestrebt, die psychologisch, aber auch im philosophischen oder religiösen Kontext

beschrieben werden können (z. B. als Identitätsfindung, Individuation, Daseinserhellung etc.).

Ein wissenschaftlich begründetes psychotherapeutisches Konzept in seiner idealen Form wäre dadurch ausgezeichnet, dass es sich nicht auf eine Ebene (z. B. eine psychologische) beschränkt, sondern im Sinne der altbekannten Formel des Bio-Psycho-Sozialen das psychische Erleben des menschlichen Subjekts mit biologischen Abläufen (neurobiologischer oder physiologisch-hormonaler oder genetischer Art) ebenso verknüpfen kann, wie mit soziologisch-historisch-biografischen Einflussfaktoren und nicht zuletzt auch mit philosophisch oder religionswissenschaftlichen Ansätzen. Im folgenden Abschnitt wird abschließend die Verknüpfungsmöglichkeit mit anthropologischen Aspekten diskutiert.

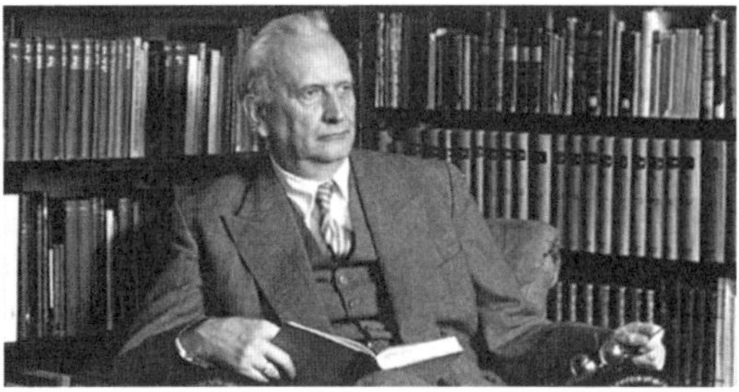

11 Anthropologische Erweiterungen

„Tiefergehende Therapie könnte man somit als Hilfe zur Annahme der eigenen Begrenztheit, der Annahme der Welt und ihres Soseins, zur Annahme seiner selbst betrachten."

G. Maio (2012)

11.1 Bisherige anthropologische Ansätze

Aussagen über das dem Menschen Wesensgemäße finden sich verstreut in der psychologisch-psychotherapeutischen Literatur, so z.B. kulturanthropologische Ansätze in den Schriften C.G. Jungs oder philosophische Gesichtspunkte in der Individualpsychologie Adlers, der Neopsychoanalyse Schultz-Henckes, bei Erich Fromm und den Begründern der humanistischen Richtung, ohne dass allerdings eine wirklich systematische Verknüpfung mit dem psychodynamischen Konzept zustande kam. Bezogen auf das ärztliche Handeln haben im Verlauf des 20. Jahrhunderts verschiedene Autoren anthropologisch-philosophische Entwürfe vorgelegt. An erster Stelle ist Viktor von Weizsäcker zu nennen, der sich in zahlreichen Schriften zwischen den 20er- und 50er-Jahren bemühte, psychologische Aspekte in die somatische Medizin einzuführen und dieses Denken philosophisch zu begründen. So betont er die Subjektivität alles Lebendigen (Stichwort „Die Einführung des Subjekts in die Biologie") als Ergänzung zu der medizinisch üblichen Objektivierung. Dazu gehört auch die Berücksichtigung des Biografischen, das heißt der Geschichtlichkeit von Lebensprozessen. In seinem Modell des „Gestaltkreises" (1940) gibt er „eine Anweisung zur Erfassung des Lebendigen", wobei die Innenwelt des menschlichen Organismus und ihre Umwelt als Ganzheit konzeptualisiert sind. Weizsäckers Entwurf gestaltete eine spezifische „medizinische Anthropologie" (1947) als eine Modifikation der philosophischen Anthropologie für die Medizin.

Speziell die Literatur der frühen Nachkriegszeit, das heißt der 50er- und 60er-Jahre vermittelt den Eindruck, als sei es nach Ende der NS-Herrschaft und des schrecklichen Krieges wichtig und wieder möglich geworden, zu betonen, dass es sich bei den Patienten um Menschen handele und dass Menschen philosophisch verstanden werden können (z.B. Christian 1952: „Das Personenverständnis im modernen medizinischen Denken"; von Gebsattel 1954: „Prolegomena einer medizinischen Anthropologie"; Binswanger 1962: „Grundfragen und Erkenntnis menschlichen Daseins"). Zu dieser Zeit wurde von philosophisch orientierten Psychiatern und Psychotherapeuten das Bemühen um eine philosophisch orientierte Psychiatrie vorangetrieben. Medard Boss gelang es, Heidegger für gemeinsame Seminare (1959–1969) zu gewinnen (Boss 1987). Binswanger entwickelte sein Modell der „Daseinsanalyse". Mit der Ernsthaftigkeit der Nachkriegszeit hat W. Bitter in zahlreichen Veranstaltungen versucht, psychoanalytisch-tiefenpsychologische Ansätze und religionswissenschaftlich-philosophische zusammenzuführen. 1961 legte Walter Bräutigam ein Buch vor („Psychotherapie in anthropologischer Sicht"), das auch für die Psychotherapie eine anthropologische Fundierung forderte. Darin heißt es: „Jede Untersuchung zur Psychotherapie bedarf dringend der Fundierung durch eine allgemeine Anthropologie, mit deren Hilfe sie sich über Möglichkeiten, Voraussetzungen und Ziele psychotherapeutischen Wirkens orientiert." Bräutigam und die Mitarbeiter seines Heidelberger Arbeitskreises unterstreichen die Notwendigkeit, über das rein Psychologische hinaus zu blicken: „In dem psychotherapeutischen Durchdringen der Tiefe geht es weiter um die Erarbeitung des Eigentlichen, des Wesenhaften, Kernhaften, das hier meist im Gegensatz zum äußeren Schein der Dinge aufgefasst wird." Bräutigam betont, dass Menschen in der psychotherapeutischen Situation letztlich eine Entwicklung durchlaufen, in der sie „die Schicksalhaftigkeit, die Notwendigkeit und die Begrenzung der eigenen Existenz erkennen und bejahen".

Diese Ansätze zeigten allerdings vergleichsweise wenig Wirkung. Freilich muss man sich die Situation der Psychotherapie in diesen Jahren vorstellen. Ein breites System der psychotherapeutischen Versorgung und psychotherapeutischen Aus- und Weiterbildung gab es praktisch nicht. Es waren wenige Psychoanalytiker, die sich in Kliniken psychotherapeutisch um ihre Patienten bemühten, und eine Reihe von Psychiatern, die philosophisch-anthropologische Positionen vertraten. Allerdings erscheint auch die damals gewählte Sprache schwer fassbar und zuweilen für heutige Leser befremdlich. Der Heideggersche Sprachduktus war allgemein verbreitet. So ist, wo es um menschliche Beziehungen geht, die Rede von der „Seinsart des Miteinanderseins"; es wird, wo es um Begegnung geht, „das von Erscheinung Ergriffenwerden und vor dem anderen in Erscheinungtreten" beschrieben, oder „die Wirheit der liebenden Begegnung" erwähnt. Bräutigam führt aus, „von der existenziellen Einsicht im Unterschied zur psychologisch diskutierten In-Beziehung-Setzung ist gesagt worden, dass sie sich durch ihre Wesentlichkeit und Nicht-Zufälligkeit (Kirkegaard), durch ihre Herkunft aus der Entschlossenheit des Daseins (Heidegger) und ihren (Ver-)Wandlungscharakter auszeichnet" (S. 51). Heidegger selbst äußert in der Diskussion psychosomatischer Fragen: „Ist der Leib im ‚Ich' oder ist das ‚Ich' im Leib? Der Leib ist jedenfalls kein Ding, kein Körper, sondern jeder Leib, das heißt, der Leib als Leib ist je mein Leib. Das Leiben des Leibes bestimmt sich aus der Weise meines Seins. Das Leiben des Leibes ist somit eine Weise des Daseins." (Boss, S. 113) Gerade die ausführlich dokumentierten Zollikoner Seminare Heideggers lassen erkennen, dass den Beteiligten zwar Grundsätze philosophischen Fragens näher gebracht wurden, dass aber mit diesen Ansätzen konkrete Themen der Psychiatrie, Psychotherapie oder Psychosomatik nicht inhaltlich systematisch bearbeitet werden konnten.

Wahrscheinlich kapitulierten die durchschnittlichen Leser vor dieser Sprache mit ihren zahlreichen substantivischen Wortneubildungen. Vor allem dürfte es ihnen schwergefallen sein, einen roten Faden, eine Systematik, ein Ordnungsprinzip der Begriffe zu finden, die sich scheinbar einer aus dem anderen heraus entwickeln und eine nicht enden wollende Linie bilden. So blieb der Versuch, psychologische Aussagen und philosophische Reflexionen zu verknüpfen, letztlich unbefriedigend für die Leser beider Disziplinen. Eine anthropologische Medizin oder Psychotherapie konnte sich bis heute nicht in der Breite durchsetzen, weil sie sich nicht verständlich machen konnte. Eine Ausnahme bilden die Arbeiten von Frankl, die allerdings weniger einen allgemeinen anthropologischen Entwurf als vielmehr eine spezielle Anthropologie des unter schweren Schicksalsschlägen leidenden Menschen vorlegen. Aktuelle Bemühungen das philosophische Denken mit psychotherapeutischem und psychiatrischem zu verknüpfen, erfolgten z.B. durch Kühn und Witte in ihrem „Jahrbuch für Psychotherapie, Philosophie und Kultur" (1. Bd. 2006) oder durch

Th. Fuchs und seine Arbeitsgruppe zur „Phänomenologischen Psychopathologie und Psychotherapie“ (z.B. Fuchs 2000).

Wie lassen sich also philosophisch-anthropologische Sachverhalten ohne Wortneuschöpfungen vermitteln? Gehen nicht mit der vermiedenen Fachterminologie auch die spezifischen Inhalte verloren? Heidegger zum Beispiel ist jemand, der sich nur in seiner eigenen Sprache ausdrücken kann, die er unter Bezug auf das Altgriechische gleichsam neu erschafft, indem er z.B. die in den Substantiven verborgenen Verben herausarbeitet („die Lichtung lichtet, das Anwesende west an, die Erscheinung scheint, der Leib leibt“). Auf der anderen Seite belegen Texte von Cassirer (2007) oder von Tugendhat (2010), dass anthropologische Themen auch in einer geläufigen und verständlichen Sprache vermittelt werden können. Jaspers stützt sich in seinen philosophischen Ausführungen häufig auf psychologische Begriffe, die er bereits in seiner Allgemeinen Psychopathologie mit methodischer Sorgfalt geklärt hat. Zweifellos transportieren Fachsprachen jeweils etwas von dem eigenen fachspezifischen Denken und von der Methode des Erkenntnisgewinns, aber wenn sie in andere Gebiete hinein wirken wollen, müssen sie sich in allgemein verständliche Sprachen übersetzen lassen.

11.2 Erweiterungen der Psychodynamik durch das Verständnis der „Grenzsituation“

Wenn es sich als wenig praktikabel erwiesen hat, psychologische Begrifflichkeiten philosophisch zu formulieren, so wollen wir das Umgekehrte versuchen und sehen, wie weit sich philosophische Inhalte nützen lassen, um ein psychologisches Menschenverständnis zu erweitern. Im Folgenden verknüpfen wir das psychodynamische Konzept des Krankwerdens und der symptomauslösenden Situation mit Jaspers' Modell der „Situation" und der „Grenzsituation".

Aristoteles unterscheidet, wie bereits erwähnt, zwischen der energeia, der Wirklichkeit, und der dynamis, der Möglichkeit. Das ist interessant im Blick auf den Begriff der „Psychodynamik", der auf die nicht bewussten, nicht gelebten Gefühle, Bedürfnisse, Triebregungen verweist. Sie sind im Sinne der dynamis verdrängte, fern gehaltene „Möglichkeiten", die aber ins Bewusstsein andrängen können, um „Wirklichkeit" zu werden. Psychodynamische Diagnostik versucht zu erfassen und zu verstehen, was da im Menschen unbewusst zurückgehalten wird, das eigentlich auf Verwirklichung angelegt ist und aus welchen inneren Gründen diese Vermeidung erfolgt (als psychodynamisches Thema der unbewussten Konfliktspannung). Bei Jaspers findet sich ein anschauliches Modell dafür, wie eine solche Mobilisierung des ungelebten Möglichen erfolgen kann und welche Folgen das hat. Psychodynamisch würde man dies als symptomauslösende Konstellation beschreiben.

Der Ausgangspunkt bei Jaspers (1932) ist, dass der Mensch „in der Situation lebt", dass er sich gewissermaßen dort eingerichtet hat, wie in einem Gehäuse (Nietzsche: „Die Handlungen, die wir am meisten tun, sind schließlich wie ein festes Gehäuse um uns"; zit. bei Gerigk 2009). Es bildet sich also ein Gleichgewicht zwischen dem, wie Wirklichkeit gelebt und dem was an Möglichkeiten ungelebt bleibt (psychodynamisch gedacht, das was aus guten Gründen verdrängt und in der Latenz belassen wird). Diese Situation bietet dem Menschen einerseits den Schutz eines sicheren Gehäuses, aber auch einen Käfig, in dem er, abgeschnitten von seinen noch ungelebten Möglichkeiten eingeschränkt existiert.

Nun kann es geschehen, dass die äußeren Lebensbedingungen sich verändern, der Mensch durch Belastungsereignisse, z.B. durch Verlusterfahrungen, unter Druck gesetzt oder durch sich eröffnende Möglichkeiten (z. B. eine neue Beziehungsmöglichkeit) in Versuchung geführt wird. Es kann auch sein, dass durch seine Altersentwicklung (vom Jugendlichen zum Erwachsenen, vom Erwachsenen zur Lebensmitte etc.) neue innere Anforderungen und Entwicklungsaufgaben anstehen oder bisher gelebte Bewältigungsmöglichkeiten wegfallen. Dadurch verschiebt sich das Gleichgewicht von Möglichkeit und Wirklichkeit.

Bei Jaspers heißt es, der Mensch gerät in eine „Grenzsituation". Er erlebt seine Grenzen, sein bewusstes Denken kann die veränderte Situation nicht fassen, er erlebt Gefahr; das Dasein läuft gegen die Wand der verschlossenen Möglichkeiten, es bröckelt die Sicherheit des Gehäuses, es reißt dem Menschen den Boden unter den Füßen weg.

Die von Jaspers beschriebene „Grenzsituation" ist ein Erleben, das viele Menschen kennen. Manches an der Beschreibung klingt dramatisch, wenn es um existenzielle Erfahrungen geht, um Leid, Schuld und Tod, denen man nicht entrinnen kann. Kennzeichnend ist in jedem Fall das Erleben der Hilflosigkeit und Ratlosigkeit angesichts einer scheinbar ausweglosen Situation, die keine befreienden Handlungsoptionen mehr offen lässt. Das beschreibt eigentlich das typische Erleben von psychisch belasteten Patienten, die sich an Psychotherapeuten wenden; eine Sackgasse des Lebens, in der es nicht mehr vor und zurück geht, ein Gefühl der drohenden Implosion: Ich halte es nicht mehr aus, breche zusammen, versinke in Depression, werde von Ängsten überwältigt, verliere alle meine Beziehungen, scheitere in meinen beruflichen Bemühungen, habe überall Schmerzen, ich kann so nicht mehr weiterleben, ich sterbe oder bringe mich um. Dieses Erleben kann depressiv leise oder histrionisch lärmend zum Ausdruck gebracht werden, die Grundkonstellation ist die gleiche: Auf die bisher versuchte Weise, das Leben einzurichten, geht es nicht weiter.

Es hat sich innerseelisch oder interpersonell etwas konstelliert, das nun spürbar werden lässt, dass das Leben „im Gehäuse“ zunehmend unlebendig wird und die eigentlich ersehnten Lebensziele verfehlt werden und auch künftig nicht mehr erreicht werden können. Die Grenzsituation beinhaltet seltener eine zusätzliche äußere Belastung, die über alles Tragbare hinausgeht. Häufiger bedeutet sie innerseelisch das Ende einer bis dahin aufrechterhaltenen Verleugnung eigener Lebenswünsche und das Bewusstwerden des Gescheitertseins in den zentral wichtigen Daseinsentwürfen. Je kindlicher und unrealistischer, das heißt je neurotischer die lebenslang mitgetragenen Entwürfe sind, desto größer ist das Risiko ihres Scheiterns in Schwellen- und Belastungssituationen des Lebens und umso wahrscheinlicher ist das Auftreten von krisenhaften Zuständen und krankheitswertigen Symptomen. Freilich sind auch relativ stabile Menschen mit realistischen Lebenszielen nicht dagegen gefeit, unter äußeren und inneren Belastungen Grenzsituationen ihres Lebens zu begegnen und Lebenskrisen zu erleiden. Das Bewusstwerden solcher Grenzsituationen ist nach Jaspers eine der tieferen Ursachen des Philosophierens. Das heißt, Menschen werden durch solche Bedingungen gefordert, sich mit den Gegebenheiten ihrer Existenz auseinanderzusetzen. Da die Bedingungen des menschlichen Lebens letztlich, und in der zweiten Lebenshälfte zunehmend, begrenzender Art sind, tritt die Auseinandersetzung mit den Grenzen der eigenen Entwürfe und Hoffnungen und mit der Begrenztheit des eigenen Lebens in den Vordergrund.

So ist die Begegnung mit Grenzsituationen ein allgemeines Lebensthema, das die meisten Menschen mehr oder weniger intensiv erfahren. Das psychische Krankwerden unter dem Druck der Grenzsituationen bedeutet lediglich eine Intensivierung dieses allgemeinen Geschehens. Es wird begünstigt durch schwierige oder defizitäre Erfahrungen der frühen, prägenden Lebensabschnitte. Daraus resultieren zum Ersten unrealisierbare Lebensentwürfe, Hoffnungen und Sehnsüchte, zum Zweiten eingeschränkte Fähigkeiten der Selbstverwirklichung und schließlich eine abwehrende Tendenz, beides aus der eigenen bewussten Wahrnehmung fernzuhalten. Diese drei Momente führen früher oder später zu krisenhaften oder krankheitswertigen Einbrüchen.

Das psychodynamische Bild der symptomauslösenden Konfliktsituation wird durch die Jaspers'sche Beschreibung erst wirklich anschaulich: Der Aspekt der existenziellen Bedrohung wird spürbar. Das bisher Haltgebende geht verloren, neue Möglichkeiten sind nicht verfügbar, der Mensch steht an einem Abgrund, er fürchtet, zugrunde zu gehen, unter Umständen sich selbst durch Suizid zu erlösen bzw. zu vernichten. Er erlebt eine Krise, entwickelt Symptome, z. B. Panik, Verzweiflung, depressive Resignation, ohnmächtige Erschöpfung, Verlust des Zutrauens zum eigenen Körper, körperliche Funktionsstörungen, Schmerzen. Das Risiko des Krankwerdens und Umkommens wurde genannt, aber Jaspers betont zugleich die sich neu eröffnenden Möglichkeiten. Sie liegen darin, dass der in seiner Lebenssituation Strauchelnde sich genötigt sieht, sich mit seinen inneren und äußeren Bedingungen selbstkritisch auseinanderzusetzen. Dadurch kann es ihm möglich werden, eine neue Einstellung zu gewinnen, eine neue Richtung zu finden. Die Krise mündet unter Umständen in einen Reifungsschritt, der ein neues Seinsbewusstsein eröffnet. Jaspers (1932) spricht von der „Aneignung des Leidens", das ihm niemand abnehmen kann. Erst dadurch wird die Selbstwerdung des Individuums ermöglicht und ein neuer Daseinsentwurf wird lebbar.

Als klinisches Beispiel können wir eine Adoleszenzkrise betrachten. Der Jugendliche lebt eingebunden in seine Primärfamilie, er wird dort gesehen, wichtig genommen und versorgt, eine Situation in der er sich eingerichtet hat. Mit zunehmendem Alter und körperlicher Entwicklung verändert sich seine innere Situation. Der Wunsch, sich aus der Familie abzulösen und sich der Welt draußen zuzuwenden, wird immer drängender. Sein Interesse für die Gleichaltrigen übersteigt das Interesse an den Familienbeziehungen. Erotisch-sexuelle Impulse werden spürbar. Durch hormonale Entwicklung und körperliches Wachstum bedingte Veränderungen labilisieren das bisher bestehende Identitätsgefühl. Impulsivität und Affektausbrüche belasten die familiären Beziehungen. Vorbestehende Ängste vor den Dingen der Welt oder neurotische Verpflichtungsgefühle gegenüber hilflosen oder belasteten Eltern erhöhen die Spannung zwischen Hinauswollen und Verharrenmüssen. Alles das schafft eine Grenzsituation. Der Jugendliche kann nicht bleiben, was er war (ein Kind in der Familie), er sehnt sich nach dem Leben als junger Erwachsener und fürchtet sich zugleich davor. Er entwickelt unter Umständen Essstörungen, sozialphobische Ängste, Selbstverletzungstendenzen oder Suchtzüge. Um den Reifungsschritt des Erwachsenwerdens zu vollziehen, muss er die Eierschale, das Gehäuse, in dem er geborgen war, zerbrechen, um in eine neue Existenzform eintreten zu können.

Zuweilen misslingt dieses Selbstverständliche, die Grenzsituation wird zum Dauerzustand, die Symptome verfestigen sich und drohen, zu chronifizieren. Das wäre der Punkt, an dem wir von dem philosophischen Modell der Existenzerhellung des Einzelmenschen in das Beziehungsmodell der Psychotherapie überwechseln müssen. Der Jugendliche benötigt unter Umständen therapeutische Unterstützung bei seinem Versuch, erwachsen zu werden. Er braucht jemanden, der ihm hilft, die sozialen Ängste zu verstehen, seine Abhängigkeit zu überwinden, die Affektspannungen zu regulieren, die Angstlust bezogen auf das Neue und die Anhänglichkeit an das Alte zu bilanzieren. Die anthropologische Vorstellung, dass hier jemand um eine altersgemäße Existenzmöglichkeit kämpft und eine neue Ausgestaltung seiner psychosexuellen Identität benötigt, reicht tiefer als ein psychodynamisches Modell, das beschreibt, wie in dem psychischen Apparat Spannungen und dysfunktionale Muster auftreten. Hinzu kommt die therapeutische Erfahrung, dass die Vorstellung, einen Menschen in einer existenziellen Krise zu begleiten, eine andere, ruhigere, stabilere therapeutische Haltung entstehen lässt, in der nicht so sehr das ingenieursmäßige Regulieren und Reparieren, sondern ein basales menschliches Miteinander, im Falle der Jugendlichen eine elterlich-entwicklungsfördernde Haltung, erforderlich ist.

Eine bewegende Darstellung des dramatischen Geschehens in einer Grenzsituation findet sich nach der Interpretation von G. Schwarzkopf (2009) in Kleists „Käthchen von Heilbronn“. Diese hat als Tochter eines einfachen Handwerkers den Lebenstraum, Gattin eines Ritters und Tochter des Kaisers zu sein. Die Grenzsituation stellt sich ein, als ihr beim Abschied des unbekannten Ritters, der zufällig die Werkstatt ihres Vaters aufgesucht hatte, bewusst wird, dass dieser Lebensentwurf nicht verwirklicht werden wird. Sie reagiert darauf mit einem Akt der Selbstzerstörung und springt aus dem Fenster. Die gesamte Handlung des Stückes, das scheinbar ein Happy End beschreibt, versteht Schwarzkopf als eine Traumvorstellung des Mädchens, die sich in den Sekundenbruchteilen zwischen dem Absprung aus dem Fenster und dem Zerschellen auf dem Pflaster abspielt. Die Grenzsituation als innere Erfahrung liefert einen Schlüssel für das Verständnis hoch bedeutsamer äußerer Ereignisse, sei es in der Literatur, im Alltag oder in der Psychotherapie.

Insofern bereichert das philosophisch-anthropologische Verständnis vor allem die Entwicklung einer therapeutischen Haltung als eine Grundeinstellung in der Patient-Therapeut-Beziehung. Auf dieser Grundlage können die zweckmäßigen therapeutischen Interventionen gegeben, die Behandlungstechniken eingesetzt werden. Therapeutische Interventionen im Kontext einer bestimmten therapeutischen Haltung und Beziehung sind etwas anderes als rein technisch gewählt Interventionen.

11.3 Therapeutische Zielsetzung

Das Ziel menschlicher Persönlichkeitsentwicklung aus philosophischer Sicht geht über die psychologische Zielsetzung – z. B. die Entwicklung von Autonomie oder der Aufbau von tragfähigen Beziehungen – hinaus. Es erfordert geradezu, dass der Einzelne lernt, die Verankerungen des Selbst im Beziehungsganzen zu lockern, welche verhindert, dass er die Situation seines Lebens unvoreingenommen reflektieren kann. Bis dahin ist er im Sinne Heideggers dem „man“ verpflichtet und auf das „Gerede“, das heißt auf das kollektive Durchschnittsverständnis der Welt eingeschworen. Dadurch wird die scheinbare Sicherheit gewährleistet, alles zu verstehen, einer Meinung zu sein mit der großen Gruppe und sich dadurch ein Gefühl der Zugehörigkeit zu sichern. Es wurde in früheren Zusammenhängen schon verschiedentlich auf das Risiko hingewiesen, das Gruppenüberzeugungen für das klare Denken und moralische Handeln bedeuten können. Im Zweifelsfall erscheint die Zugehörigkeit zu einer Gemeinschaft lebenswichtig und sie wird erkauft durch den Verzicht auf eigene abweichende Einsichten und moralische Einstellungen. Was bei Heidegger als „Gerede“ beschrieben ist und für unsere Ohren abwertend klingt, wird bei Jaspers im Bild des Sicherheit gebenden „Gehäuses“ beschrieben, in das man sich zurückziehen kann, allerdings nur so lange, bis die Konstellation einer „Grenzsituation“ den Menschen zwingt, aus dieser Pseudosicherheit herauszutreten und sich mit den aktuellen Gegebenheiten seiner Existenz auseinanderzusetzen.

Beide Bilder zusammengenommen verdeutlichen das Problem und den Lösungsansatz. Jaspers schildert den Rückzug in das „Gehäuse" einer scheinbar konfliktfreien sicheren Lebenssituation, welche die andrängende Grenzsituation des Lebens verleugnet. Heideggers Beschreibung verdeutlicht die Teilnahme an der Welt des „man", in der man nicht selbst denkt, sondern sich der allgemeinen Redeweise anschließt. Psychologisch könnten wir ergänzen, dass die Vermeidungshaltung aus dem geradezu biologisch anmutenden Drang resultiert, in einem ausreichend großen Schwarm der Artgenossen aufgehoben zu sein und nicht durch abweichendes Verhalten aus dieser Sicherheit herauszufallen. Dafür wird freilich unter Umständen die individuelle Einsicht und Einstellung geopfert.

Der Lösungsansatz, den Psychotherapie seit jeher versucht, lässt sich als Auflockerung der Abwehr, das heißt der Verdrängung und Verleugnung gegenüber der eigenen inneren Realität beschreiben. Damit verbunden ist ein Verlust des bis dahin zwar beengenden aber sicheren Gehäuses, vor allem aber auch den Verlust des Aufgehobenseins in den Überzeugungen der Gemeinschaft. Daraus resultiert zwangsläufig ein bedrohliches Gefühl des Alleinseins, des auf sich selbst Zurückgeworfenwerdens, des Ausgeliefertseins an die nun hervortretenden existenziellen Probleme. Es ist, als würden Menschen an jenen Punkt ihrer Stammesentwicklung zurückversetzt, an dem ihr nunmehr erwachendes selbstreflexives Bewusstsein sie die Ausgeliefertheit und Begrenztheit ihrer Existenz erleben lässt, was zwangsläufig eine tiefe Beunruhigung und Erschütterung auslösen kann.

Woher nehmen wir die Zuversicht, dass ein solches Ereignis nicht katastrophal endet, dass Menschen nicht verzweifeln, den Verstand verlieren oder sich das Leben nehmen. Es ist die Erfahrung aus psychotherapeutischen Verläufen, die uns gezeigt hat, dass ein Teil der Patienten – gemessen an einer von uns entwickelten „Heidelberger Umstrukturierungsskala“ (Rudolf et al. 2000) – eine Stufe erreicht (Stufe 5), die genau jenes Ausgeliefertsein an die eigene Problematik beschreibt (gut 50 % der in analytischen Langzeittherapien behandelten Patienten erreichen diesen Punkt) (Rudolf et al. 2012). Sie sind darin zum einen ganz zurückgeworfen auf sich selbst, aus diesem Grunde aber auch sehr auf die begleitenden Therapeuten bezogen; wahrscheinlich hat eine bis dahin wirksame tragfähige therapeutische Beziehung dazu beigetragen, dass sie das Risiko dieser Entwicklung auf sich nehmen konnten. Zum Dritten aber, und das ist wohl der interessanteste Punkt, tauchen bei ihnen überraschende Kompetenzen und kreative Möglichkeiten auf, von denen bisher noch nicht die Rede war und von denen Patienten und Therapeuten gleichermaßen überrascht werden. Wahrscheinlich spiegelt die poetische Aussage Hölderlins, dass dort, wo die Not groß ist, auch das Rettende naht, diese basale menschliche Fähigkeit. Sie charakterisiert den Menschen, der bis heute überlebt hat als eine Spezies, die aus der zunächst erschreckenden Einsicht in die Bedingungen der Existenz Konsequenzen der Einstellung und Handlung zu ziehen vermag. Dazu gehört praktisch kreatives Handeln im Lebensalltag ebenso wie naturwissenschaftlich-technisch handelnde Ansätze, religiöse Überlegungen oder philosophisches Nachdenken und nicht zuletzt alle Arten von künstlerischer oder literarischer Gestaltung der eigenen Situation. So vermag der Einzelne sein Selbst und seine Identität auszugestalten, was dann wieder die Voraussetzung dafür schafft, interpersonelle und soziale Beziehungen aufzunehmen, die weniger dem „man“ und dem „Gerede“ verpflichtet sind und weniger den Rückzug in ein pseudo-sicheres Gehäuse nahelegen.

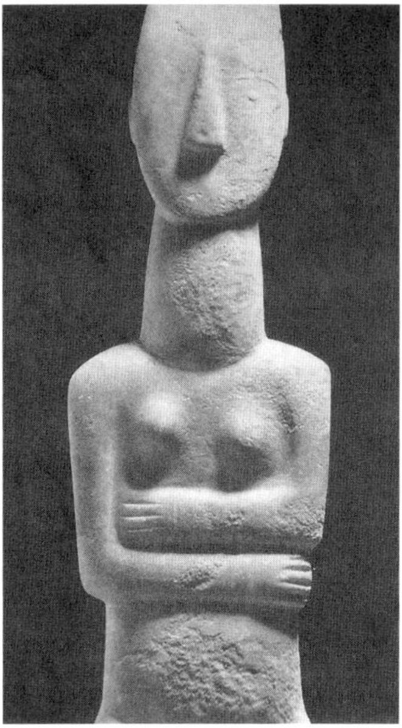

12 Viele Menschenbilder – eine Anthropologie

„Im Selbstreflektieren entspringt eine Quelle meines Seins, ich werde mir in ihm mein eigener Ursprung. ‚Erkenne Dich selbst' ist nicht Forderung, in einem Spiegel zu wissen, was ich bin, sondern auf mich zu wirken, dass ich werde, wer ich bin."

K. Jaspers (1932)

Der Begriff Menschenbild wird gelegentlich im Singular verwendet, was vermuten lassen könnte, es stehe dabei ein Merkmal ganz im Vordergrund. Menschenbilder sind aber stets aus vielen Teilaspekten zusammengesetzt, die erst in ihrem Zusammenspiel das Wesen des Menschen kennzeichnen. Freilich kommt es dabei auf die Perspektive an: Die Menschenbilder, die Theologen sich machen, sind andere als die von Ökonomen oder von Hirnforschern; hinter jedem dieser Bilder steht eine andere Zielvorstellung. Für einen Psychotherapeuten liegt es nahe, die unterschiedlichen Menschenbildaspekte so zusammenzufügen, dass das Psychische, das heißt das Erleben und Handeln des menschlichen Subjekts damit erklärt und verstanden werden kann, denn aus diesem Menschenbild resultiert auch die therapeutische Grundeinstellung.

Systematische Reflexionen darüber, was der Mensch wesensgemäß ist, sind gegenwärtig im Bereich von Politik, Wirtschaft, Universitäten eher selten. Nach den großen anthropologischen Entwürfen, die Autoren wie Cassirer, Plessner oder auch von Weizsäcker in der ersten Hälfte des 20. Jahrhunderts vorgelegt haben, erscheint der Versuch, heute eine Anthropologie zu entwerfen, geradezu anmaßend. Dennoch soll abschließend der Versuch gewagt werden, die aus psychotherapeutischen Erfahrungen und unterschiedlichen humanwissenschaftlichen Disziplinen gewonnenen aktuellen Menschenbildaspekte in ihrem Zusammenspiel zu konzeptualisieren.

In den vorausgegangenen Kapitel wurden mehrere Themenbereiche beschrieben.

- Zunächst wurden jene Bereiche hervorgehoben, die dem Menschen faktisch vorgegeben sind: das Körperliche, das Triebhafte und das das Emotionale und zum Teil der Bereich des erklärenden Denkens. Sie bilden gleichsam die biologische Grundausstattung des Menschen, die ihn vital und handlungsfähig macht, die er aber auch im soziokulturellen Interesse steuern und verantworten muss und die ihn in unlösbare Widersprüche und Konflikte stürzen können.

- Sodann wurden, der ontogenetischen und phylogenetischen Entwicklungslinie folgend, Aspekte in den Vordergrund gestellt, bei denen es weniger darum geht, was Menschen vorgegeben ist, sondern was ihnen als Entwicklung möglich und als Aufgabe gestellt ist. Es sind dies aus der Fähigkeit der Selbstreflexion hervorgehend die Aufgaben der Selbsteinsicht, des Selbstverständnisses und Selbstverantwortung.
- Im Kontext der gewonnenen selbstreflexiven Fähigkeiten sehen wir als Möglichkeiten der Bewältigung für die nun spürbar gewordene Last des Daseins die Philosophie und Religiosität (als Systeme der Sinngebung), die Moral (als Wertesystem des Handelns) und die kulturelle, technische und künstlerische Produktivität (als kreative und kommunikative Möglichkeiten der Lebensbewältigung).
- Die nächste Merkmalsgruppe wird erkennbar, wenn wir uns vor Augen führen, dass alle bisher erwähnten menschlichen Eigenschaften und Entwicklungen sich im Mitmenschlichen (in interpersonellen Beziehungen) und im Soziokulturellen (unter aktuellen gesellschaftlichen Bedingungen) manifestieren. Der Einzelne existiert nicht für sich allein, er ist von Anfang bis zum Ende seines Lebens ein Gemeinschaftswesen und Teil eines Schwarms und wird dadurch in seinem individuellen psychischen Erleben entscheidend geprägt und unbewusst gesteuert.
- Resultierend aus allen Menschenbilddimensionen ergibt sich abschließend ein Spannungsfeld von Freiheit und Begrenzung für das menschliche Erleben und Handeln.

Es liegt auf der Hand, dass die genannten Themen auf spezifische Weise verwoben sind: Das biologisch Vorgegebene muss in die selbstreflexive Persönlichkeitsentwicklung eingebunden werden und diese Aspekte des menschlichen Subjekts sind wiederum in die intersubjektiven und soziokulturellen Prozesse der mitmenschlichen Dimension eingewoben

(s. Abb. 2). Alle diese Themen wiederum erfahren durch die Aspekte der Sinnsuche, Moral und Kultur ihren Ausdruck und ihre Bewertung. Es geht also darum, viele mögliche Bilder, die man sich vom Menschen machen kann, auf ihren inneren Zusammenhang hin zu betrachten und so die Determinanten menschlichen Wollens und Handelns verstehen zu lernen.

Die Psychoanalyse hatte Anfang des 20. Jahrhunderts betont, dass die meisten dieser Determinanten unbewusst seien. Das ist auch heute noch zutreffend, allerdings nicht in dem romantisch mystifizierenden Sinne, in dem Freud

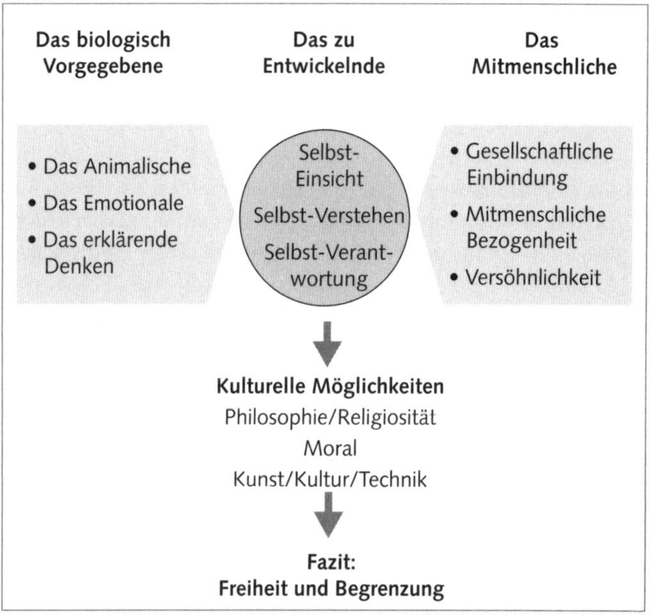

Abb. 2 Zusammenhänge zwischen dem biologisch Vorgegebenen, dem zu Entwickelnden und dem Mitmenschlichen.

oder Jung „das Unbewusste“ konzeptualisiert haben. Wir wissen heute, dass generell nur ein ziemlich schmaler Streifen menschlichen Erlebens bewusst abläuft und das allermeiste zeitweise oder gänzlich außerhalb des Bewusstseins verbleibt. Zugleich erfahren wir auf dem Umweg über Forschungsergebnisse aus verschiedenen Humanwissenschaften zunehmend etwas davon, was sich im menschlichen Gehirn und Körper abspielt, wie wir durch Beziehung und Gesellschaft determiniert werden, wie unsere Geschichte und Kultur in uns repräsentiert ist. Auch davon haben wir meist kein bewusstes Erleben, nicht weil wir das ins Unbewusste verdrängt hätten, sondern weil das meiste gar nicht bewusstseinsfähig ist.

Das bedeutet, Menschen denken und handeln. Aus welchen biologischen, sozialen oder historischen Gründen sie so denken und handeln, ist ihnen in der Regel nicht oder wenig bewusst. Gleichwohl besitzen sie die Fähigkeit der Selbstreflexion, die es ihnen erlaubt, über sich nachzudenken und zu erfahren, dass und wie sie fühlen, denken und handeln. Freilich fällt es ihnen oft schwer, zu unterscheiden, was persönlich verantwortete und was von Bezugsgruppen übernommene Überzeugungen sind. Darüber hinaus lernen sie auf der Grundlage früher empathischer Beziehungserfahrungen, das eigene Erleben und Handeln an humanspezifischen Wertmaßstäben zu messen. Damit wächst im Laufe des Lebens zunehmend eine Verantwortung für die Ausgestaltung der eigenen Persönlichkeit und ihrer sozialen Beziehungen.

Ein anthropologischer Entwurf vor dem Hintergrund psychotherapeutischer Erfahrung betont notwendigerweise die Aspekte der persönlichen Entwicklung und der eigenen Verantwortung dafür. Er betont ebenso das lebensnotwendige menschliche Miteinander, das von den Anfängen bis zum Ende des Lebens in vielen verschiedenen Entwicklungsformen realisiert werden muss und das auch die Mitverantwortung für andere als Aufgabe und das Gehaltenwerden durch andere als tröstliche Möglichkeit einschließt.

Der anthropologische Entwurf unterstreicht zum Dritten die Notwendigkeit, sich mit eigenen animalischen und irrationalen Seiten auseinanderzusetzen und die Möglichkeit, sich als Mensch auf vorgegebene sinnstiftende Denk- und Glaubenssysteme stützen und sich in kulturellen Produktionen ausdrücken zu können.

Im abschließenden Kapitel werden die angesprochenen Kernthemen zusammengefasst und als Postulate für die zentrale menschliche Entwicklungsaufgabe formuliert.

12.1 Das biologisch Vorgegebene

Die animalische und emotionale Dimension können wir, wenn wir den Anschluss an eine psychologisch-psychodynamische Konzeption suchen, dem zuordnen, was Freud als das Es beschrieb, ein Begriff, den er von dem Psychosomatiker Groddek übernommen hat. Es sind dies psychische Vorgänge, die in starkem Maße körpernah, physiologisch, instinkthaft erfolgen. Das Erleben von „es drängt mich, es überkommt mich etc." verweist auf das Triebhaft-Impulsive; Erfahrungen wie „es freut mich, es ängstigt mich" signalisieren Emotionen, die mich bewegen.

In dem Bereich des Animalischen und des Emotionalen liegt die Möglichkeit zu lustvollem, körpernahem, gefühlsintensivem Erleben, aber auch zu enttäuschenden, schmerzlichen Erfahrungen des Subjekts. Bezogen auf die Mitmenschen besteht die Möglichkeit, diese zu erreichen und zu beleben, aber auch sie zu beschädigen oder gar zu vernichten.

In diesen Bereichen ist der Mensch den übrigen Lebewesen am nächsten, aber freilich ist er ihnen nicht gleich. Er empfindet und handelt nicht nur instinktiv, er kann sein

Handeln intendieren, das heißt wollen, und es wird ihm die Freiheit zugeschrieben, es zu tun oder zu lassen, d. h. seine Impulse selbst zu steuern – was ihm freilich nicht immer gelingt. Mithilfe der später beschriebenen Selbstreflexion kann er sich dieses Geschehens bewusst werden, die inneren Vorgänge bedenken, sie in Worte fassen und mitteilen.

Unvermeidbar stehen sich nun die impulsiven Seiten und deren soziale und ethische Bewertungen gegenüber. Menschen werden immer wieder überrascht und überrollt von der Wucht ihres vitalen Erlebens, von der Heftigkeit ihrer Sehnsüchte, von der Bitterkeit ihrer Enttäuschung, von der Intensität ihres sexuellen Begehrens, von der fremd- und selbstschädigenden Macht ihrer aggressiv-destruktiven Seiten. Sie wissen, was moralisch oder gesellschaftlich „richtig" und bei Abwägung aller Aspekte „vernünftig" wäre, und handeln dennoch nicht danach. Andere sehnen sich ihr Lebtag danach, ihren Gefühlsbedürfnissen mehr Raum geben zu können und vermögen es dennoch nicht. Die selbstreflexive Steuerung ist wichtig, um die eigene und fremde Menschenwürde zu wahren; gesellschaftliche Rationalisierungen erlauben es, unter bestimmten Bedingungen „den Hund von der Kette" oder „die Sau rauszulassen".

Die Dimensionen des gewollten Handelns und Denkens werden traditionell den Leistungen des Ich zugeordnet. Sie bilden menschenspezifisch die Voraussetzung für kulturelle Entwicklungen. Sie schaffen dem Menschen einen gewissen Freiheitsgrad des erklärenden Denkens, das aber unter dem Druck von Affekten, Triebimpulsen oder kollektiven Einstellungen leicht zur Rationalisierung statt zur Rationalität führt, weshalb wir diesen Teilaspekt des Denkens zu dem biologisch Vorgegebenen rechnen.

Das biologisch Vorgegebene lässt sich als Angebot bzw. Postulat formulieren:

- **Das Animalische:** Du bist als Mensch ausgestattet mit animalischer Sinnlichkeit, Triebhaftigkeit, Bedürftigkeit

und Körperlichkeit. Dadurch steht dir lustvolle Lebendigkeit zur Verfügung, aber damit bist du auch vielfältigen Konflikten ausgeliefert: Konflikten zwischen verschiedenen Bedürfnissen, Konflikten zwischen animalischen Regungen und sozialen Regeln bzw. moralischen Ansprüchen deines Gewissens. Die Selbstreflexion und Empathie für andere kann dir helfen, in deinem Handeln die eigene und fremde Menschenwürde zu wahren, die Rechte der anderen zu berücksichtigen.
- **Das Emotionale:** Du bist als Mensch ein emotionales Wesen. Die für dich typischen Muster des Handelns, speziell deine Beziehungsmuster sind wesentlich mitbestimmt durch die emotionalen Erfahrungen, die du im Laufe deines Lebens gemacht und unbewusst verinnerlicht hast und die du in jeder neuen Situation aktualisierst. Von besonderer Bedeutung sind dabei die strukturellen Fähigkeiten, die du benötigst, um dich selbst und deine Beziehungen affektiv zu regeln (z. B. die Fähigkeit zur Affekttoleranz und Impulssteuerung).
- **Das erklärende Denken:** Du bist als Mensch mit mentalen Fähigkeiten ausgestattet, die es dir erlauben, dir eine rationale Vorstellung von der Welt zu machen und dein Tun zu begründen. Du wirst aber immer wieder prüfen müssen, was von deinem rationalen Denken vernünftig ist, was aus deinen emotionalen Bedürfnissen entspringt und was du von kollektiven Überzeugungen rationalisierend übernommen hast.

12.2 Das zu Entwickelnde

Aus psychotherapeutischer Sicht liegt es uns nahe, den Bereich des selbstreflexiven Subjekts in den Mittelpunkt der Betrachtung zu stellen. Hier laufen die verschiedenen Linien zusammen. Durch seine selbstreflexive Funktion erlangt der Mensch ein Bewusstsein seiner Existenz in der Welt, so wie er sie verstehen kann. Er erkennt, dass er ein Lebewesen ist mit vitalen Möglichkeiten, wie sie in der Gruppe der animalischen Menschenbildaspekte beschrieben sind. Zugleich aber muss er die Begrenzungen seiner Existenz zur Kenntnis nehmen, die Begrenztheit seiner Handlungsmöglichkeiten, vor allem die Grenzen seiner Lebensdauer.

Dennoch fällt ihm die Aufgabe zu, für dieses sein Leben, sein Tun, für die Entwicklung seiner Persönlichkeit die Verantwortung zu übernehmen.

Die antike Forderung „Erkenne Dich selbst“ heißt mit anderen Worten: „Versuche zu verstehen, wer Du bist, wie Du bist, wie Du geworden bist, was Du anstrebst, wie weit Du gekommen bist.“ Darin ist implizit ein Entwicklungsziel benannt. Es geht nicht darum, sich großartig zu finden, so wie man ist, sondern etwas aus sich zu machen. Dem gilt die zweite antike Aufforderung: „Sorge für Deine Seele“, mit anderen Worten: „Sieh zu, dass Du Dich als Mensch in eine wünschenswerte Richtung entwickelst“.

Diese Aspekte der Persönlichkeitsentwicklung – die Selbsteinsicht und Selbstverantwortung – sind essenziell für die Psychotherapie. Es sind dies freilich auch zentrale Aspekte anthropologisch-philosophischer Überlegungen und ihrer ethischen Konsequenzen, sie bieten weiterhin bedeutsame Anknüpfungspunkte für theologische Ansätze. Wenn wir als Psychotherapeuten unsere Aufmerksamkeit auf die Triebkonflikte, emotionalen Spannungen und ichhaften Ansprüche beschränken oder lediglich auf Belastungen der Soziokultur ausrichten würden, liefen wir Gefahr, Menschen in einzelnen Bereichen fördern zu wollen, ohne das Ganze ihrer notwendigen Entwicklung im Auge zu behalten. Psychotherapie ohne diese weitergehenden Zielsetzungen bliebe letztlich oberflächlich. Nicht das erfahrene menschliche Leid ist das zentrale Thema in der

Psychotherapie, sondern die Fähigkeit, das Leben zu meistern.

Das zu Entwickelnde lässt sich als Angebot oder Postulat formulieren:

- **Selbsteinsicht:** Du bist als Mensch grundsätzlich imstande, über dich selbst, deine Person, deine inneren Regungen, deine Gefühlslage nachzudenken und dir deiner selbst in deiner aktuellen Situation bewusst zu werden.
- **Selbstverstehen:** Du stehst vor der Aufgabe, zunehmend mit dir selbst vertraut zu werden, deine innere Welt, deine „Seele" kennenzulernen gemäß der antiken Formel „Erkenne dich selbst!" zu verstehen, wer du bist und wie du bist.
- **Selbstverantwortung:** Du stehst vor der Aufgabe, Verantwortung für die Entwicklung deiner Persönlichkeit zu übernehmen gemäß der antiken Formel „Sorge für deine Seele!". Dazu gehört, dass du pfleglich mit dir umgehst und entsprechend deinen Wertvorstellungen an dir arbeitest. Dein „Selbst" ist nicht Ausgangspunkt, sondern Ziel deiner Entwicklung. Dazu gehört auch die Aufgabe, die jeweils eigene „Situation" zu reflektieren und sich mit den sich konstellierenden „Grenzsituationen" auseinanderzusetzen.

12.3 Kulturelle Möglichkeiten

Die Fähigkeit, sich selbst introspektiv zu verstehen, ist eng verwoben mit der strukturellen Fähigkeit, sich empathisch in einen anderen Menschen einzufühlen, vorübergehend seine Position einzunehmen und die Dinge aus seiner Perspektive zu betrachten. Das ist ein hoher Anspruch, bedeutet er doch zugleich, die eigene Sichtweise vorübergehend beiseite zu stellen und die des anderen gelten zu lassen. Hier liegt eine wichtige Grundlage moralischen Handelns, die über eine anerzogenen Belohnung-/Bestrafungslogik eines Über-Ich hinausreicht. Die Aufgabe „Sorge für dich selbst, übernimm Verantwortung für dich selbst" erweitert sich damit auf den interpersonellen Bereich: „Sorge dich auch um andere, so wie du für dich selbst sorgen würdest, bewahre auch andere vor Schaden, so wie du dich vor Schaden schützen würdest." Das bedeutet, „du bist nicht nur für dich, sondern auch für deinen Nächsten mitverantwortlich" und weiter ausgedehnt, „du bist nicht nur für Einzelne, sondern auch für das Ganze, nicht nur für den Augenblick, sondern auch für das Künftige mit verantwortlich". Wenn diese Verantwortungslogik nochmals auf die vorgenannten Dimensionen bezogen wird, bedeutet das, dass alle Bereiche, auch die des Animalisch-Triebhaften, des Emotionalen, des gewollten Handelns etc. der Verantwortung des selbstreflexiven Subjekts übergeben sind.

Der Versuch des selbstreflexiven Subjekts, sich und die Welt zu verstehen, eröffnet schwierige Fragen nach Ursachen, Zielen und Sinnvorstellungen. Es sind die Religionen und die Philosophien, die dafür Antworten anbieten. Diese stellen keine Instrumente oder Techniken dar, deren man sich bei Bedarf bedienen kann, sie wollen gelebt werden und damit die Identität eines Menschen wesentlich mitbestimmen. Das setzt voraus, dass der Einzelne sich mit einem solchen Sinnsystem identifizieren kann. Bezogen auf die Philosophie setzt das die rationale Überzeugung durch ein Konzept oder seine Vertreter voraus, bei den Religionen wirkt die emotionale Ergriffenheit, die durch kultische Handlungen in der Gemeinschaft, durch Mitteilung bedeutsamer Texte oder persönliche religiöse Erlebnisse ausgelöst wird und zu gläubigen Überzeugungen führt.

Philosophie und Religion bieten nicht nur Orientierung im Leben, sondern stellen auch Bewältigungsmöglichkeiten für das menschliche Dasein zur Verfügung. Das gilt explizit auch für die Bereiche der Kunst, der Kultur und der Technologie. Technologische Entwicklungen helfen, schwierige Aufgaben zu erleichtern, z.B. lassen sich schwere Steinblöcke beim Bau der Pyramiden durch den Einsatz schiefer Ebenen bewegen; die Pyramiden wiederum sind die gigantische Inszenierung einer religiösen Idee, die ihrerseits ausgestaltet ist mit den Mitteln der Kunst, Bildhauerei, Architektur, Malerei und in einer bildkräftigen Hieroglyphenschrift. Kunst, Kultur und Technologie geben dem Menschen, der viel zu denken und zu erleiden hat, die Möglichkeit „zu machen", das heißt, sich handelnd zu betätigen, dabei kreativ zu werden und sich selbst zu überdauern. Insbesondere können die Geschehnisse des Menschenlebens etwa in Geschichten und Inszenierungen dargestellt werden, die seit jeher ein großes Interesse aller Menschen finden. Hier stehen die tragischen Helden und die Hauptgestalten der Tragödie schlechthin für die hauptsächlichen Gestalten innerer Konflikte, für die Hauptkonfigurationen menschlicher Konfliktfähigkeit überhaupt. Darin gibt es „weder Rechtfertigung noch Entrinnen, weder endgültige Versöhnung noch Ausflucht: das Tragische gehört zum Wesen des Menschen" (Wurmser 2006).

Der Umgang mit dem Kulturellen lässt sich als Angebot oder Postulat formulieren:

- **Moralische Bewertung**: Der Einblick in dein psychisches Innen zeigt dir, dass die wichtigen anderen in dir repräsentiert sind, während du selbst auch in ihnen gegenwärtig bist. Daraus leitet sich deine grundsätzliche moralische Verantwortung im Umgang mit eigenen und fremden Rechten und eigener und fremder Würde ab.
- **Religiöse und philosophische Sinnkonzepte**: Deine rationale und emotionale Ausstattung ermöglicht es dir, dich Sinnkonzepten philosophischer oder religiöser Art anzuschließen. Deine selbstreflexiven Fähigkeiten können dir helfen, sowohl eine Selbstidealisierung als auch eine Entwertung Andersdenkender zu vermeiden.

- **Kulturelle, technologische Kreativität:** Du bist Teil Deiner geschichtlich gewachsenen Kultur; sie hat dein Denken, deine Sprache, deine Vorstellungen mitgeprägt. Versuche dir bewusst zu werden, was du von deiner Kultur schätzen und nutzen kannst, was du bewahren und weitergeben möchtest. Dort wo du ihr kritisch gegenüberstehst, bemühe dich um eigene Formen der Kultur, denn ohne sie können Menschen nicht überleben. Sei dir bewusst, dass andere Menschen möglicherweise durch andere Kulturen geprägt sind und versuche, die gemeinsamen Wertvorstellungen zu sehen. Nutze die Möglichkeit, die kulturelle Bereiche wie Literatur, Kunst, Musik zur Ausdeutung der menschlichen Existenz und zur Bewältigung des eigenen Lebens bieten können.

12.4 Das mitmenschlich Bezogene und soziokulturell Verankerte

Menschliche Subjekte mit ihrem animalischen und emotionalen Erleben und ihren selbstreflexiven Fähigkeiten leben nicht monadisch in sich abgeschlossen, sondern ständig in interpersonellen und soziokulturellen Bezügen. In jeder der bisher beschriebenen Dimensionen suchen Menschen die Beziehung zum anderen oder sie werden auf jeder Ebene von anderen gesucht. Sie wenden sich einander zu, erleben einander, begehren oder bekämpfen sich, sprechen miteinander, teilen sich ihre Gedanken mit, handeln miteinander oder gegeneinander; ein reflexives „Ich selbst" trifft auf ein ebensolches „Du"; die Empathie für einander entdeckt Züge des Eigenen im anderen und nimmt den anderen in die eigene Sorge hinein; das eigene künstlerische Handeln vermag die Erfahrungen aller zum Ausdruck zu bringen und kann von allen verstanden werden; die eigenen Modelle der Sinnsuche, seien sie weltanschaulicher oder religiöser

Art, können Motive aus allen Epochen aufgreifen. Menschen existieren grundsätzlich als Subjekte, aber am Leben teilnehmen können sie nur in der intersubjektiven Beziehung zu anderen.

Über die Beziehung der Subjekte zu einzelnen anderen hinaus, besteht ein Bezug zum sozialen Ganzen, zur Gesellschaft. Das soziokulturelle Ganze ist weitaus mehr als eine Ansammlung von persönlich relevanten Einzelbeziehungen. Es bildet eine historisch geprägte, vielfältig strukturierte Matrix mit erheblichen Befugnissen, mit sich rasch weiterentwickelnden Systemen der Wissenschaften und der Technologien, der wirtschaftlichen Verflechtung, der informationellen Netzwerke, mit kollektiven Stilen des Verhaltens, des Denkens, der Wertüberzeugungen und der Sinnorientierung. Dieses komplexe System gestaltet das Leben des Einzelnen in starkem Maße. Wenn ein solches System destabilisiert wird, z. B. in einer Wirtschaftskrise oder gar in einem Krieg mit anderen nationalen oder kulturellen Systemen, hat das immense Auswirkungen auf alle Lebensaspekte des einzelnen Subjekts und auf das soziokulturelle Gedächtnis des Ganzen. Relativ primitive Deutungsmuster von richtig und falsch oder Freund und Feind breiten sich aus und emotionalisieren die Situation.

So können wir jede der beschriebenen Dimensionen des menschlichen Individuums nur im Kontext der gegenwärtigen und historischen soziokulturellen Situation verstehen. Keine der Dimensionen des Menschlichen ist wirklich ahistorisch, alle sind durch die Geschichte der Soziokultur geprägt. Diese umfasst nicht nur die jüngere politische, soziale und kulturelle Geschichte, sondern letztlich die gesamte menschliche Entwicklungsgeschichte. Jeder einzelne Mensch trägt einen sehr speziellen biografischen Ausschnitt der Geschichte in sich, geformt aus der Geschichte seines Lebens und aus tradierten Bruchstücken der Geschichte einiger Vorgenerationen. Die persönliche Biografie ist das

Bindeglied zwischen der weiter zurückreichenden historischen Vergangenheit, die die Menschen kulturell geprägt hat und der soziokulturellen Gegenwart, an deren Gestaltung der Einzelne beteiligt ist.

Das autonome Subjekt gibt es nicht in Reinkultur, seine Autonomie reicht nur soweit, wie die anderen es ermöglichen. Er oder sie ist stets auch Gegenstand verflochtener, das heißt eigener und fremder Intentionen. Die Soziokultur entwickelt in gewissem Umfang Wertvorstellungen bezüglich des richtigen und erwünschten Handelns des Einzelnen. Das bedeutet heute weniger die Idee dessen, was korrekt und angemessen ist als vielmehr dessen, was im Trend ist, was „man" (im Sinne Heideggers) tut oder redet.

Es kostet das selbstreflexive Subjekt nicht geringe Mühe, sich dessen bewusst zu werden, was wirklich sein eigenes Fühlen, Wollen und Denken ausmacht und wo der andere, die Familie, die gesellschaftlichen Ideologien und ethnischen Gruppenüberzeugungen sich in ihm artikulieren. Unter Umständen geht das Eigene im Sog enger familiärer oder gruppaler Beziehungen verloren, sodass der Einzelne mehr Teil eines Schwarms ist als eigenständiges Subjekt.

Das Mitmenschliche, Soziokulturelle lässt sich als Angebot oder Postulat formulieren:

- **Gesellschaftliche Einbindung:** Als Mensch bist du Teil von sozialen Gemeinschaften, ohne die du nicht leben kannst. Versuche, dir bewusst zu werden, welche Wertüberzeugungen und Trends deine Gesellschaft jeweils ausbildet und inwieweit du bereit bist, diese in deinem Alltagsleben – beruflich, partnerschaftlich, familiär, politisch – mitzutragen. Fühle dich für das gesellschaftliche Ganze mitverantwortlich. Beachte das Risiko, von der Gesellschaft zum Teil eines Schwarms gemacht zu werden, das heißt, deine Individualität einzubüßen und in kollektivem Denken und Handeln aufzugehen.

Besondere Verantwortung hast du bezogen auf das Technologische, das seit jeher, aber in unserer Zeit zunehmend das Risiko birgt, mit Angeboten der Erleichterung und des Fortschritts alles Menschliche zu überformen und ggf. zu dehumanisieren und speziell die natürlichen Grundlagen des Lebens zu zerstören.

- **Mitmenschliche Bezogenheit:** Ohne mitmenschliche Beziehungen kannst du nicht überleben. In deinen Bemühungen um dich selbst, um deine Persönlichkeit kannst du Dich von vertrauenswürdigen Menschen begleiten und unterstützen lassen. Sei selbst bereit, für einzelne andere hilfreich und mitverantwortlich zu sein und Mitverantwortung zu übernehmen für das Ganze und Künftige deiner Gemeinschaft.
- **Versöhnlichkeit:** Als kultureller Mensch stehst du auch vor der Aufgabe Enttäuschung und Feindseligkeit gegenüber anderen zu überwinden. Sei versöhnlich zu deinen Angehörigen und Nahestehenden. Sei auch versöhnlich dir selbst gegenüber. Akzeptiere dich selbst, so, dass du dich mit dir selbst wohlfühlst.

12.5 Fazit: Freiheit und Begrenzung

Die impulsive Triebhaftigkeit und emotionale Brisanz des Erlebens kollidiert notwendigerweise mit der selbstreflexiven Einsicht und moralischen Bewertung. Der Versuch des rationalen Denkens wird durch emotionale Verfassungen und kollektive Überzeugungen unterlaufen. Aus alledem resultiert das Spannungsfeld von Freiheit und Begrenzung.

Menschen sind im Sinne Husserls frei, ihrem Leben einen vernünftigen Sinn zu geben. Sie haben im Sinne Sartres die Wahl, sich zu entscheiden und zu handeln; auch in der Möglichkeit zu irren und zu scheitern, verfügen sie im Sinne Jaspers über den „Adel der Freiheit".

Es ist sicher kein Zufall, dass die griechische Antike nicht nur die Grundlage der Selbsterkenntnis und der Ethik entwickelt hat, sondern dass etwa zeitgleich auch die großen Tragödien in das Theater gebracht wurden. Sie beschreiben, wie Menschen unter dem Druck ihrer Bedürfnisse und in dem Bemühen, nach ihren inneren Regeln richtig zu leben, in unlösbare zwischenmenschliche und moralische Konflikte verstrickt werden.

Die Gestaltungsformen der Kunst – des Theaters, der Dichtung, der Malerei suchen seit jeher Antworten auf die Frage nach dem Verhältnis von menschlicher Freiheit und der Begrenztheit des menschlichen Daseins. Manche Menschen finden ihre Sinnorientierung darin, dass sie diese unauflösbare Spannung von Freiheit und Begrenzung für sich und ihr Leben akzeptieren. Andere suchen angesichts unlösbarer Widersprüche eine tröstende Sinnorientierung in religiösen Glaubenssystemen. Wieder andere, und das sind wahrscheinlich nicht wenige, schaffen sich eine vermeintlich sichere Position in einem situativen „Gehäuse“, das die andrängenden Konflikte und Grenzsituationen des Lebens verleugnet und die Frage nach der Freiheit und ihren Grenzen fürs Erste nicht aufkommen lässt; dies allerdings nur solange bis die sich konstellierende Grenzsituation übermächtig wird und den Betreffenden in eine Krise oder eine krankheitswertige Entwicklung stürzen lässt. Das ist häufig die Situation, in der Psychotherapeuten ihren Patienten begegnen. Das Modell lässt sich wahrscheinlich aber auch auf Volksgruppen und Staaten anwenden.

Die Thematik lässt sich als Angebot oder Postulat formulieren.

Freiheit und Begrenzung: Du hast die Freiheit deines Denkens, Entscheidens und Handelns. Freilich wirst du kraft deiner Selbstreflexion einsehen müssen, dass du in deinen Urteilen auch irren und in deinen Bemühungen scheitern kannst. Für die Handhabung deiner Freiheit und deren Folgen trägst du selbst die Verantwortung. Deine Freiheit findet ihre Begrenzung in den natürlichen Rechten der anderen und in der naturgemäßen Begrenztheit deines zeitgebundenen Daseins.

Die Berücksichtigung dieser Gesichtspunkte bedeutet, dass wir das Ziel der Psychotherapie nicht darauf beschränken sollten, dass der Patient seine unbewussten Bedürfnisspannungen, seine dysfunktionalen Beziehungsmuster und seine biografischen Belastungserfahrungen zu verstehen und handhaben lernt, sondern auch die Möglichkeit erhält, sich in einem tieferen Sinne mit den Bedingungen der menschlichen Existenz und seiner gesellschaftlichen Situation auseinanderzusetzen, so wie wir das auch für unsere Person tun müssen. Diese Bedingungen des Menschlichen schließen das ganz Persönliche, Schicksalhafte, Biografische und Zeittypische ebenso ein wie das Übergreifende, das das Leben aller Menschen zu allen Zeiten bestimmt hat. Sache des Therapeuten ist es nicht nur, den Patienten auf diesem Wege zu begleiten, sondern diese Zielsetzungen auch für seine eigene Persönlichkeit zu reflektieren.

Das Bemühen jedes Menschen sollte es sein, diese übergreifenden Entwicklungslinien nicht aus den Augen zu verlieren, denn sie bilden ein Gegengewicht gegen jene regressiven Tendenzen, die im Menschen stets bereitliegen und die, wie man täglich erfahren muss, in immer neuen Krisengebieten mit enormer individueller Grausamkeit und in der kollektiven Überzeugung des einzig richten Handelns ausgelebt werden.

Literatur

Abulafia D. (2013). Das Mittelmeer. Eine Biographie. Fischer: Frankfurt.

Aischylos. Die Orestie. Übersetzung Peter Stein. Antikenprojekt Schaubühne Berlin (1980).

Albani C., Blaser G., Rusch B.-D., Brähler E. (2013). Einstellungen zur Psychotherapie. Repräsentative Befragung in Deutschland. Psychotherapeut 58, 466–473.

Amelang M., Ahrens H.J., Bierhoff H.J. (1991). Attraktion und Liebe. Formen und Grundlagen partnerschaftlicher Beziehung. Hogrefe: Göttingen.

Apuleius L. Der goldene Esel. Winkler: München (1965).

Arbeitskreis OPD (Hrsg.) (1996). Operationalisierte Psychodynamische Diagnostik. Grundlagen und Manual. Huber: Bern.

Arbeitskreis OPD (Hrsg.) (2006). OPD-2. Diagnostik und Therapieplanung. Huber: Bern.

Aristoteles. Über die Seele. Wissensch. Buchgesellschaft: Darmstadt (1983).

Assmann J. (2006). Thomas Mann und Ägypten. Mythos und Monotheismus in den Josefs-Romanen. Beck: München.

Assmann J. (2007). Das kulturelle Gedächtnis. Schrift, Erinnerung und Identität in frühen Hochkulturen. Beck: München.

Bair D. (2005). C.G. Jung. Eine Biographie. Knaus: München.

Bennett M.R., Hacker M.S. (2010). Die philosophischen Grundlagen der Neurowissenschaft. Wissensch. Buchgesellschaft: Darmstadt.

Bergin S.L., Garfield A.E. (1971). Handbook of Psychotherapy and Behavior Change. Wiley: New York.

Bernhard T. (1975). Die Ursache. Eine Andeutung. Residenz Verlag: Salzburg.

Bernhard T. (1976). Der Keller. Eine Entziehung. Residenz Verlag: Salzburg.

Bernhard T. (1978). Der Atem. Eine Entscheidung. Residenz Verlag: Salzburg.

Bernhard T. (1981). Die Kälte. Eine Isolation. Residenz Verlag: Salzburg.

Bernhard T. (1982). Ein Kind. Residenz Verlag: Salzburg.

Bernhard T. (1988). Holzfällen. Suhrkamp: Frankfurt.

Bernhard T. (2009). Meine Preise. Suhrkamp: Frankfurt.

Bertsch M. et al. (2013). Kosmos Runge. Das Hamburger Symposion. Hirmer: München.

Bingener R. (2013). Mahlzeit. FAZ 23.12.2013.

Binswanger L. (1953). Grundfragen und Erkenntnis menschlichen Daseins. Niehans: Zürich.
Bitter M. (1965). Psychotherapie und religiöse Erfahrung. Klett: Stuttgart.
Blumenberg H. (2006). Beschreibung des Menschen. Suhrkamp: Frankfurt.
Blumenberg H. (2012). Quellen, Ströme, Eisberge. Über Metaphern. Suhrkamp: Frankfurt.
Boss M. (Hrsg.) (1987). Martin Heidegger. Zollikoner Seminare. V. Klostermann: Frankfurt.
Bowe N. et al. (2014). Humanistische Psychotherapie. Projekt Psychotherapie 1/14. S. 15–31.
Braun C. von (1993). Von der Virgo fortis zur modernen Anorexie. Geistesgeschichtliche Hintergründe der modernen Essstörungen. In: Seidler G.H. (Hrsg.). Magersucht. Öffentliches Geheimnis. Vandenhoeck und Ruprecht: Göttingen; S. 134–166.
Bräutigam W. (1961). Psychotherapie in anthropologischer Sicht. Enke: Stuttgart.
Britton R. (2001). Glaube, Phantasie und psychische Realität. Klett-Cotta: Stuttgart.
Brockhaus (2009). Philosophie. Brockhaus: Mannheim.
Brunner-Traut E. (1988). Gelebte Mythen. Beiträge zum altägyptischen Mythos. Wissensch. Buchgesellschaft: Darmstadt.
Cain J., Seeman J. (Eds.) (2001). Humanistic Psychotherapies. Handbook of Research and Practice. Am. Psychol. Assoc.: Washington.
Capelle W. (Hrsg.) (1968). Die Vorsokratiker. Kröner: Stuttgart.
Carus K.G. (1846). Psyche. Zur Entwicklungsgeschichte der Seele. Flammer und Hoffmann: Pforzheim.
Cassirer E. (2007). Versuch über den Menschen. Einführung in eine Philosophie der Kultur. Meiner: Hamburg.
Christian P. (1952). Das Personenverständnis im modernen medizinischen Denken. Mohr Siebeck: Tübingen.
Comte-Sponville A. (2010). Ermutigungen zu unzeitgemäßem Leben. Rowohlt: Reinbek.
Cremerius J. (1971). Neurose und Genialität. Psychoanalytische Biographien. Fischer: Frankfurt.
Das Buch Kohelet. In: Die Bibel. Die Schriften des Alten Testaments. Einheitsübersetzung (1980). Pattloch: Aschaffenburg.
Derman E. (2013). Unbeschreiblich weiblich und männlich. FAZ 18.02.2013.
Der Physiologus. Tiere und ihre Symbolik. Artemis und Winkler: Düsseldorf (1961).

Descartes R. (1984). Die Leidenschaften der Seele. Meiner: Hamburg.
Dobelli R. (2011). Die Kunst des klaren Denkens. Hanser: München.
Eisenstadt S.N. (Hrsg.) (1987). Kulturen der Achsenzeit. 2 Bände. Suhrkamp: Frankfurt.
Elias N. (1976). Über den Prozess der Zivilisation. Suhrkamp: Frankfurt.
Engelhardt D. von, Gerigk H.J. (2009). Karl Jaspers im Schnittpunkt von Zeitgeschichte, Psychopathologie, Literatur und Film. Matthes: Heidelberg.
Enzensberger H.M. (2013). Herrn Zetts Betrachtungen. Suhrkamp: Frankfurt.
Fabjan P., Kedzierski M. (2011). Jeder Tag war inszeniert. Krankheit, Einsamkeit, Literatur. Erinnerungen an Thomas Bernhard. Lettre International 92; 86–91.
Fahrenberg J. (2008). Annahmen über den Menschen. Asanger: Kröning.
Fenichel O. (1930). 10 Jahre Berliner Psychoanalytisches Institut. Internat. psychoanalytischer Verlag: Wien.
Finzen A. (2014). Erstaunliches über psychische Befindlichkeiten. FAZ 23.04.2014.
Flasch K. (2008). Eva und Adam. Wandlungen eines Mythos. Beck: München.
Flasch K. (2011). Kampfplätze der Philosophie. Große Kontroversen von Augustinus bis Voltaire. Klostermann: Frankfurt.
Flashar H. (2013). Aristoteles. Lehrer des Abendlandes. Beck: München.
Foucault M. (1996). Der Mensch ist ein Erfahrungstier. Suhrkamp: Frankfurt.
Foucault M. (2004). Hermeneutik des Subjekts. Suhrkamp: Frankfurt.
Foucault M. (2009). Die Regelung des Selbst und der Anderen. Suhrkamp: Frankfurt.
Foucault M. (2012). Das giftige Herz der Dinge. diaphanes: Zürich.
Frankl V.E. (1975). Anthropologische Grundlagen der Psychotherapie. Huber: Bern.
Freeman J. (1968). C. G. Jung. Zugang zum Unbewussten. In: C. G. Jung et al. Der Mensch und seine Symbole. Walter Verlag: Olten.
Freidet M. (2013). Vergleiche dich. Erkenne, dass du nichts bist. FAZ 01.06.2013, S. 34.
Freud A. (1965). Wege und Irrwege der Kinderentwicklung. GW Bd. 8. Kindler: München.
Freud – Jung (1974). Briefwechsel. Fischer: Frankfurt.

Freud S. (1912). Totem und Tabu. GW Bd. 9. Fischer: Frankfurt.
Freud S. (1927). Die Zukunft einer Illusion. GW Bd. 14. S. 325–380. Fischer: Frankfurt.
Freud S. (1930). Das Unbehagen in der Kultur. GW Bd. 14. S. 421–506. Fischer: Frankfurt.
Freud S. (1939). Der Mann Moses und die monotheistischen Religionen. GW Bd. 16. S. 103–245. Fischer: Frankfurt.
Fromm E. (1941). Die Furcht vor der Freiheit. DVA: Stuttgart (1983).
Fuchs, T. (2000). Leib, Raum, Person. Entwurf einer phänomenologischen Anthropologie. Klett-Cotta: Stuttgart.
Fukuyama F. (2002). Das Ende des Menschen. DVA: Stuttgart.
Gabriel M. (2013). Warum es die Welt nicht gibt. 7. Aufl. Ullstein: Berlin.
Gadamer H. G. (1993). Über die Verborgenheit der Gesundheit. Suhrkamp: Frankfurt.
Gadamer H. G. (2011). Sprache und Verstehen. MP3. Quartino: München.
Gayford M. (2011). Mann mit blauem Schal. Ich saß für Lucian Freud. Ein Tagebuch. Meyer: Bern.
Gebsattel V. von (1954). Prolegomena einer medizinischen Anthropologie. Mohr: Tübingen.
Gerigk H. J. (2009). „Gehäuse" und „Grenzsituation" als Schlüsselbegriffe der Literaturwissenschaft. In: von Engelhardt D., Gerigk H. J. (Hrsg.). Karl Jaspers im Schnittpunkt von Zeitgeschichte, Psychopathologie, Literatur und Film. Matthes: Heidelberg. S. 61–79.
Goethe J. W. von (1981). Wahlverwandtschaften. 6. Aufl. Insel: Frankfurt.
Gottfried v. Straßburg. Tristan. W. Fink: München (1979).
Grabska A. (2004). Ohnmacht, Allmacht und Zuversicht. Der Analytiker zwischen parareligiösem Eifer und Erkenntnisinteresse. In: Gerlach et al. (Hrsg.). Psychoanalyse des Glaubens. Psychosozial Verlag: Gießen.
Grande T., Rudolf G., Oberbracht C., Jakobsen Th., Keller W. (2004). Investigating structural change in the process and outcome of psychoanalytic treatment: The Heidelberg-Berlin Study. In: Richardson P., Kächele H., Renlund C. (Eds.) Series Ed.: J. Tsiantis: Research on Psychoanalytic Psychotherapy with Adults; p. 35–61.
Grande T., Dilg R., Jakobsen Th., Keller W., Krawietz B., Langer M., Oberbracht C., Stehle S., Stennes M., Rudolf G. (2006). Differential effects of two forms of psychoanalytic therapy: Results of the Heidelberg-Berlin Study. Psychotherapy Research 16; 470–485.

Grande T., Dilg R., Jakobsen Th., Keller W., Krawietz B., Langer M., Oberbracht C., Stehle S., Stennes M., Rudolf G. (2009). Structural change as a predictor of long-term follow-up outcome. Psychother Res 19; 344–357.
Greenblatt S. (2012). Die Wende. Wie die Renaissance begann. Siedler: München.
Grün, A. (2011). Der Umgang mit dem Bösen. 15. Aufl. 4-Türme-Verlag: Münsterschwarzach.
Hampden-Turner (1982). Modelle des Menschen. Ein Handbuch des menschlichen Bewusstseins. Beltz: Weinheim.
Harrison R. (2010). Gärten. Ein Versuch über das Wesen des Menschen. Hanser: München.
Hautzinger M. (2013). Das Menschenbild in der modernen Psychotherapie. Vortrag V VPN: Heidelberg.
Heidegger M. (1924). Der Begriff der Zeit. Niemeyer: Tübingen.
Heidegger M. (1928). Einleitung in die Philosophie. Gesamtausgabe Bd. 27. Klostermann: Frankfurt.
Heidegger M. (1949). Über den Humanismus. Klostermann: Frankfurt.
Heidegger M. (1957). Hebel der Hausfreund. Neske: Pullingen.
Heidegger M. (1962a). Die Technik und die Kehre. Klett-Cotta: Stuttgart.
Heidegger M. (1962b). Zur Frage nach der Bestimmung der Sache des Denkens. Erker: St. Gallen.
Heidegger M. (1989). Überlieferte Sprache und technische Sprache. Erker: St. Gallen.
Heidegger M. (1996). Bemerkungen zu Kunst – Plastik – Raum. Herausgegeben von H. Heidegger. Erker: St. Gallen.
Heidegger M. (2014). Gelassenheit. Heideggers Meßkircher Rede von 1955. Karl Alber Verlag: Freiburg/München.
Herodot. Historien. Kröner: Stuttgart (1971).
Hersch J. (1981). Das philosophische Staunen. Einblicke in die Geschichte des Menschen. Benziger: Zürich.
Hersch J. (1989). Der Sinn für den Sinn. In: Schultz H.J. (Hrsg.). Was der Mensch braucht: Über die Kunst zu leben. dtv: München.
Hoffmann S.O., Rudolf G., Strauß B. (2008). Unerwünschte und schädliche Wirkungen von Psychotherapie. Eine Übersicht mit einem Entwurf eines eigenen Modells. Psychotherapeut 53; 4–16.
Holm-Hadulla R. (2008). Leidenschaft. Goethes Weg zur Kreativität. Eine Psychobiographie. Vandenhoeck und Ruprecht: Göttingen.
Homer. Ilias. Dietrich: Wiesbaden (1948).
Jacobi J. (1969). Vom Bilderreich der Seele. Walter: Olten.

Jakobsen Th., Rudolf G., Brockmann J., Eckardt J., Huber D., Klug G., Grande T., Keller W., Staats H., Leichsenring F. (2007). Ergebnisse analytischer Langzeitpsychotherapien bei spezifischen psychischen Störungen. Z Psychosom Med 53; 87–110.
Jaspers K. (1932). Philosophie. Bd. 2. Existenzerhellung. Springer: Heidelberg.
Jaspers K. (1942). Allgemeine Psychopathologie. Springer: Heidelberg.
Jaspers K. (1948). Der philosophische Glaube. Piper: München.
Jaspers K. (1949). Vom Ursprung und Ziel der Geschichte. Piper: München.
Jaspers K. (1950). Einführung in die Philosophie. Artemis: Zürich.
Jaspers K. (1954). Die Frage der Entmythologisierung. Piper: München.
Jaspers K. (1955). Wesen und Kritik der Psychotherapie. Piper: München.
Jaspers K. (1974). Kleine Schule des philosophischen Denkens. Piper: München.
Jaspers K. (2000). Was ist der Mensch? Ausgewählt von H. Sauer. Piper: München.
Jung C.G. et al. (1968). Der Mensch und seine Symbole. Walter: Olten.
Kaeser B. (2012). Die unsterblichen Götter Griechenlands. In: Knauß F. (Hrsg.). Kunstverlag J. Fink: Lindenberg im Allgäu, S. 56.
Kandel E. (2012). Das Zeitalter der Erkenntnis. Siedler: München.
Kast V. (2007). Die Tiefenpsychologie nach C. G. Jung. Kreuz: Stuttgart.
Keller U., Sharadank N. (2009). Sofja Andrejewna Tolstoja. Ein Leben an der Seite Tolstois. Insel: Frankfurt.
Kernberg O. F., Dulz B., Eckert J. (2005). Wir: Psychotherapeuten über sich und ihren „unmöglichen" Beruf. Schattauer: Stuttgart.
Kinder H., Hilgemann W., Hergt M. (2010). d-t-v-Atlas der Weltgeschichte. 3. Aufl. DTB Verlag: München.
Kleist H. v. Die Marquise von O. In: Kleist Werke Bd. 1. Aufbauverlag (1985).
Kleist H. v. Amphytryon. In: Kleist Werke Bd. 2. Aufbauverlag (1985).
Kleist H. v. Penthesilea. In: Kleist Werke Bd. 2. Aufbauverlag (1985).
Kleist H. v. Das Käthchen von Heilbronn. In: Kleist Sämtliche Werke. dtv (2001).
Koepcke J. (2012). Als ich vom Himmel fiel. Piper: München.
Könnecker C. (Hrsg.) (2007). Wer erklärt uns den Menschen? Fischer: Frankfurt.

Kühn R., Witte K.H. (2006). Psycho-Logik. Praxis und Methode. Alber: Freiburg.
Küng H. (1995). Ja zum Weltethos. Perspektiven für die Suche nach Orientierung. Piper: München.
Küng H. (2010). Was ich glaube. Piper: München.
Laiblin W. (1949). Ein Krankenbericht. Schneider: Heidelberg.
Laszig, P. (2013). Blade Runner, Matrix und Avatare. Psychoanalytische Betrachtungen virtueller Wesen und Welten im Film. Springer: Heidelberg.
Leichsenring F., Rabung S. (2008). Effectiveness of long-term psychodynamic psychotherapy. A Meta-Analysis. JAMA 300; 1531–1569.
Lockot, R. (1985). Erinnern und Durcharbeiten. Zur Geschichte der Psychoanalyse und Psychotherapie im Nationalsozialismus. Fischer: Frankfurt.
Löffler S., Knappe R., Joraschky P., Pöhlmann K. (2010). Individuelle Sinnkonstruktion und seelische Gesundheit. Ein Vergleich von Psychotherapeuten und Psychotherapiepatienten. Z Psychosom Med Psychother 56; 358–372.
Lucrez. Über die Seele und den Tod. Wissensch. Buchgemeinschaft: Darmstadt (1963).
Maaz H.J. (2012). Die narzisstische Gesellschaft. Beck: München.
MacGregor N. (2011). Eine Geschichte der Welt in 100 Objekten. Beck: München.
Maio G. (2012). Mittelpunkt Mensch: Ethik in der Medizin. Schattauer: Stuttgart.
Matt P. von (2007). Das Wilde und die Ordnung. Zur deutschen Literatur. Hanser: München; S. 23–54.
Mitscherlich A. (1967). Krankheit als Konflikt. Studien zur psychosomatischen Medizin I. Suhrkamp: Frankfurt.
Montaigne M. Essays. Kröner: Stuttgart (2009).
Moritz K.P. Magazin zur Erfahrungsseelenkunde Bd. 1–10 (1783–1793). Greno: Nördlingen (1986).
Moritz K.P. Götterlehre oder mythologische Dichtungen der Alten (1795). Herbig: Berlin.
Müller H. (2011). Immer derselbe Schnee und immer derselbe Onkel. Hanser: München.
Multmeier J. (2014). Ambulante psychotherapeutische Versorgung in Deutschland – eine Kohortenbetrachtung der KBV. Die Studie der kassenärztlichen Bundesvereinigung in ungekürzter Fassung. Projekt Psychotherapie 02/14; 12–22.
Nunberg H. (1931). Allgemeine Neurosenlehre auf psychoanalytischer Grundlage. Huber: Bern.

Ovid. Metamorphosen. Übersetzt von H. Voß. Insel: Frankfurt (1990).

Philipp T. (1997). Die theologische Bedeutung der Psychotherapie. Herder: Freiburg.

Philipp T. (2013). Beziehung – Empathie – Inkarnation. Die psychodynamische Psychotherapie als Gesprächspartner der Theologie. Zeitschrift für katholische Theologie 135; 399–413.

Pietzcker C. (2011). Psychoanalytische Studien zur Literatur. Königshausen und Neumann: Würzburg.

Platon. Symposion. Werke Bd. 2. Rowohlt: Reinbek (1957).

Pohlen M. (2006). Freuds Analyse. Die Sitzungsprotokolle Ernst Blums. Rowohlt: Reinbek.

Pöhlmann K., Löffler S., Döbbel S. et al. (2009). Der Sinn des Lebens aus der Sicht von Brustkrebspatienten ein Jahr nach der Diagnose. Verlust, Stabilität oder persönliches Wachstum. Psychol Med 20; 31–37.

Reddemann L. (2008). Gibt uns unsere Seele Würde? Würde und Psychotherapie. MP3. Auditorium Netzwerk.

Reich-Ranicki M. (1983). Thomas Bernhard. FAZ 05.02.1983.

Reich-Ranicki M. (1992). Der doppelte Boden. Ammann: Zürich.

Reich-Ranicki M. (2002). Lauter schwierige Patienten. Gespräch mit Peter Voss über Schriftsteller des 20. Jahrhunderts. Propyläen: München.

Roberts A. (2011). Die Anfänge der Menschheit: Vom aufrechten Gang bis zu den frühen Hochkulturen. Dorling Kinderley: London.

Roth G., Strüber N. (2014). Wie das Gehirn die Seele macht. Klett-Cotta: Stuttgart.

Rudolf G., Henningsen P. (1993). Psychotherapeutische Medizin und Psychosomatik. Ein einführendes Lehrbuch auf psychodynamischer Grundlage. Thieme: Stuttgart. (7. Aufl. 2013).

Rudolf G. (1994). Liebe und Tod aus psychotherapeutischer Sicht. In: Werner W. (Hrsg.). Liebe und Tod. Forum Grenzland: Merzig; S. 29–48.

Rudolf G., Grande T., Oberbracht C. (2000). Die Heidelberger Umstrukturierungsskala. Ein Modell der Veränderung in psychoanalytischen Therapien und seine Operationalisierung in einer Schätzskala. Psychotherapeut 45; 237–246.

Rudolf G. (2005a). Symptome und Einstellungen von Psychotherapeuten. (unter Mitarbeit von Jakobsen, Th.) In: Kernberg O.F., Dulz B., Eckert J. (Hrsg.). Wir: Psychotherapeuten über sich und ihren „unmöglichen“ Beruf. Schattauer: Stuttgart; S. 123–132.

Rudolf G. (2005b). Modelle vom Menschen in der Medizin: Der Beitrag der Psychotherapie. Abschiedsvorlesung vom 19.11.2004. Verhaltenstherapie und Psychosoziale Praxis – Mitteilungen der DGVT 37, Heft 1; S. 152–160.

Rudolf G. (2005c). Psychoanalyse und Forschung: Unüberwindliche Gegensätze? Poscheschnik G. (Hrsg.). Empirische Forschung in der Psychoanalyse. Psychosozial Verlag: Gießen; 63–76.

Rudolf G. (2007a). Strukturbezogene Psychotherapie: Klinisch-therapeutische und entwicklungspsychologische Grundlagen. Analytische Kinder- und Jugendlichen-Psychotherapie 38; 223–239.

Rudolf G. (2007b). Modifikationen des psychoanalytischen Therapiemodells bei strukturellen Störungen. In: Saimeh N. (Hrsg.). Maßregelvollzug in Zeiten ökonomischer Begrenzung. Psychiatrie Verlag: Bonn; S. 196–208.

Rudolf G. (2008). Der Traum vom vollkommenen Menschen. Frankenstein – Schizotype Störung. In: Doering S., Möller H. (Hrsg.). Frankenstein und Belle de Jour. 30 Filmcharaktere und ihre psychischen Störungen. Springer: Heidelberg, Berlin; S. 87–98.

Rudolf G., Doering S. (2012a). Die Strukturachse der Operationalisierten Psychodynamischen Diagnostik (OPD-2). In: Doering S., Hörz S. (Hrsg.). Handbuch der Strukturdiagnostik. Schattauer: Stuttgart; S. 87–121.

Rudolf G., Jacobsen T., Keller W., Krawietz B., Langer M., Oberbracht C., Stehle S., Stennes M., Grande T. (2012b). Umstrukturierung als Ergebnisparadigma der psychodynamischen Psychotherapie – Ergebnisse aus der Praxisstudie Analytische Langzeittherapie. Z Psychosom Med Psychother 58; 55–66.

Rudolf G. (2012c). Opferüberzeugungen. Die „neuen Störungsbilder" – Faszination und Schwierigkeiten. Forum Psychoanalyse 28; 359–372.

Rudolf G., Rüger U. (2012). Psychodynamische Therapieverfahren: Welche nicht-psychodynamischen Ansätze lassen sich integrieren? In: Reimer C., Rüger U. (Hrsg.). Psychodynamische Psychotherapien. 4. Aufl. Springer: Heidelberg; S. 25–34.

Rudolf G. (2013a). Strukturbezogene Psychotherapie. Leitfaden zur psychodynamischen Therapie struktureller Störungen. 3. Aufl. Schattauer: Stuttgart (1. Aufl. 2004).

Rudolf G. (2013b). Zwischen Theologie und Psychotherapie. Ein psychoanalytischer Blick auf die Sprache Anselm Grüns. In: Philipp et al. (Hrsg.). Theologie und Sprache bei Anselm Grün. Herder: Freiburg.

Rudolf G. (2014). Psychodynamische Psychotherapie. Die Arbeit an Konflikt, Struktur und Trauma. 2. Aufl. Schattauer: Stuttgart (1. Aufl. 2010).
Ruof M. (2004). Foucault Lexikon. Fink: Paderborn.
Salles C. (2009). Chronik der alten Kulturen. Theiss: Stuttgart.
Sartre J.P. (1946). Der Existentialismus ist ein Humanismus. Rowohlt: Reinbek (2005).
Schaaf J. (2013). Kinder entscheiden selbst, was sie bekommen. Die Kids-Verbraucheranalyse. FAZ 08.08.2013.
Scheer M. (2011). Topographie des Gefühls. In: Verfert U. et al. (Hrsg.). Gefühlswissen. Eine lexikalische Spurensuche in der Moderne. Campus: Frankfurt; S. 41–64.
Schmid K. (2010). Lev Tolstoi. Beck: München.
Schnitzler A. (2006). Jugend in Wien. Eine Autobiographie. Fischer: Frankfurt.
Schultz-Hencke H. (1932). Das Werteproblem in der Psychoanalyse. Zbl. f. Psychotherapie 5; 539–548.
Schwarzkopf G. (2009). Selbstentwurf und Gefährdung. Über die Grenzsituation des „Zufalls“ bei Karl Jaspers und ihre Veranschaulichung in Heinrich von Kleists „Das Käthchen von Heilbronn“ oder „Die Feuerprobe“. In: von Engelhardt D., Gerigk H.J. Karl Jaspers im Schnittpunkt von Zeitgeschichte, Psychopathologie, Literatur und Film. Matthes: Heidelberg; S. 149–168.
Seiffge-Krenke I. (2012). Familie – nein danke?! Familienglück zwischen neuen Freiheiten und alten Pflichten. Vandenhoeck und Rupprecht: Göttingen.
Seneca. Briefe an Lucilius. In: Seneca. Philosophische Schriften Bd. III, IV. Meiner: Hamburg (1994).
Shedler J. (2010). The efficiency of psychodynamic psychotherapy. American Psychologist 65 (2); 98–109.
Slezak T. (2010). Was Europa den Griechen verdankt. Von den Grundlagen unserer Kultur in der griechischen Antike. Mohr Siebeck: Tübingen.
Sontag S. (2013). Ich schreibe, um herauszufinden, was ich denke. Tagebücher 1964–80. Hanser: München.
Spitzer M. (2012). Digitale Demenz. Wie wir uns und unsere Kinder um den Verstand bringen. Droemer: München.
Sterne L. Leben und Meinungen des Herrn Tristram Shandy (1760). Manesse: Zürich (1992).
Stevenson L., Habermann D.L. (2008). 10 Theorien zur Natur des Menschen. Metzler: Stuttgart.

Tolstoi L. (1963). Kindheit. Knabenalter. Jünglingsjahre. Insel: Frankfurt.
Tolstoi L. (1984). Die Kreutzersonate. Insel: Frankfurt.
Tolstoi L. (2008). Krieg und Frieden. Aufbauverlag: Berlin.
Tolstoi L. (2009). Anna Karenina. Hanser: München.
Tolstoi L. (2010). Meine Beichte. Insel: Frankfurt.
Tsokos M., Guddat S. (2014). Deutschland misshandelt seine Kinder. Droemer: München.
Tugendhat E. (2007). Anthropologie als „erste Philosophie". Dt. Zeitschrift für Philosophie 55; 1–16.
Tugendhat E. (2010). Anthropologie statt Metaphysik. Beck: München.
Türcke C. (2012). Hyperaktiv. Kritik der Aufmerksamkeitsdefizitkultur. Beck: München.
Unschuld P.U. (2014). Ware Gesundheit. Das Ende der klassischen Medizin. 3. Aufl. Beck: München.
Weizsäcker V. von (1927). Stücke einer medizinischen Anthropologie. In: v. Weizsäcker (1941). Arzt und Kranker. Köhler und Amelang: Leipzig.
Weizsäcker V. von (1940). Der Gestaltkreis. Thieme: Stuttgart.
Weizsäcker V. von (1947). Grundfragen medizinischer Anthropologie. In: v. Weizsäcker (1950). Diesseits und Jenseits der Medizin. Koehler: Stuttgart.
Wu R. et al. (1997). Die Kriegskunst SunZus in Krankenbehandlung und Gesundheitspflege. Neue Welt: Beijng.
Wurmser L. (2006). Die Seele als Feld innerer Konflikte in der westlichen Geistesgeschichte – Rückblick eines Psychoanalytikers. In: Kühn R., Witte K.H. (Hrsg.). Psycho-Logik. Praxis und Methode. Alber: Freiburg; S. 14–31.
Yalom J.D. (1989). Existentielle Psychotherapie. Kölner Edition Humanistische Psychologie.

Quellenverzeichnis

Abbildungen

S. 1: Foto Gerd Rudolf.
S. 11: Franz von Stuck: Der Kampf ums Weib. Öl auf Holz, 1905. St. Petersburg: Eremitage.
S. 48: Jan Gossaert: Madonna und Kind. Öl auf Holz, 1527. Madrid: Museo del Prado.
S. 72: Foto Gerd Rudolf.
S. 86: Homer. Kopie einer Portraitbüste aus Marmor. 1./2. Jh. n. Chr. Berlin: Neues Museum.
S. 120: Der gute Hirte. Statue, ca. 3. Jh. n. Chr.
S. 147: Adam und Eva, mittelalterliche Darstellung.
S. 164: Foto Gerd Rudolf.
S. 210: Oberrheinischer Meister. Paradiesgärtlein. Mischtechnik auf Holz, ca. 1410/20. Frankfurt am Main: Städel.
S. 252: Johann Heinrich Wilhelm Tischbein. Schwebende Psyche. Öl auf Holz, ca. 1780. Oldenburg: Landesmuseum.
S. 301: Karl Jaspers (1883–1969).
S. 315: Kykladenidol, ca. 2600 v. Chr.

Zitate

S. 1: Karl Jaspers. Aus: Kleine Schule des philosophischen Denkens. München: Piper 1974; S. 60.
S. 11: Hans Magnus Enzensberger. Aus: Herrn Zetts Betrachtungen, oder Brosamen, die er fallen ließ, aufgelesen von seinen Zuhörern. Berlin: Suhrkamp 2013.
S. 48: Jeanne Hersch. Aus: Der Sinn für den Sinn. In: Hans Jürgen Schultz. Was der Mensch braucht: Über die Kunst zu leben. München: dtv 1989.
S. 72: Hans Blumenberg. Aus: Quellen, Ströme, Eisberge. Beobachtungen an Metaphern. Berlin: Suhrkamp 2012; S. 53.
S. 86: Michel Foucault. Aus: Hermeneutik des Subjekts. Frankfurt a. M.: Suhrkamp 2004.
S. 120: Hans Küng. Aus: Was ich glaube. München: Piper 2010.
S. 147: Hans-Georg Gadamer. Aus: Über die Verborgenheit der Gesundheit. Aufsätze und Vorträge. Frankfurt a. M.: Suhrkamp 1993.

S. 164: Immanuel Kant. Aus: Die drei Kritiken. Erstveröffentlichung 1776.
S. 210: Martin Heidegger. Aus: Bemerkungen zu Kunst – Plastik – Raum. Herausgegeben von H. Heidegger. St. Gallen: Erker 1996.
S. 252: Immanuel Kant. Aus: Grundlegung zur Metaphysik der Sitten. Erstveröffentlichung 1785.
S. 301: Giovanni Maio. Aus: Mittelpunkt Mensch: Ethik in der Medizin. Stuttgart: Schattauer 2012.
S. 315: Karl Jaspers. Aus: Philosophie. Bd. 2. Existenzerhellung. Heidelberg: Springer 1932.

Für Ihre Kommentare, Kritik und Ergänzungen zum Buch bin ich dankbar.

Bitte schreiben Sie an: gerd.rudolf@med.uni-heidelberg.de